腸の不調やぽっこりお腹が
みるみる改善

セルフ腸律のススメ

腸律サロンセラピーエ代表・腸律師®
小澤かおり

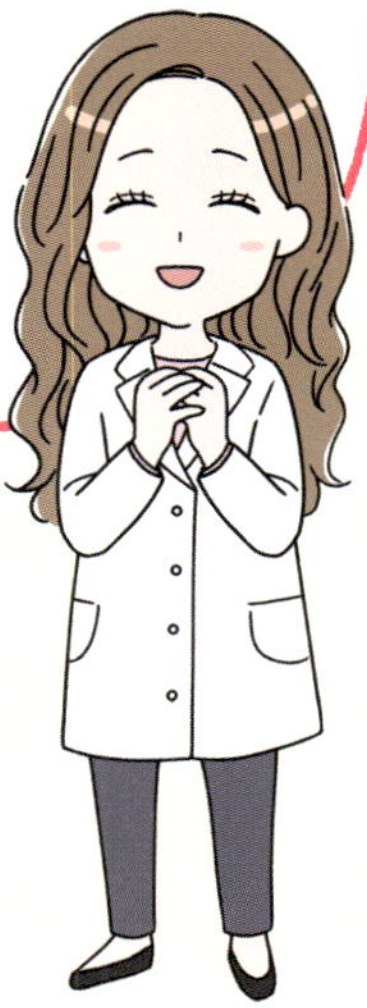

強く押さないい

腸を揉まない

痛くしない

Gakken

「腸活」をしても、なぜか効果が出ない！

ぽっこりお腹
が、へこまない

便秘や下痢
で、腸が不調

お腹が張って、
オナラを我慢できない

手足が冷えて、
夜、なかなか眠れない

このような不調に悩んでいませんか？
この本では、そんなあなたのために、
「腸活」ならぬ**「腸律《ちょうりつ》」**についてお伝えします。

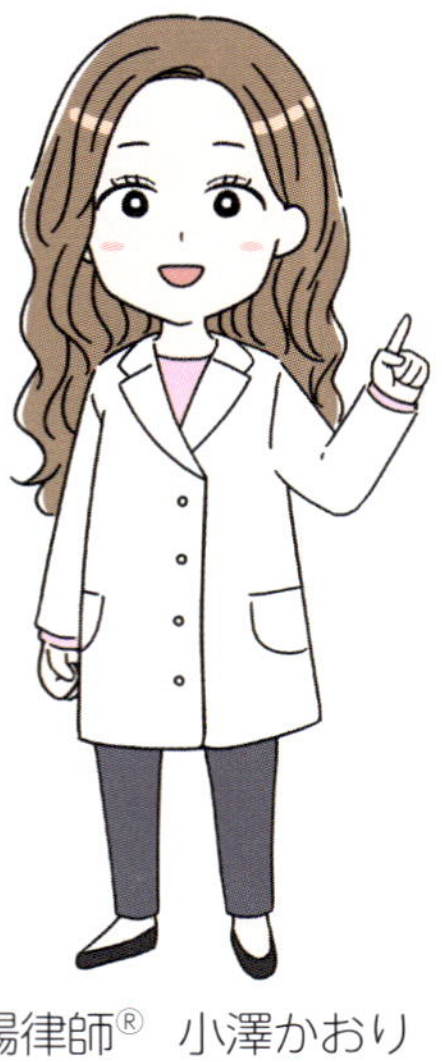

腸律師® 小澤かおり

いわゆる一般的な「腸活」は、
食事を変えたり、運動をしたり、
サプリメントや発酵《はっこう》食品を摂ったり、
腸を押したり、揉《も》んだり、ひねったり…。

これに対して、私が考案した「腸律」は、
「腸の質」や「位置」に注目して
「自ら動く腸」に導くことが目的です。

- **強く押さない**
- **腸を揉まない**
- **痛くしない**

この3つが「腸律」の極意です。

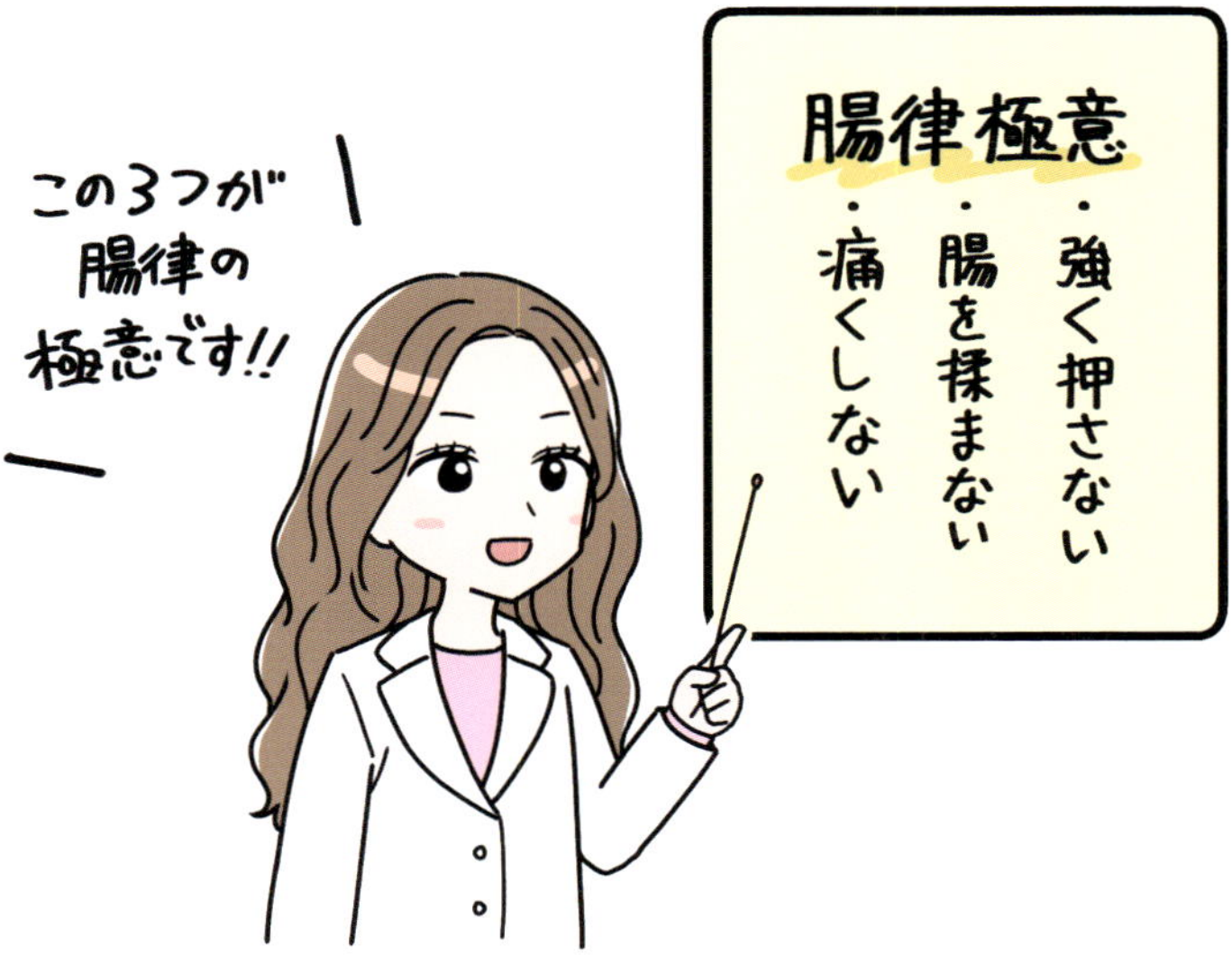

腸の「表情」を読もう！

腸律の基本的な考え方は、**腸には表情がある**ということです。

私が、のべ7500人以上の腸を触って、わかってきた「腸律的法則」があります。

それは、腸は、**硬くなっている場所**や、**内容物が詰まりやすい場所**によって「緊張し続けています」「睡眠不足です」など、**あなたの心や体の状態を教えてくれている**ことです。

腸律は、腸からの声を聴き取って、両手で、ユルユル、優しくほぐしていきます。

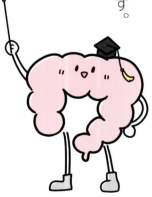

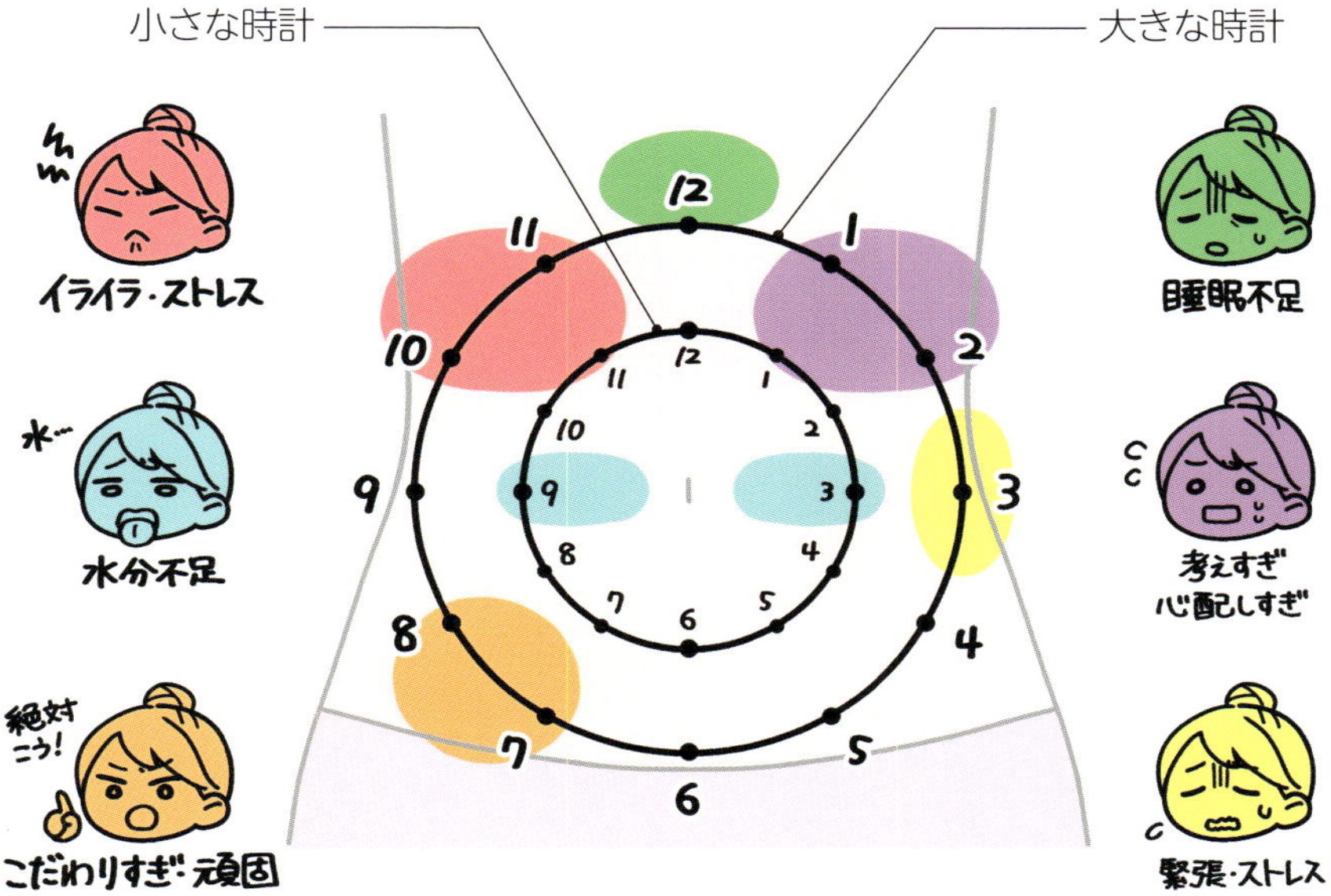

大小の時計の位置と、腸の表情と心身の状態の関係のイメージ図。

腸の表情の読み方

お腹に「大きな時計」と「小さな時計」があると、イメージしてみてください。それからお腹を時計回りに順番に触っていきます。

①手のひらで腸を温めるように触りましょう
②小さい時計の6時から順番に擦《さす》ってみましょう
③仰向けの状態でリラックスして行いましょう

上のイラストのように、腸は必ず雄弁にあなたの状態を語ってくれるはずです!

ぽっこりお腹が「不腸」の元凶！

腸律のもう一つの基本的な考え方は、
「落下腸《らっかちょう》」を正しい位置に戻すことです。
ぽっこりお腹の原因である落下腸は、
実は体のあらゆる動きを鈍くさせてしまいます。
腸律がもたらす代表的な効果には、

- **腸の動き**
- **股関節・ひざ・足首の動き**
- **腰・背中・肩の動き**
- **脳の動き（思考・認知）**

これらを改善することができます。

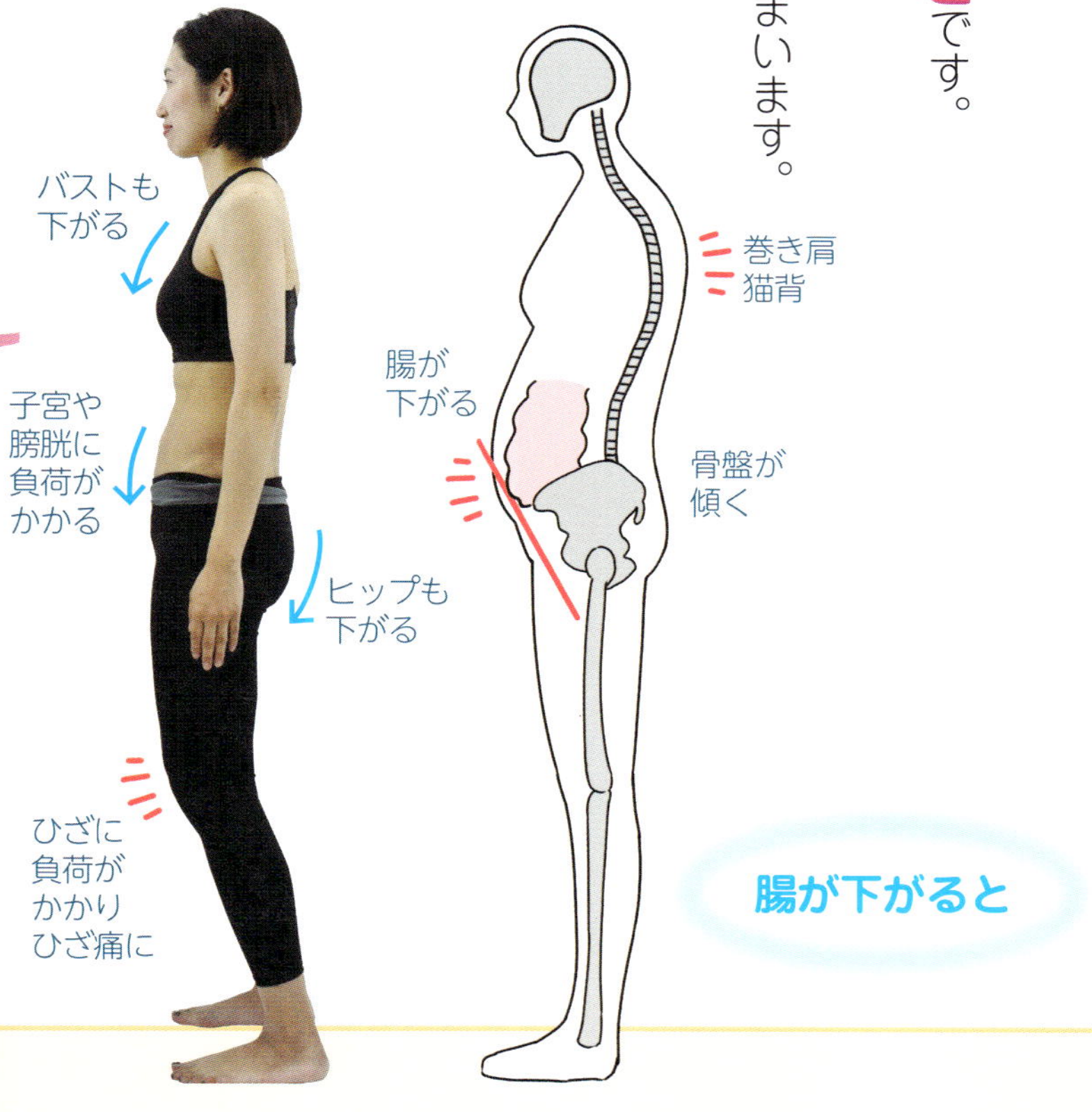

バストも
下がる
子宮や
膀胱に
負荷が
かかる
ヒップも
下がる
ひざに
負荷が
かかり
ひざ痛に
巻き肩
猫背
腸が
下がる
骨盤が
傾く

腸が下がると

腸を正しい位置に戻すために、両手で優しくほぐす「ユルユル腸律」を行いましょう。
腸は緩《ゆる》めてほぐすと、上がりやすくなるんです！
第3章からのセルフ腸律を順番に行うことで、
誰でも、簡単に、自分で腸からの健康管理ができるのです。
ぜひ本書で、**セルフ腸律**をマスターしてください！

腸が上がると

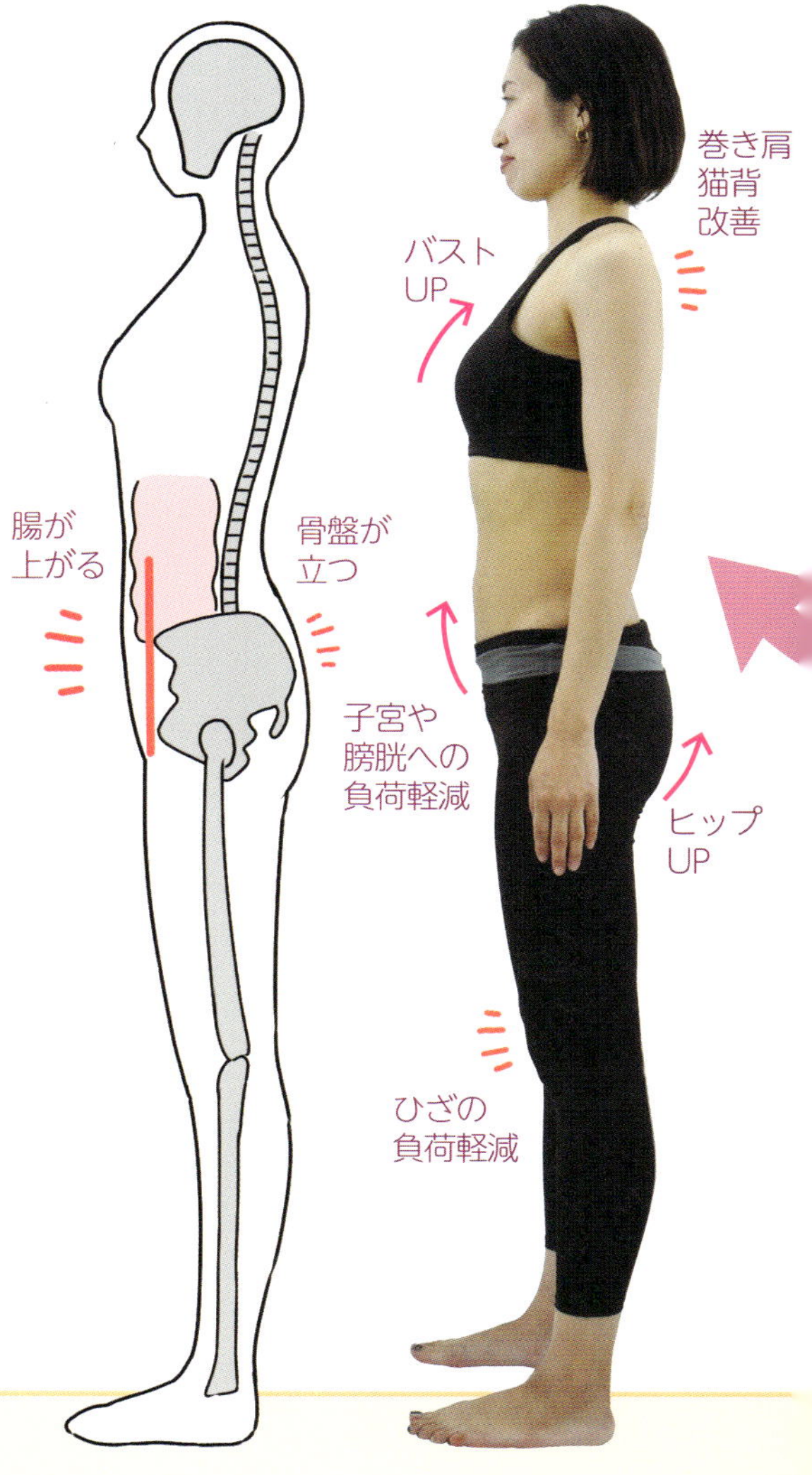
腸が上がる
骨盤が立つ
子宮や膀胱への負荷軽減
バストUP
巻き肩猫背改善
ヒップUP
ひざの負荷軽減

自分でできる「セルフ腸律」を伝えたい

はじめまして、「調律師」ならぬ、「腸律師《ちょうりつし》」の小澤かおりと申します。

本書を手に取ってくださり、ありがとうございます。この本に興味を持ってくださったということは、おそらく、あなたは便秘やぽっこりお腹に悩んでいらっしゃることと思います。

もしかしたら、すでにいわゆる「腸活」をいろいろと試されているかもしれませんね。

私は東京の南麻布で「腸律」という腸専門の施術に特化した手技を提供し、のべ7500人を超えるお客様の腸を「腸律」してきました。

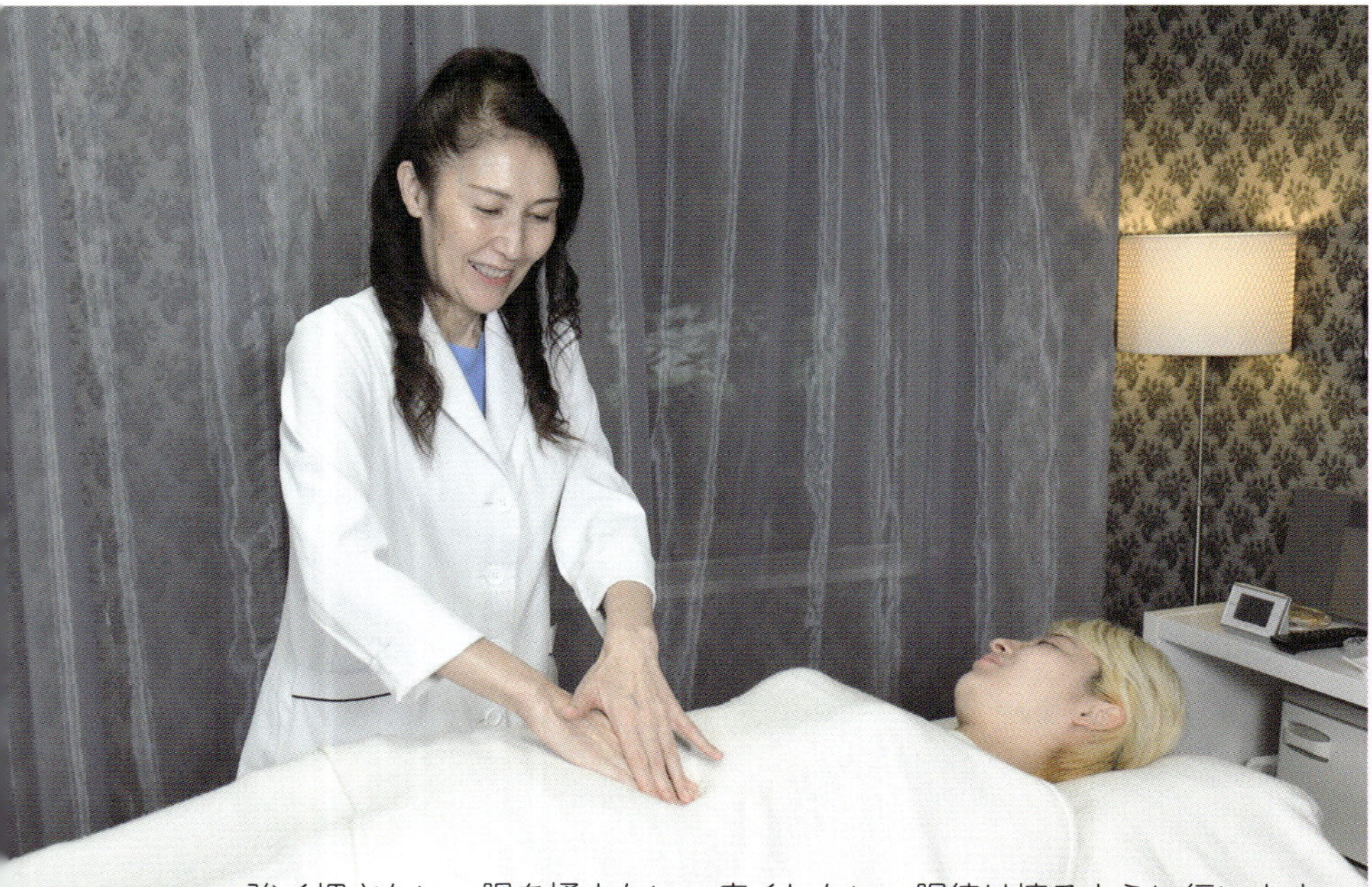

強く押さない、腸を揉まない、痛くしない。腸律は擦るように行います。

そのなかで、「腸活」に励んでいるにもかかわらず、なかなか効果が出ない人たちに共通する、ある特徴を見つけ出すことができたのです。

それは**「腸の動きの悪さ」**と**「落下腸」**です。

腸の動きが妨げられていたり、または痙攣《けいれん》のようにびくびくし、腸が下がっていることにより、腸活の効果が出にくいだけでなく、それが引き金となってさまざまな体の不調がドミノ倒しのように引き起こされるのです。

本書では、そんな**「腸で悩んでいるあなた」に、自分でできる「セルフ腸律」の方法を伝授いたします**。

自分の手で腸を「緩ませる」「動かす」「上げる」といったセルフ腸律をすることにより、腸の負荷が軽くなり、「ぽっこりお腹」「不眠」「便秘・下痢」「尿もれ・頻尿」「腰痛・猫背・巻き肩」「物忘れ」など、心身のあらゆる不調への効果が現れます。そして、いわゆる「腸活」の効果を高めることにもつながるのです。

この本が、あなたの腸と人生の助けになることを願っています。

腸律サロンセラピーエ代表・腸律師　小澤かおり

腸の不調やぽっこりお腹がみるみる改善

セルフ腸律のススメ

強く押さない

腸を揉まない

痛くしない

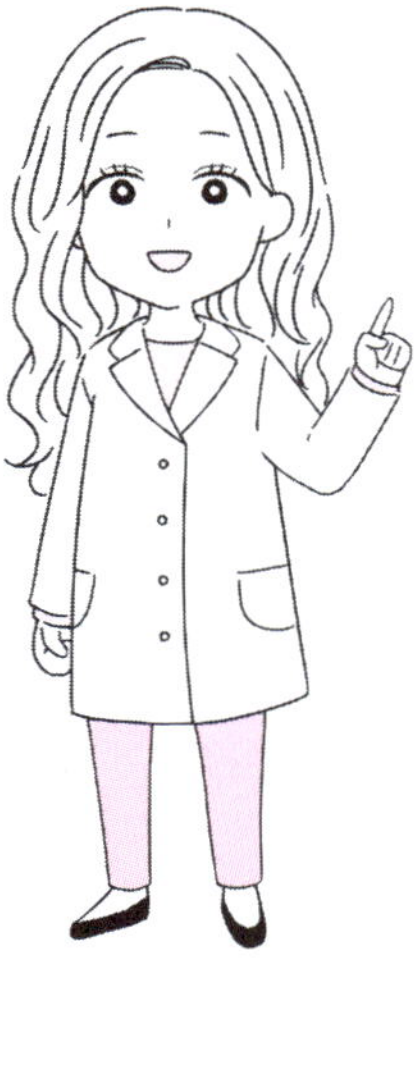

目次

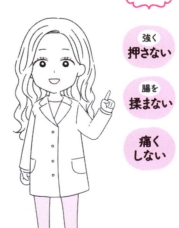

第1章 「腸律」って、いったい何?

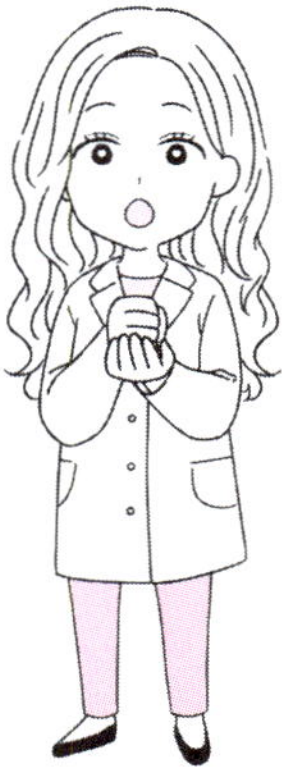

第2章 「腸活」の効果がなかなか出ない　あなたに知ってほしい、腸のこと　35

第3章 腸の動きと流れを整える「ユルユル腸律」をやってみよう！

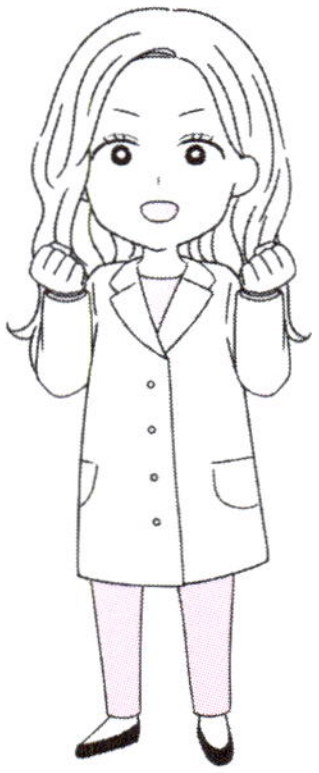

第4章 体のゆがみや痛みを改善させる「アゲアゲ腸律」をやってみよう！ 97

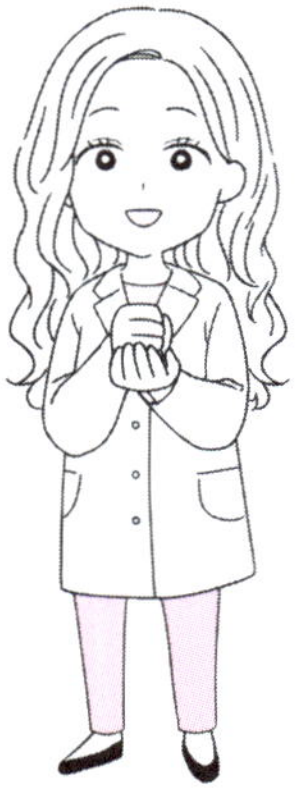

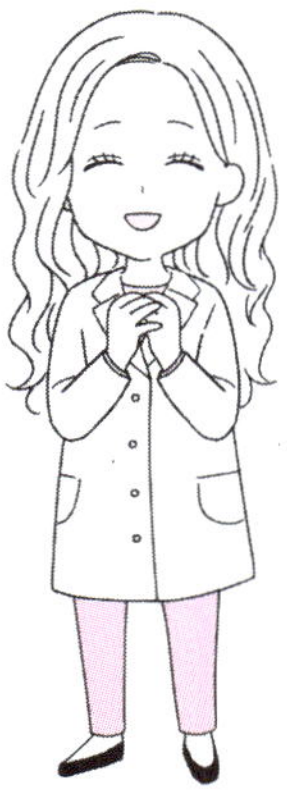

第6章

腸でお悩みのあなたへ、腸律的Q&A

◆不調や症状の程度・状態には個人差がありますので、本書の内容がすべての人に同じように当てはまるわけではないこと、効果のあらわれ方にも個人差があることをあらかじめご了承ください。

第1章

「腸律」って、いったい何？

1 「腸律」は「腸活」と異なり、自ら動く腸を回復させるメソッド

最近よく耳にする「腸活」は、主に便を出すために食事を変えたり、運動をしたり、ときにはサプリメントや下剤のような薬に頼ったりすることで腸の調子を整えます。

これに対して、私が考案した「腸律」は、**ご自身でお腹に触れて腸と対話し、優しく擦《さす》ることで、「腸の硬くなった部分」を緩めてほぐします。**

そして、もう一つ、**腸の内容物が滞ることで重くなり、下がってしまった腸（落下腸）を元の場所に上げることで、「自ら動く腸」を復活させてあげるというもの**です。

腸活で効果が出ない人の特徴

あなたの周りに、腸活をしているのに「効果が出ない人」や「あまり変化がみられない人」っていませんか？

それは、次の3つが原因だと、腸律では考えています。

- **便を出すことだけに意識してしまう**
- **自分の腸を弱らせる原因を探さず効果を求めてしまう**
- **即効性を求めてしまう**

腸律では、答え探しではなく、原因を見つけて外していくことを大切にしています。

腸は、脳と同じように考える力を持っていて「良くなろう」と常に思っている臓器です。

そして、その力を引き出す方法が腸律です。

また、**腸の表情を読み取り、脳と調和させることで、心と体のバランスを整えるのが腸律の独自性**です。これが、「腸律」と「腸活」の違いであり、唯一無二のメソッドなのです。

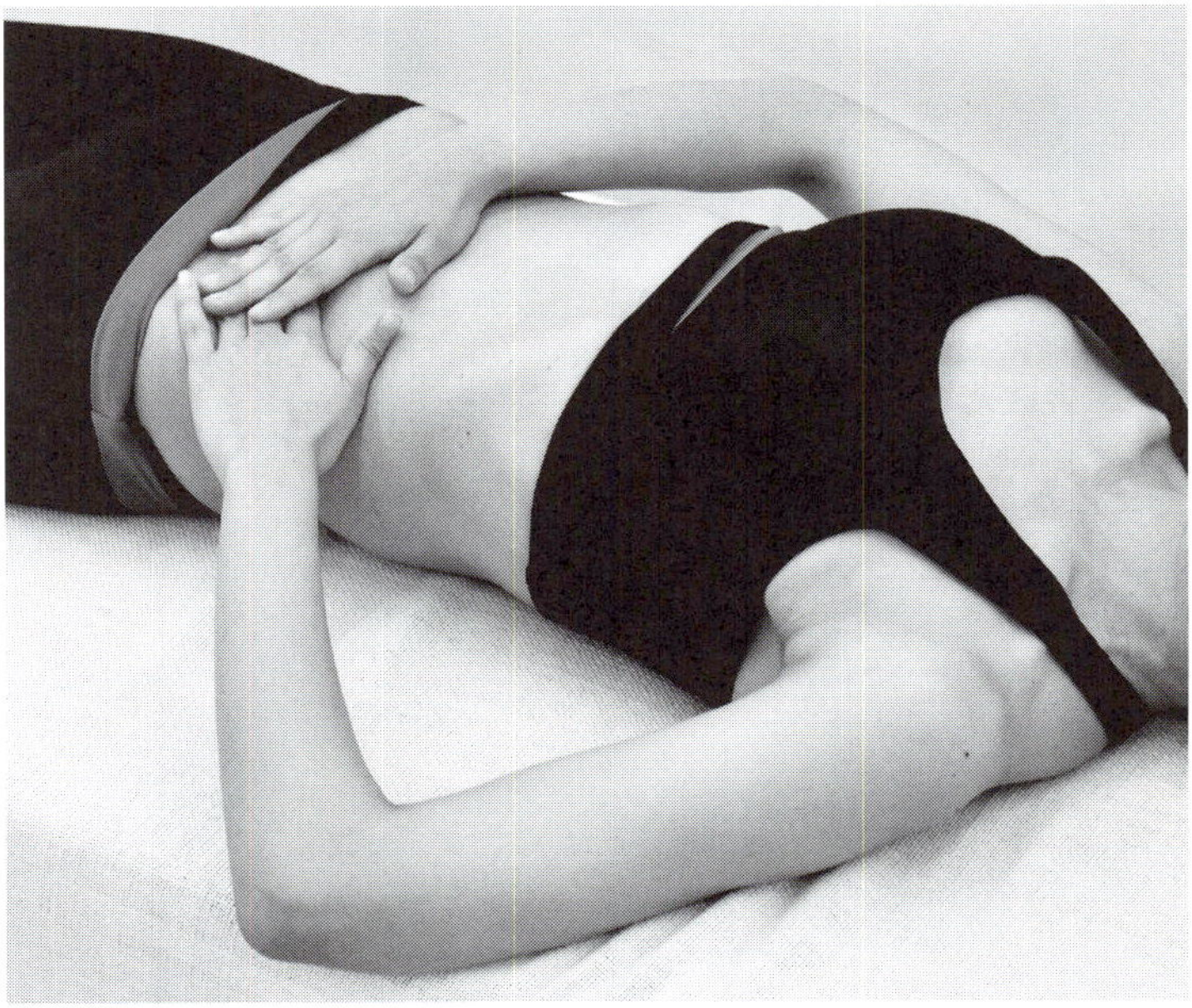

「腸律」は自分でお腹に触れて、腸と対話をすることで、「自ら動く腸」にしていきます。

2 「セルフ腸律」がもたらす3つの効果

腸律の良いところは、自分でできる（セルフ腸律）という点です。両手で腸を緩ませる「ユルユル腸律」と、腸の位置を上げる「アゲアゲ腸律」、どちらもご自身でできます。

これらのセルフ腸律を行うことで、「統制」「管理」「自制」の3つの効果がもたらされるのです。

腸は脳をしのぐ体の敏感なセンサー

実は、腸は脳よりも体を統制し、管理して、自制しているのです。

例えば、自分では気がつかないレベルでストレスを感じていたり、イライラしたりしているとき、脳がそれを認識していなくても、腸は特定の部分が硬くなります。また、いくら脳が「食べたい」と思っても、腸のほうが「これ以上食べるのを拒否する」と自制してくれます。

自分で「腸律」をして、腸を整えるということは、このような自分の体に対して、**①統制、②管理、③自制という3つの効果が見込める**というわけです。

セルフ腸律には、両手で腸を緩ませる「ユルユル腸律」と、腸の位置を上げる「アゲアゲ腸律」という2種類があります。7ページでもお伝えしましたが、**まずは「ユルユル腸律」で腸を緩ませてから腸の位置を上げていきます。**

大きな緊張やストレスを感じている時も、まずは心を緩ませて安心させてあげると、自然と心が軽くなり気分も上がっていきますよね。実は、**腸も同じで、腸を緩ませることで腸の位置が上がりやすくなる**のです。

「セルフ腸律」3つの効果

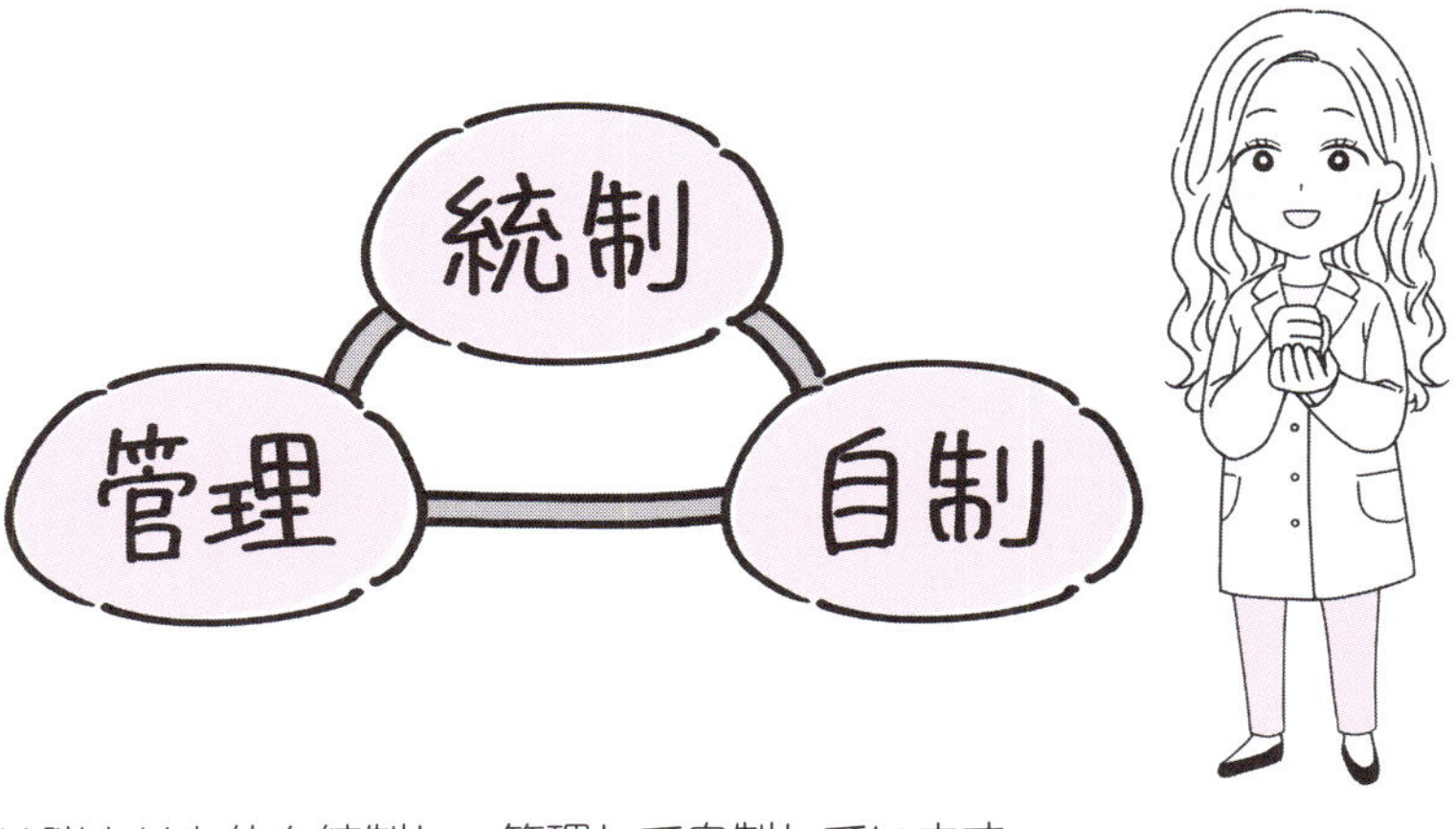

腸は脳よりも体を統制し、管理して自制しています。

3 「腸律」で得られる効果とは?

ユルユル腸律の素敵な効果

- **お腹の張りや緊張が取れ、腸が緩む**
- **腸に詰まっている内容物が流れ出す**
- **腸の自然な動きが復活する**

優しく腸を擦《さす》ってあげることで、腸は緩んで動き出します。腸が動くと、便秘や下痢が改善し、腸の消化・吸収力もアップします。また、免疫力や睡眠の質も上がり、自律神経が整い始めます。

そして、これらの変化から、**腸と脳が感じていることの違いを知ることができ、そこから腸を弱らせる原因を知ることもできます**。

ユルユル腸律は、腸律の要《かなめ》ともいえる大切なケアです。

アゲアゲ腸律の素敵な効果

●腸の位置が上がると、体のあらゆる動作が楽になる

アゲアゲ腸律は、**「姿勢」や「痛み」、「凝り」などの体の不調の改善に特化**しています。

腸が上がることで動作が楽になります。楽になることで、動くことや歩くことが楽しくなります。動ける体を腸から作ることで、食欲が増し、消化・吸収も良くなり、代謝も上がります。

ユルユル腸律とアゲアゲ腸律は、**心と体の両方の健康をサポートする新しいケアの方法**なのです。

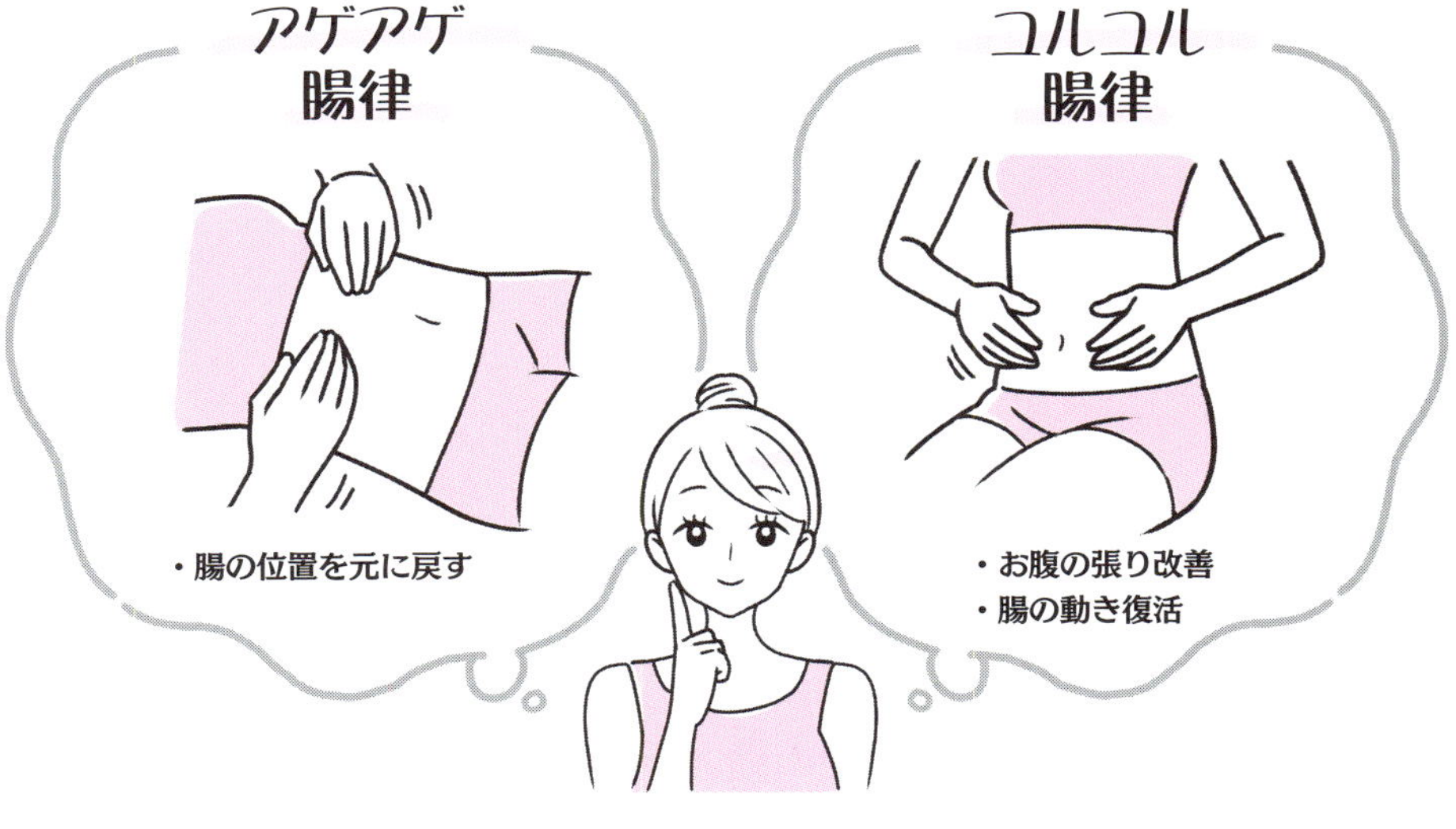
アゲアゲ
腸律
・腸の位置を元に戻す
ユルユル
腸律
・お腹の張り改善
・腸の動き復活

ユルユル腸律とアゲアゲ腸律でさまざまな効果が得られます。

4 「ユルユル腸律」でやってはいけない3つのこと

セルフ腸律は、仰向けになるスペースがあれば、いつでも、自分でできます。前職が介護福祉士だった私は、**「自分でできる」ということが生きていく中で何よりも大切**であると感じていました。「自分で歩ける」「自分で食べられる」「自分で排泄できる」、すべて大切なことです。

ですので、**セルフ腸律も「自分でできる」ということを大切にしたい**のです。

そのなかでも、ユルユル腸律を行う時に注意することがあります。それは、次の3つをやってはいけないということです。

- **強く押すこと……腸が動かなくなる**
- **早く動かすこと……気持ちが焦ってしまう**
- **指でつつくこと……腸も気持ちも緊張してしまう**

✿やってはいけない理由

なぜこれらのことに注意するのかというと、腸は脳と同じように「考えて、記憶し続ける臓器」だからです。

脳が「痛みを記憶」するように、腸もそれを「攻撃」と感じます。腸を強く押すと硬くなり、早く動かすと焦り、指でつつくと緊張するので、**腸を安心させてあげることが大切**です。

第3章で説明しますが、ユルユル腸律は、両手の指3本または4本の指全体を使い、点ではなく面で優しく圧を加えます。基本的には、利き手ではないほうをお腹にあて、利き手はその上から添えるようにして行います。

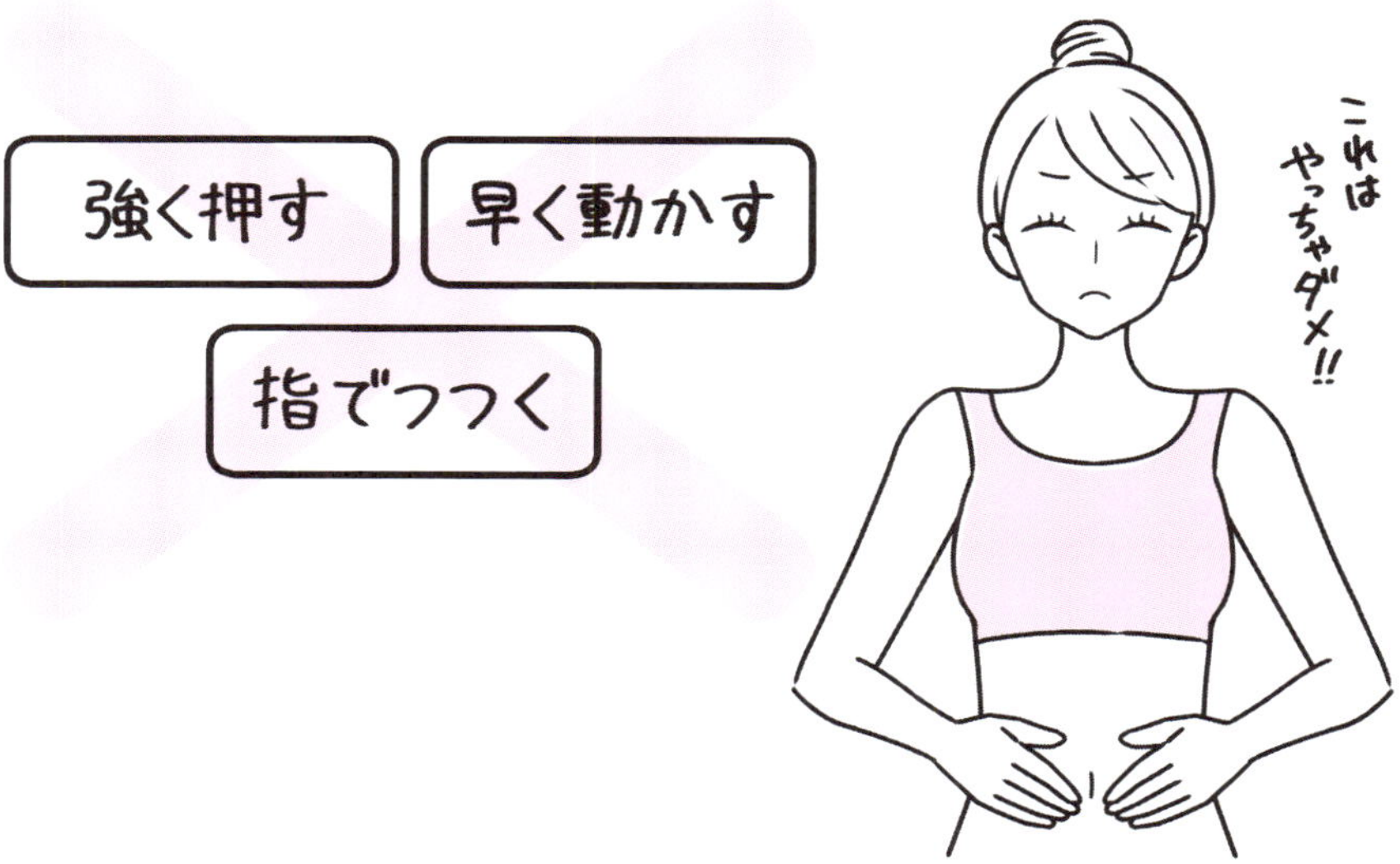
強く押す
早く動かす
指でつつく
これはやっちゃダメ!!

腸を強く押したり、早く動かしたり、指でつつくと、腸に負荷がかかってしまい体に悪影響です。

5 「アゲアゲ腸律」の大切な2つのポイント

多くの方が気にしているぽっこりお腹。その正体は、**落下腸**です。この落下腸が、**見た目の悪さだけではなく、体の動きまでも鈍くさせてしまいます**。

第4章でお伝えする「アゲアゲ腸律」は、落下した腸を上げていくことに特化した腸律です。症状別に5つの体操を紹介しますが、基本的にはすべて腸を上げることにつながっています。

アゲアゲ腸律を行う時に共通するポイントは、次の2つです。

アゲアゲ腸律のポイント①

アゲアゲ腸律は、ユルユル腸律を行って腸の張りを軽減させ、緩ませてから行うとより効果的です。第3章でお伝えするユルユル腸律の基本部分（66〜75ページ参照）を先に行ってみてください。

腸を緩ませても、硬さが残っている部分で腸の弱りの「原因」も理解できます。

アゲアゲ腸律のポイント②

アゲアゲ腸律をする時の呼吸は、「胸式《きょうしき》呼吸」です。**胸式呼吸とは、お腹ではなく胸を膨らませるよう意識しながら行う呼吸法**です。

腹式呼吸は、副交感神経を優位にするのでリラックス効果はありますが、腹圧がかかり、腸が下がってしまうこともあります。

逆に胸式呼吸は、腸圧がかかりにくいため、腸の位置が下がりにくくなり、腸にかかる負荷を減らすことができます。**「アゲアゲ腸律＝胸式呼吸」**と覚えてください。

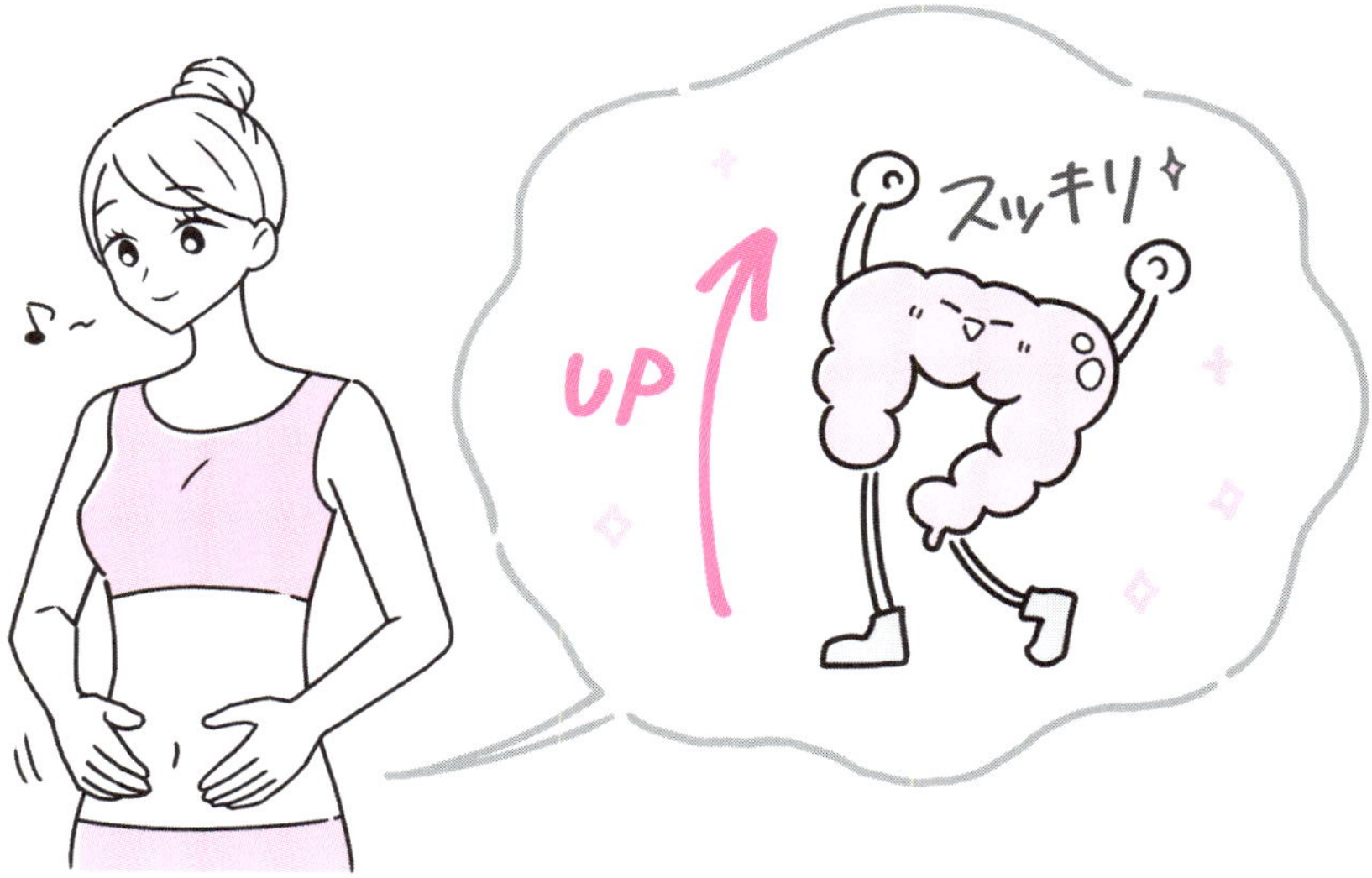

腸律は、先に腸を緩ませてから、腸を上げていきます。

6 腸の状態を手軽に診断！ 腸律チェックリスト15

私はサロンを訪れるお客様に対して腸律を施すことで、「自ら動く腸」になるお手伝いをしています。その前提として、「**あなたの腸の負荷は何なのか？**」を、お客様と一緒になって探すことからはじめます。これがわからなければ、お客様に合った施術をすることができないからです。

そのため、サロンにお越しのお客様には、毎回、「腸律ヒアリングシート」（157ページ参照）にご記入いただき、それをもとにカウンセリングを行うところからスタートしています。これは、私がお客様の腸の状態を知ることはもちろん、お客様に**自分の腸と向き合っていただくきっかけ**にもなっています。

さて、第1章の最後に、あなたの腸の状態を知っていただくための「**腸律チェックリスト15**」をご用意いたしました。あまり深く考えず、自分に当てはまる項目にチェックを入れてみてください。

自分の腸の状態を知る
「腸律チェックリスト 15」

- □ 甘いものがやめられない
- □ お腹いっぱいになるまで食べてしまいがち
- □ 体臭が気になる
- □ 寝ても疲れが取れにくい
- □ 夜に何度もトイレに行く
- □ 目の下にクマができやすい
- □ 顔色が悪いと言われることがある
- □ 肩こりが慢性的
- □ ぎっくり腰になりやすい
- □ 全身、または体の一部が冷える
- □ 頭痛や偏頭痛がよく起こる
- □ イライラが止まらなくなることがある
- □ 心配性、または不安になりやすい
- □ 気分が落ち込みやすい
- □ 病気や怪我が治りにくい

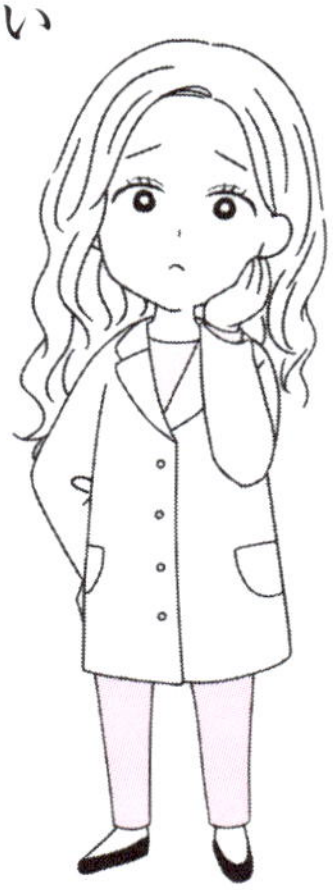

「腸律チェックリスト15」診断結果

チェックの数が0〜3個

腸の弱りとしては**軽度**です。不規則な生活習慣やストレスによる一時的な腸の不調かもしれません。適切な休息や、バランスの取れた食事、適度な運動により早期の改善が見込めるでしょう。

チェックの数が4〜7個

腸に**中程度**の弱りがある可能性があります。食生活の乱れ、ストレスを抱えた状態、睡眠不足などが続いていませんか？

生活習慣をしっかりと見直し、改善していく必要があります。栄養バランスを考えた食事や、食事の時間、運動の習慣化、ストレスマネジメントが重要です。

不調（腸）から目をそらしていると大変なことになるかもしれません！

チェックの数が8～11個

重度の腸の弱りを示している可能性があります。慢性的な腸の不調が疑われます。

また、腸の弱りだけではなく、ほかの消化管へ悪影響を及ぼしているかもしれません。メンタルに影響を与えている可能性もあります。

ここまでの不調（腸）になるまでには時間を要していると思われます。早急にご自身の体やメンタルをいたわる行動をしてください。

チェックの数が12個以上

腸の健康だけではなく、**全身の健康状態にも影響を及ぼしている可能性が高い**です。腸の疾患や、肉体的、精神的な疲れがかなり長く続いていて、自分ひとりではなかなか解決しにくい状態かもしれません。ぜひお早めに、腸律師、または医師に相談してください。

「病気じゃないから」「気合いでなんとか乗り切れる」という状態ではなくなってきている可能性があります。

腸からの注意信号！

「腸律チェックリスト15」のなかで、特に「この項目にチェックがついたら、腸からの注意信号」だという項目について説明します。いずれも、一見、大したことではないような項目のため、見逃しがちなので気をつけてください。

腸からの注意信号①：甘いものがやめられない

腸の動きが弱いと、腸の中にある「幸せホルモン」のセロトニンの分泌も少なくなり、精神的に不安定になることがあります。脳は安心を求めるために、手っ取り早く甘いものや満腹感を求めてしまうのです。

甘いものを過剰に摂取してしまうと、血糖値の急変動に伴い、自律神経のバランスも乱れ、体温を下げてしまうことがあります。体温が低下することで免疫力も低下し、腸内の炎症を引き起こしやすくなります。腸の炎症が脳の炎症につながり、うつ病や認知症などのリスクが高まるという研究もあるそうです。

腸からの注意信号②：夜に何度もトイレに行く

夜間に頻繁にトイレに行く場合は、落下した腸が膀胱を圧迫している状態かもしれません。

また、女性は子宮に、男性は前立腺に負荷がかかっている可能性もあります。

腸からの注意信号③：顔色が悪いと言われることがある

腸の消化・吸収が悪く、必要な栄養素が体内で十分に供給されていない可能性があります。体に良いとされる食材を食べていても、高価なサプリメントを摂っていたとしても、消化・吸収力が弱いままでは、長期的な健康問題につながる恐れがあります。

腸からの注意信号④：全身、または体の一部が冷える

体が冷えるのは、血流の悪化や自律神経の乱れが原因です。腸は平滑筋《へいかつきん》でできており、動くことで熱を生み出します。腸の動きが弱いと、熱が作られず冷えにつながります。

また、腸の自律神経は体の中で最も重要な自律神経の一つのため、その乱れは全身に影響を与えます。自律神経は体温調節に関与しているため、自律神経が乱れると体が冷える原因になります。そして、冷えはほかの健康問題も引き起こすので注意が必要です。

腸律施術ケース①

薬からの解放！　腸の動きは「安定」が鍵

Aさん（女性・40代 事務職）

便秘と下痢を繰り返し、どんな薬を飲んだらいいのかわからずに悩んでいたAさん。原因の一つは、長年の乱れた食生活と生活習慣で、腸の動きが安定しなくなったことでした。これまで、Aさんは「便」の状態ばかりに注目し、根本原因には目を向けていませんでした。そこで、睡眠時間や食事の時間、腸に負荷をかけない食事の量と内容を提案し、朝と夜に腸の動きを安定化させる「セルフ腸律」を毎日続けてもらいました。それからは、腸の動きが早くなりすぎることも、動きにくくなることも減り、4か月後には安定して薬も不要になり、自然で快適なお通じが続くようになったと笑顔で報告がありました。

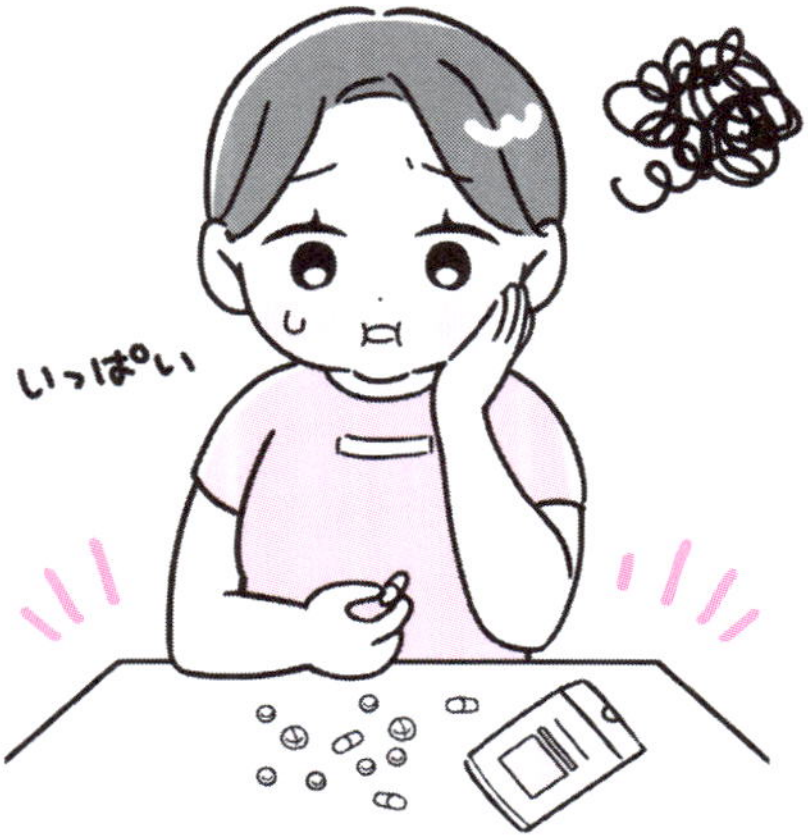

第2章

「腸活」の効果がなかなか出ないあなたに知ってほしい、腸のこと

1 なぜ腸活をしても効果が出ない人がいるのか？

いろいろな腸活を試しているのに、ぜんぜん効果が出ない

私のサロンには、「腸活をしているのに効果が出ない」という切実な悩みを抱えている方がたくさん訪れます。

頑張って腸活をしているのに、なぜ効果が出ないのでしょうか？

原因は、ほぼ一つ。それは、**「答えだけを探しているから！」**

例えば、「食物繊維は腸に良い」と聞くと、食物繊維ばかり摂る。「リンゴでお通じが良くなった」と聞けば、リンゴばかり食べる。それって、「答え」にしか注目していませんよね。

でも、ちょっと考えてみてください。そもそも**「腸を弱らせる原因」は、人によってまったく異なります**よね。食物繊維もリンゴも、必ずしもあなたの腸に合うとは限りません。

正しい答えは、原因を理解しないと導き出せないものなのです。

自分の腸は、なぜ不調なのか？

食事のせいで不調なのか、悪い生活習慣のせいなのか、それとも精神的な疲れのせいなのかわからない……。まずは、あなたの腸を弱らせている**「原因を探すこと」が大切です！**

自分の腸の不調の原因もわからずに、的外れで腸に合わない腸活をしていたら、いくらその腸活自体が優れたものであっても効果が出なくて当たり前です。

効果が出ない腸活に悩み、自分に合った腸活を求めてさまよう**「腸活迷子」**にならないために必要なことは、**自分の腸を弱らせている原因を知る**ことです。

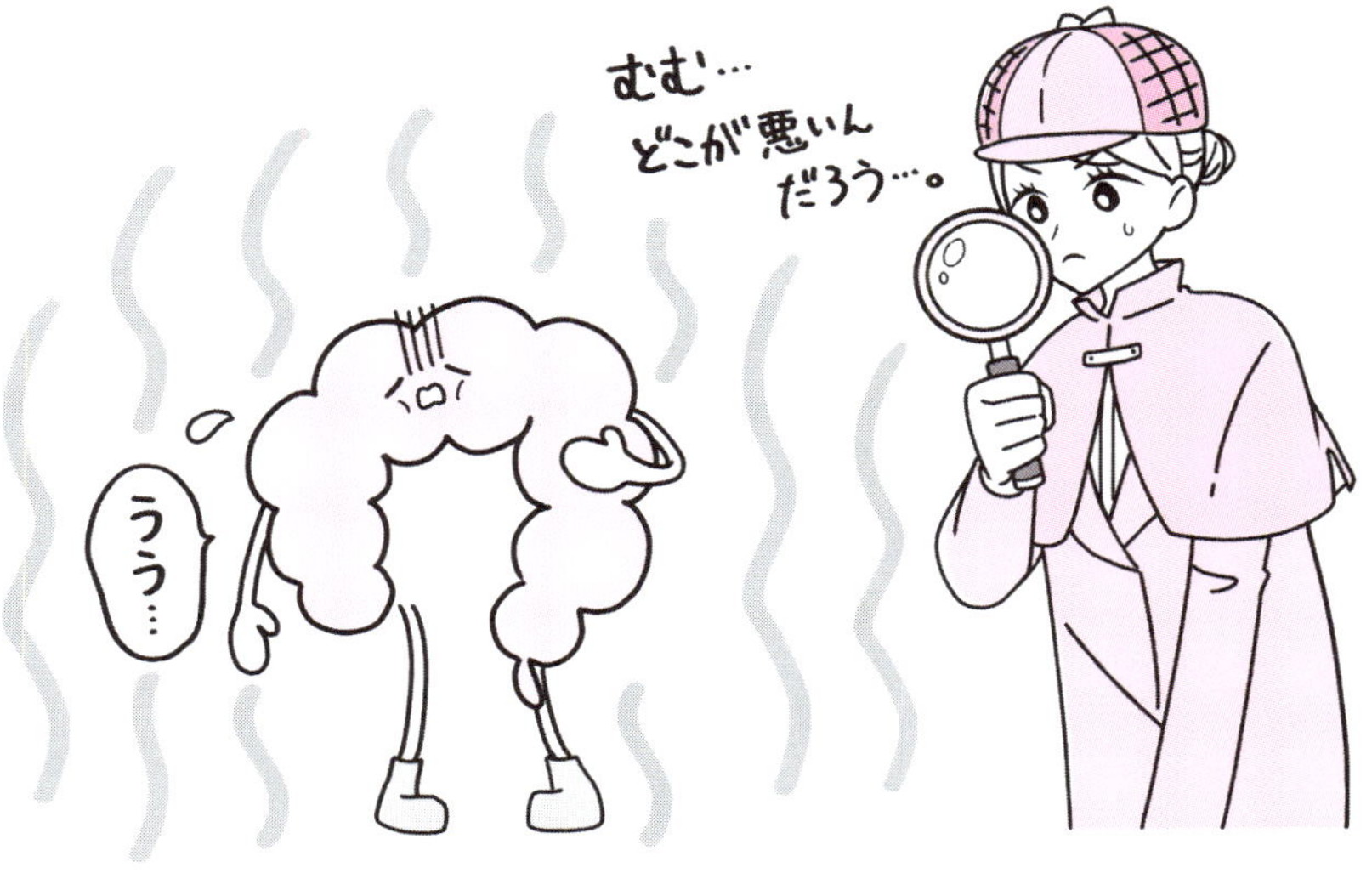

腸の不調の原因がどこにあるかを探すことが大切です。

2 「便」だけ見ていてはいけません

「お通じはどうですか?」

お腹の不調で病院に行くと、必ずこの質問をされると思います。確かに、排便はとても大事ですし、便秘や下痢で悩む方が多いのも事実です。しかし、「便さえ出ていればすべて解決」という「便信仰」は、**腸活迷子の方が陥《おちい》りやすい落とし穴**であり、腸律的には危険な考え方だと思っています。

便秘の場合、下剤を使えば便は出ます。しかし、腸が弱っているのに無理に刺激し、腸を過剰に動かして便を出すという行為を続けていくと、次第に腸は自ら動く力を失い始め、消化・吸収力も落ち、薬の効きも弱くなっていきます。

また、便秘を改善しようと、**腸を強く押したり、ねじったりするマッサージも腸律的にはNG**です。

腸も脳も心も同じですが、まずはゆっくりと緩ませ、優しく扱い、「安心・安全」と感じさせて負荷の原因を見つけてあげられると、自ら頑張る力が湧いてくるのです。

自ら動く腸にすることが大切

私が提案する腸律では、「便」だけに着目するのではなく、**「便を出す腸の動き」を改善する**ことに着目しています。

便を出すためだけに腸を強く刺激するのではなく、「自ら動く腸」を作っていきましょう。

私が、多くの方を施術して確信していることとは、**腸は「良くなろう」とだけ思っている臓器**だということです。腸律で腸の負荷を取り除くことで、この力を存分に発揮できるようになっていきます。

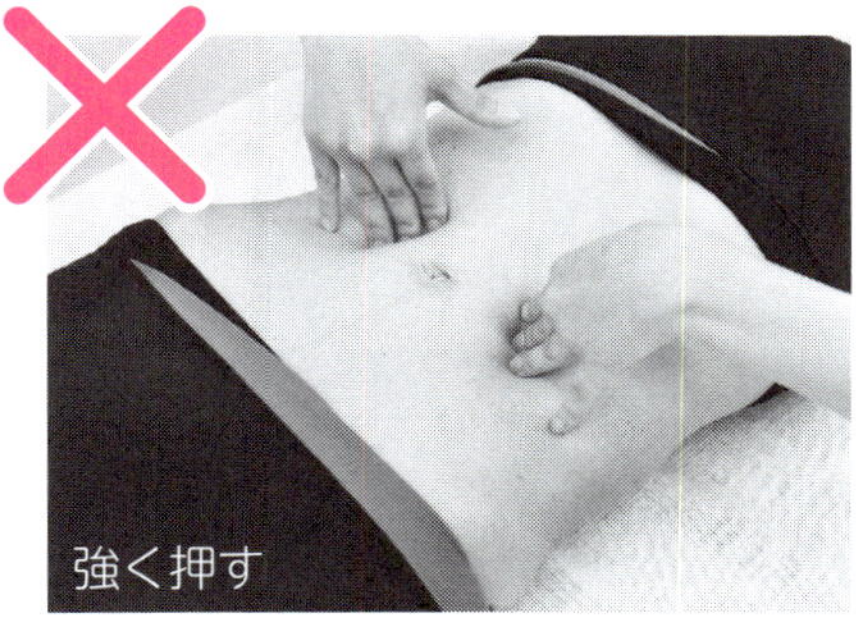

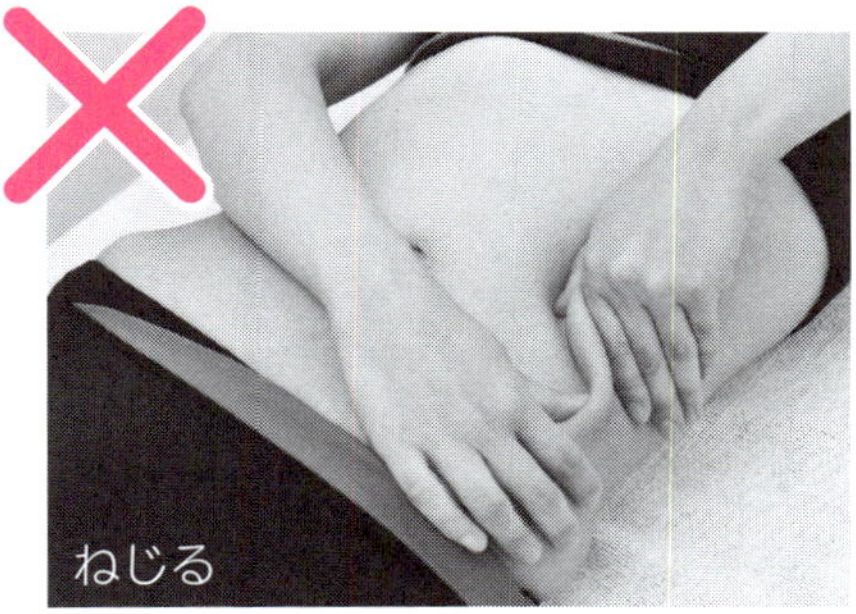

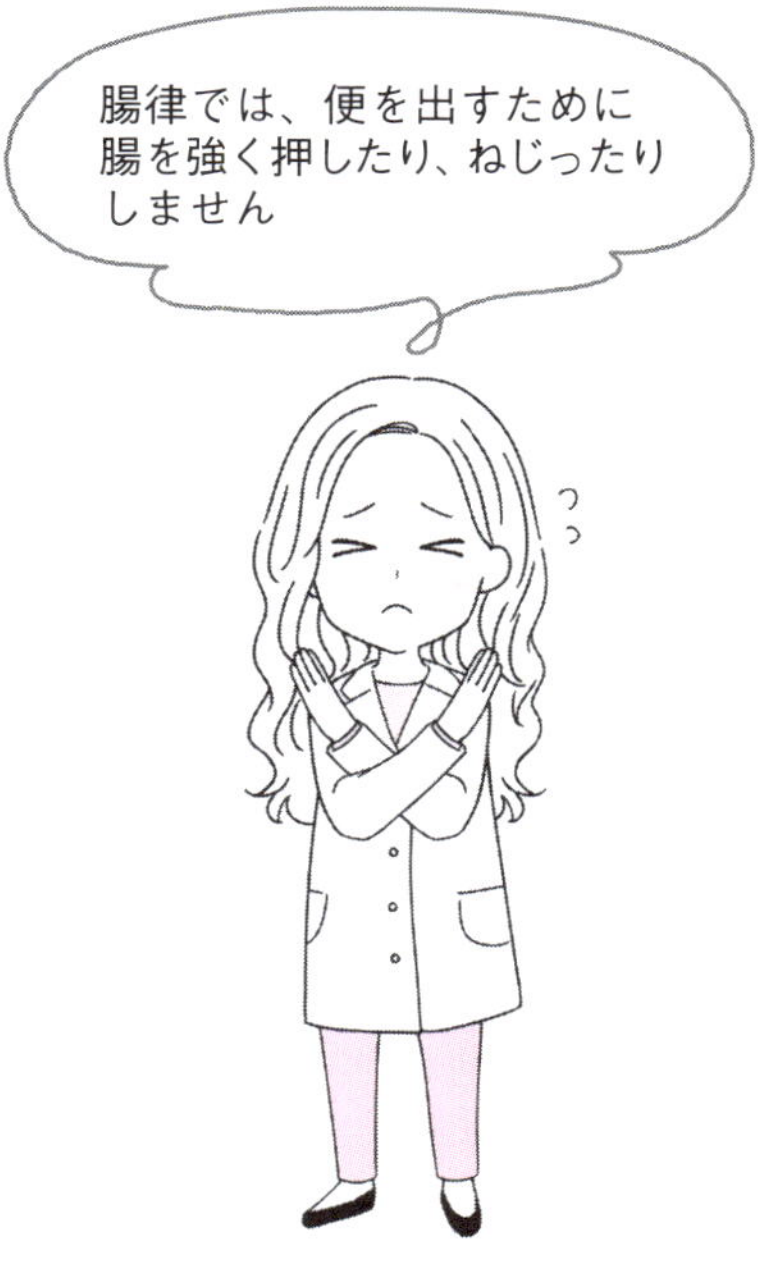
腸律では、便を出すために
腸を強く押したり、ねじったり
しません

3 腸の進化ストーリーと生きるために必要な6つの役割

ここで、腸の進化についてお話させてください。

諸説ありますが、今から約46億年前に地球が誕生し、約40億年前には海（原始海洋）ができ、約38億年前には深海に全生物の祖先である古細菌が誕生したと言われています。さらに、約10億年前には単細胞生物から多細胞生物への進化が始まり、約7億年前には腔腸《こうちょう》動物が深海から浅瀬に進出しました。

腔腸動物とは「腔＝口、腸＝肛門」の動物で、これが腸の原型になります。つまり、彼らは**「腸だけ」で存在していた**のです。

やがて進化が進み、腸を中心にさまざまな臓器が形成されていきました。これらの臓器は、腸と密接に連携しながら動いていましたが、やがて腸の負荷が増していきました。

そこで、**腸は自分をサポートするための臓器を作り出しました。それが「脳」なのです。**

進化の過程で見ると、むしろ「**脳が第二の腸**」なのです。

腸が担う6つの役割

腸は生命の始まりで、主に、**①分解、②栄養吸収、③ホルモン分泌、④免疫機能のサポート、⑤血液生成、⑥排泄の6つの重要な役割を担っています。**

また、腸は「吸収して出す」だけではなく、「考え」「判断」する臓器です。例えば、悪いものを食べた時、脳は気づかずに口に入れてしまいますが、腸は「危険」と判断して、嘔吐や下痢で排泄し、発熱でウイルスを排除しようとします。食べ物をチェックするのは脳ですが、ミスは腸が防いでくれるのです。

腸は体を守る、とても賢い大先輩なのです。

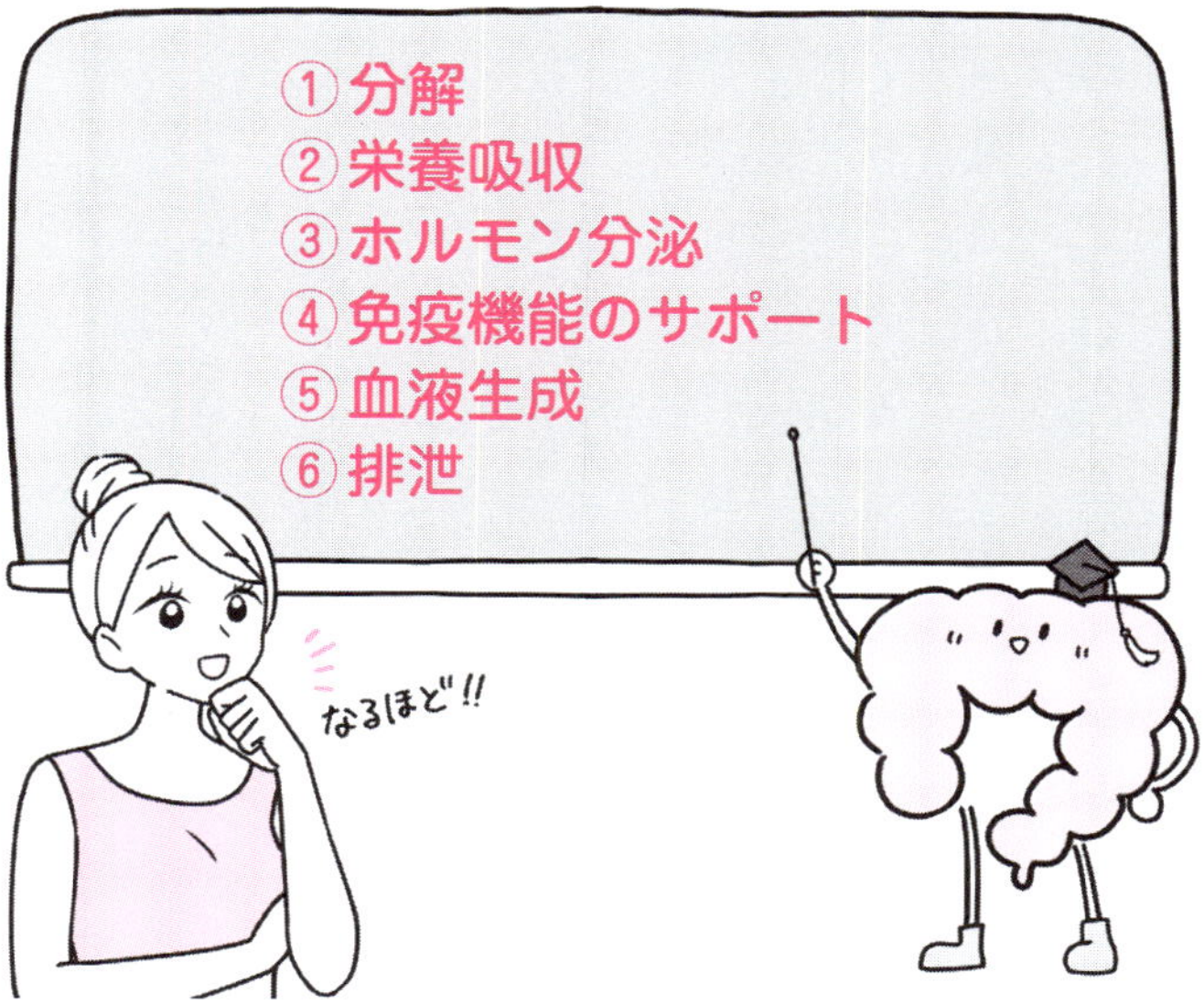

腸はこれら6つの役割を担っています。

4 「不腸」はあらゆる「不調」につながる

41ページで、腸がいかに大切な役割を担っているかというお話をしました。ちなみに、かつて血液は「骨髄《こつずい》で造られている」と言われていましたが、最近の研究では「骨髄はサブで、血液をメインで造っているのは小腸の絨毛」だという「腸管造血」の説が有力になっており、腸律ではその考え方をメインにお話をしています。

不腸は、腸からのSOS

重要な役割を担っている腸ですが、何らかの理由で腸の動き（蠕動運動）が弱まると、腸内に内容物が停滞し、43ページにあるような「不腸につながる不調の連鎖」が起きてしまいます。腐敗した内容物が腸を汚し、それによって汚れた血液が全身を巡れば、体に良いわけがありません。

腸の健康には、「自ら動く腸の力」が最も大切であると腸律ではお伝えしています。

腸は脳よりも先に誕生し、独自の神経回路で、独自のルールに従って動いています。腸が自ら動くことで、本来の役割をしっかりと果たすことができるのです。

腸内の内容物が**腐敗**

↓

血液が汚れて**血流悪化**

↓

血流悪化からの
冷え・むくみ

↓

冷えによる代謝ダウンで
太る・痩せにくい・老けやすい

↓

腸の活動低下で
セロトニンの分泌減少

↓

ホルモンバランスが乱れて
不眠や**疲労拡大**

↓

体温が下がって**免疫力低下**

↓

自律神経が乱れて
不調の連鎖へ

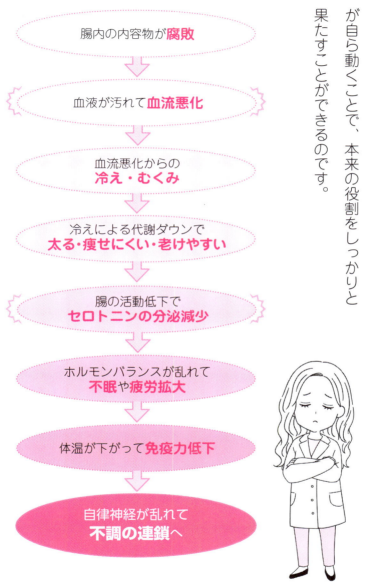

この悪循環を止めないと不腸が深刻化し、日常生活にも支障が……。

5 腸と心を健康にする幸せホルモンのセロトニン

緊張すると、お腹が痛くなるという方がいます（実は、腸律師の私自身もそうなのです）。これだけでも、腸と脳の結びつきの強さがわかると思います。

45ページの図を見ていただくとわかるように、「幸せホルモン」とも呼ばれる神経伝達物質の**セロトニンは90％が腸（粘膜）に存在している**ことがわかってきました。残りの８％は血液中（血小板）で、脳に存在するのはたった2％だそうです。

腸の蠕動運動が弱まると、内容物が停滞します。すると、腐敗が進んで内容物からガスが発生します。そのガスが腸の中に充満すると、腸の動きがさらに悪化し、その結果、セロトニンの分泌も減少してしまうのです。

腸と心の健康はセロトニンが鍵になる

セロトニンは、自律神経と密接に結びついています。そのため、セロトニンの分泌が減少すると、自律神経が乱れ始め、体温や血圧の調整が難しくなったり、不眠や免疫力低下などの悪影響にもつながります。さらに、「幸せホルモン」という呼び名のセロトニンが不足してくると気分が落ち込み、場合によっては「うつ」の原因にもなります。**腸が弱るとメンタルも弱る**というのはこういうことです。

ちなみに、心療内科などで処方される抗うつ薬の多くは、脳内のセロトニンの働きを増やす薬です。しかし、脳内のセロトニンは全体の2%です。残りの90%は腸に存在しているので、**腸の健康が体にも心にも大切**だと考えられるのです。

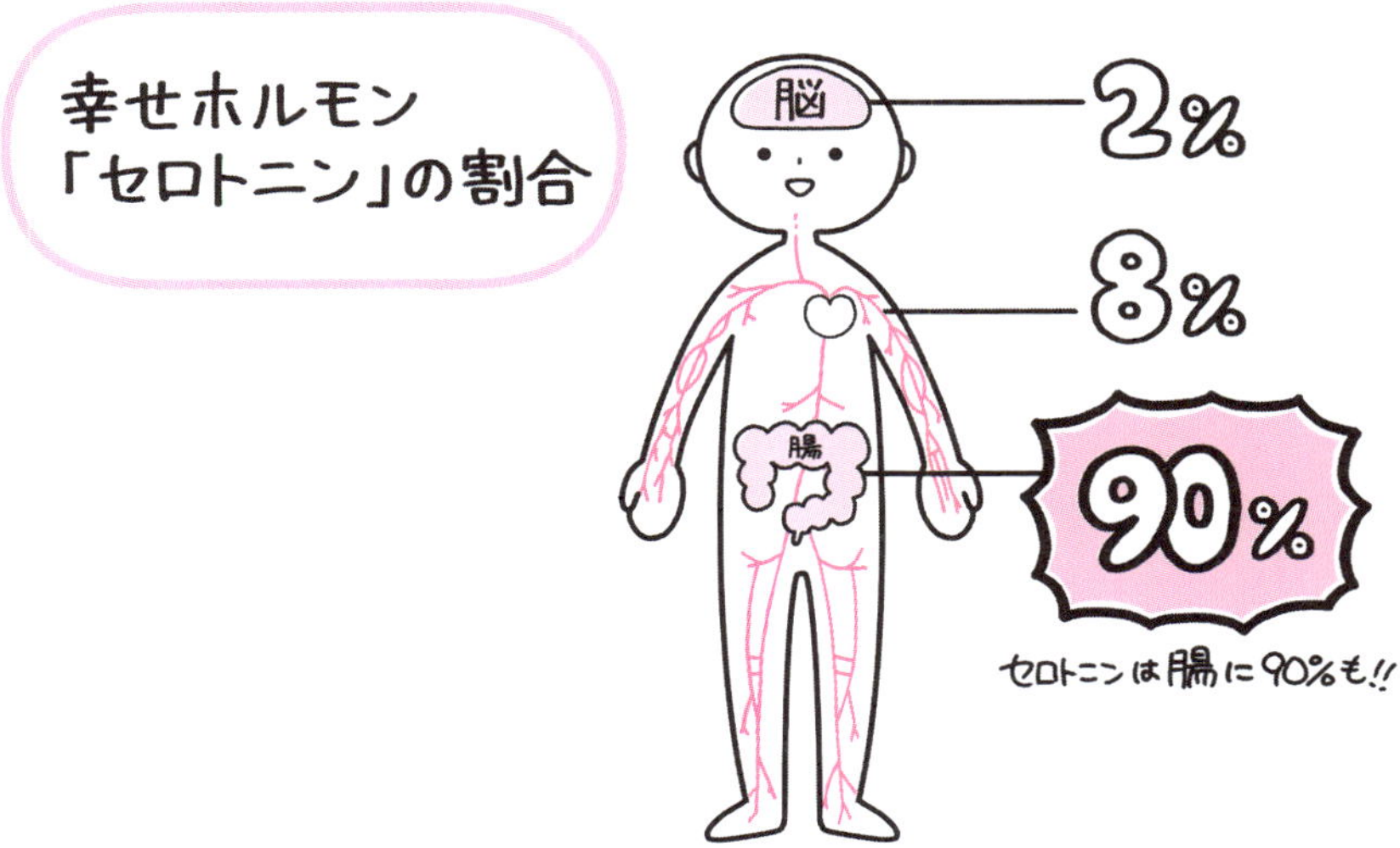

(Gershon M. The Second Brain: The Scientific Basis of Gut Feelings and Wisdom. Harper-Collins; 1999. を参考に作成)

6 腸の表情を知り、自分の腸と会話しよう

脳で感じる感情が顔に出るように、**腸の感情は「どの部分が硬いか」でわかります。**腸律では、これを「腸の表情」と呼んでいます。

「擦る」はまさに、心を「察する」こと

自分の腸と会話をする時は、5ページでも触れたように、お腹に大小2つの時計をイメージして、時計回りの順番に優しく擦ってみてください。

例えば、睡眠不足の人は大きな時計の12時の位置が硬くなります。

実は、腸が硬くなるのには必ず心身に原因があります。腸律では、硬くなっている部分を探した後、そこから原因を見つけ出し、少しずつ取り除いていきます。腸律は、腸を擦りながら不調の原因を探して施術するため、腸の健康が守られ、体全体の調子が良くなっていきます。

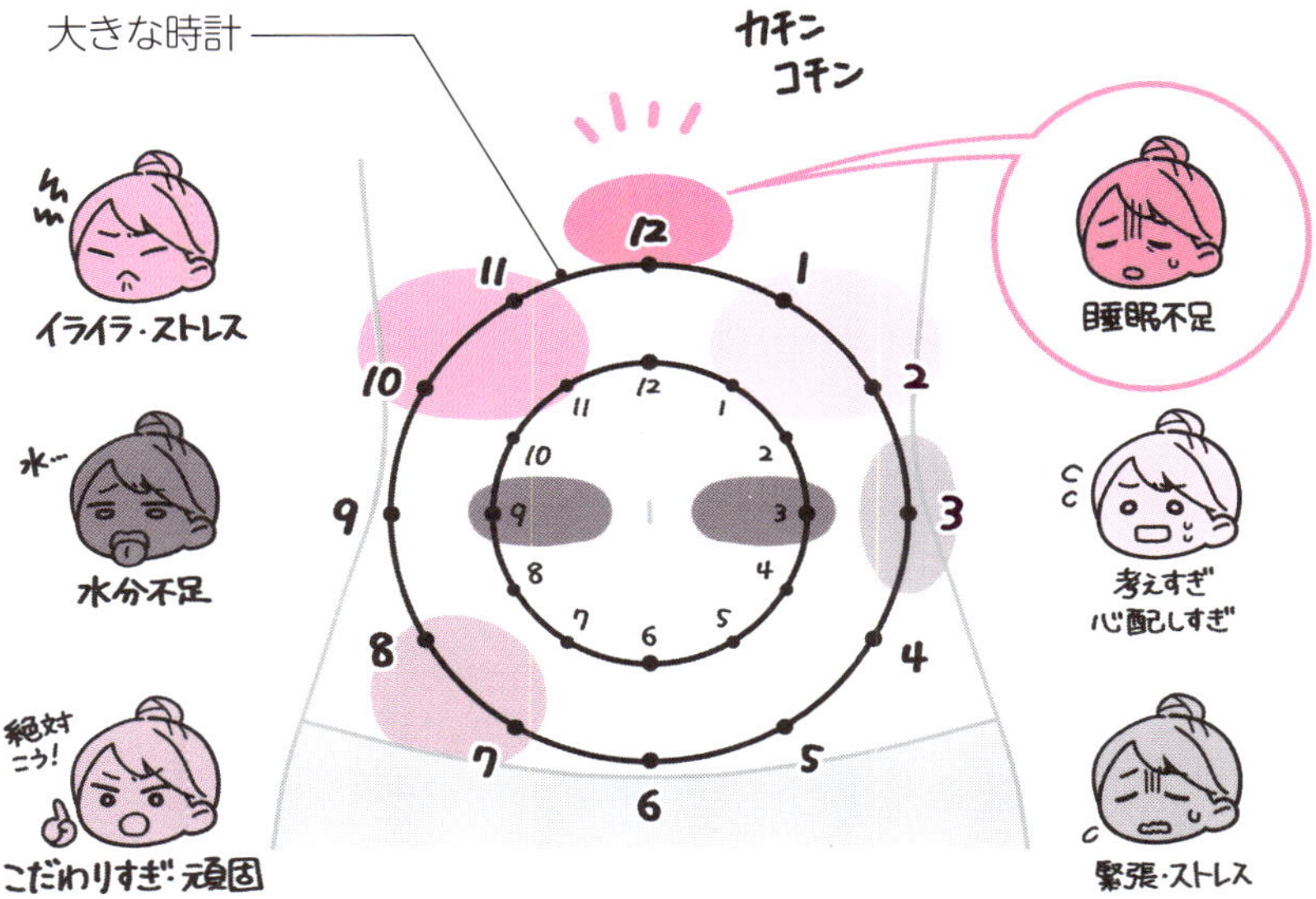

腸の表情で心身の状態がわかります。睡眠不足の人は、大きな時計の12時の位置が硬くなります。

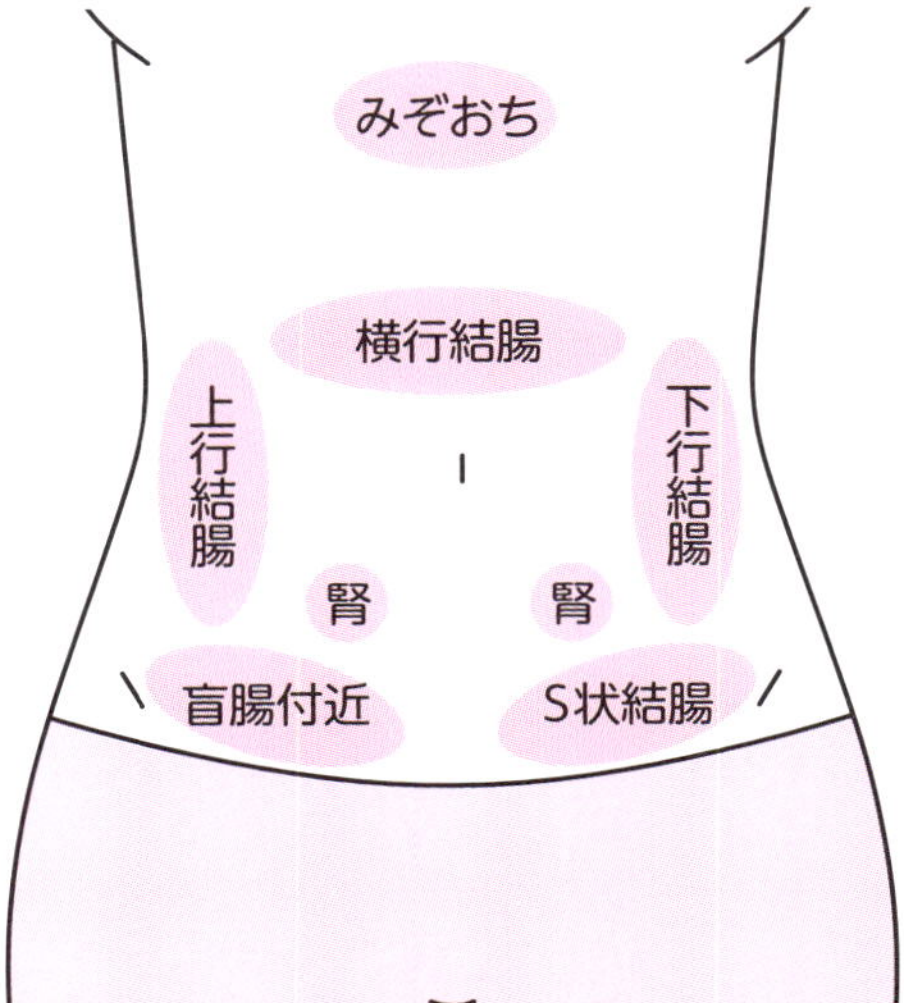

お腹に大小２つの時計をイメージしてください。硬くなっている部分から読み取れる症状と、内臓との位置関係がわかります。

7 腸が感じていることと、脳が考えていることは違う

密接につながっている腸と脳ですが、腸が感じていることと、脳が考えていることは必ずしもイコールではありません。

子どもが夢中になってゲームをしている時の状態がわかりやすい例です。脳は、大好きなゲームができて大喜び。周囲の声が何も耳に入らないくらいにゲーム画面に集中し、何時間でも続けられます。しかし、**腸は緊張し続けることが大の苦手**です。脳が喜んでいても、腸はずっと緊張が続き、「もう、勘弁して！」という状態になっているのです。

緊張とストレスが腸を細くさせる

緊張とストレスによって、大きな時計の「3時の位置」が硬くなると腸も細くなります。例えば、不登校の子どもがゲームを続けると腸が細く硬くなり、自律神経が乱れてセロトニンの分泌が減少し、イライラするという悪循環に陥ります。

これは、ゲームだけではなく、刺繍《ししゅう》や編み物など、集中する作業でも同様です。**脳は楽しく感じていても腸は緊張しっぱなしで、自分では気づかないうちに体調不良になっていく**人がたくさんいます。

定期的な休憩が腸を助ける

心当たりがある方は、緊張やストレスで硬くなる大きな時計の「3時の位置」を擦ってみてください。硬くなっていませんか？

そういう方は、**2時間おきに10分間の「腸のための休憩」**を取り入れてみてください。仕事中であれば、トイレに行ってお化粧を直すだけでも効果的ですよ。

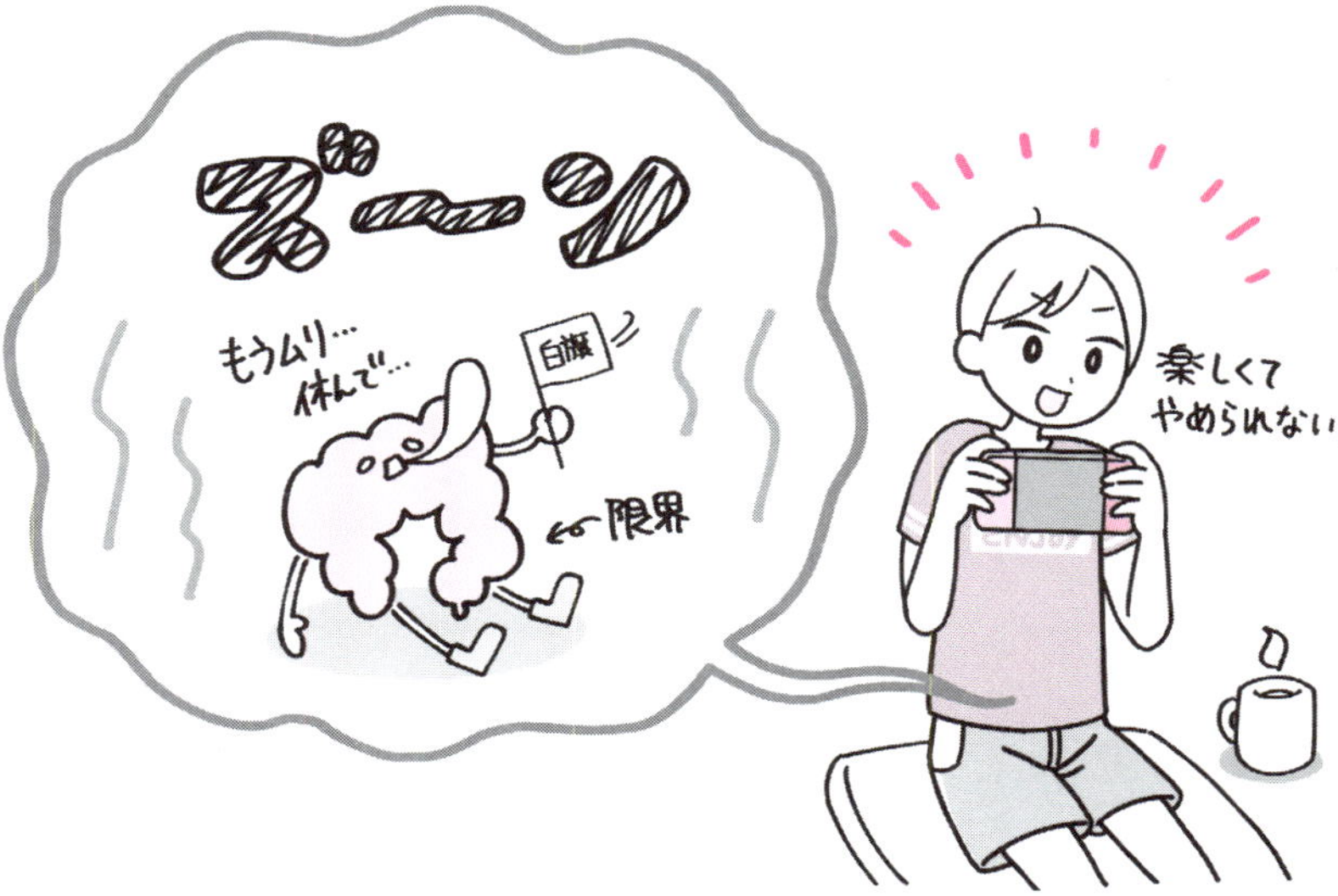
ズーーン
もうムリ…
休んで…
白旗
←限界
楽しくて
やめられない！

夢中になって楽しんでいても、実は腸には大きな負荷がかかっています。

8 ぽっこりお腹を見分ける2つのポイント

ポイント①…立っているときに肋骨よりお腹が出ている
ポイント②…仰向けに寝た状態で、腰骨より下腹部が盛り上がっている

右記の2つのポイントのうち、一つでも満たしているとぽっこりお腹です。

「痩《や》せているのにお腹はぽっこり」「ダイエットをしているのにお腹のぽっこりが消えない」。こんな方は、落下腸の可能性が大です。

ぽっこりお腹は、見た目だけでなく、体の内側からの問題が原因であることが多く、お腹が前に出たり、下腹部が膨らんだりする状態です。

立っているときに、肋骨よりお腹が前に出ているのは、**腸が下がってその重さが前にかかるから**です。また、仰向けに寝たときに、腰骨より下腹部が盛り上がるのは、**腸が下方向に溜まり、その溜まった腸が下腹部を内側から押し出しているから**です。

肋骨よりお腹が出ている場合

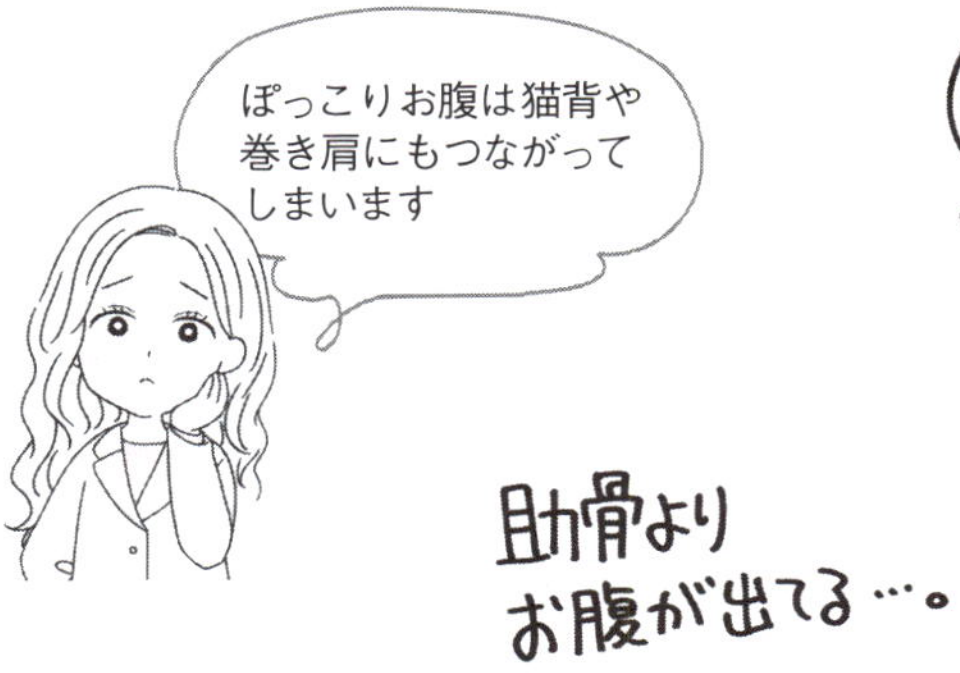
ぽっこりお腹は猫背や
巻き肩にもつながって
しまいます
肋骨より
お腹が出てる…。

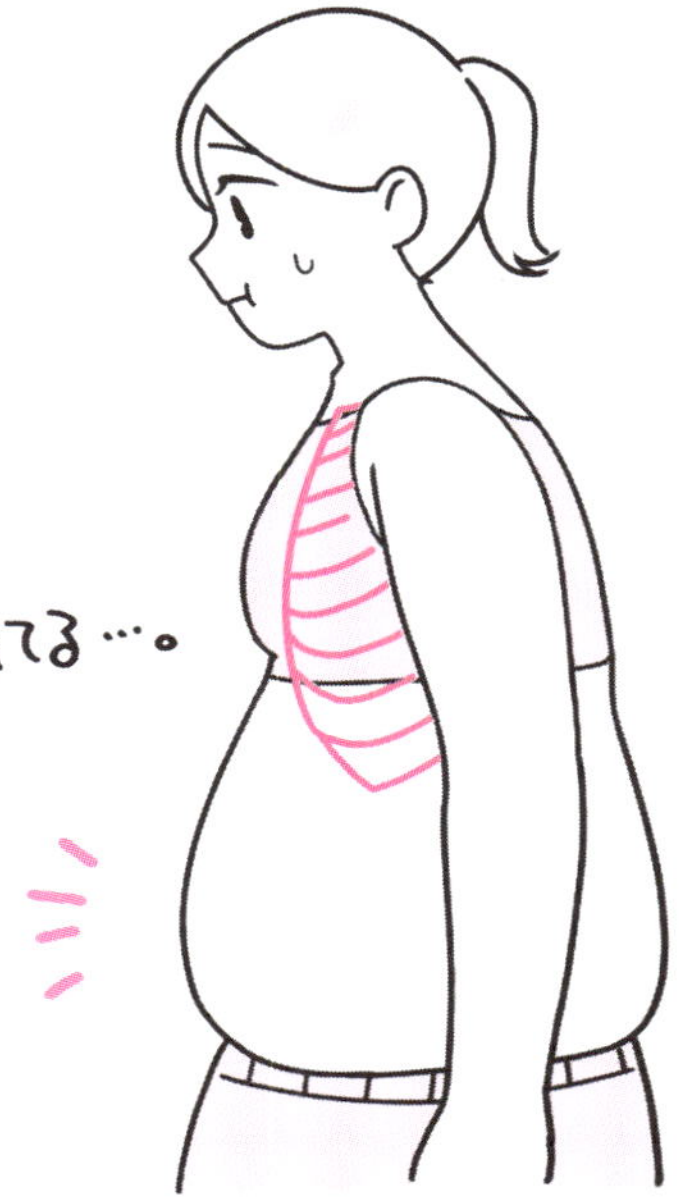

腸の重さが前方にかかり、
お腹全体が前に突き出して
しまいます。

腰骨よりお腹が出ている場合

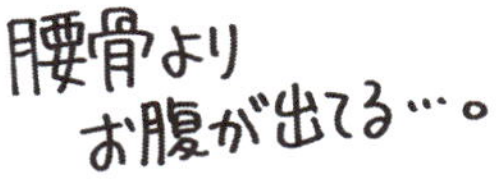

仰向けになると
ぽっこりお腹は
わかりやすいです。

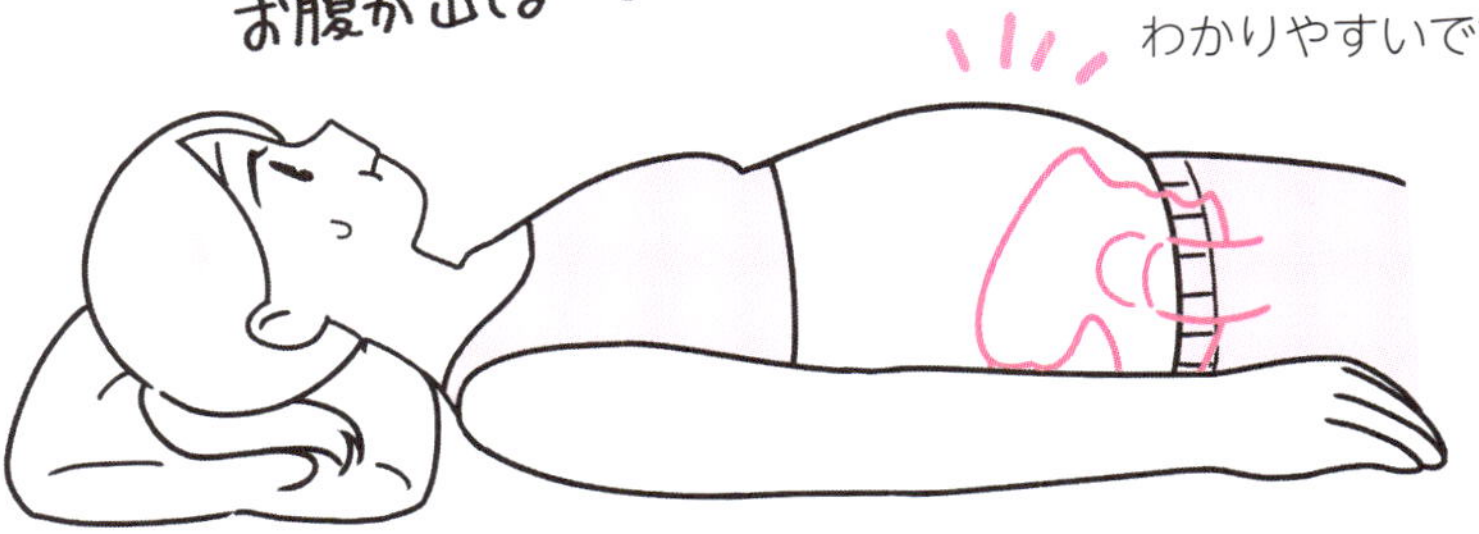

お腹の中で腸が下方向に溜まり、この溜まった腸が下腹部を内側から押し出してしまいます。

9 ぽっこりお腹になる3大原因

では、人はいったいなぜ、ぽっこりお腹になるのでしょう？
原因はさまざまですが、代表的な原因を３つ紹介しましょう。

ぽっこりお腹の原因①：食生活の乱れ

過食やバランスの悪い食事はぽっこりお腹に直結します。腸で消化・吸収できる以上の量やものを食べると、内容物が停滞する→腐敗する（過発酵）→ガスが発生する→お腹が張る→ぽっこりお腹の完成です。

また、腸に良いからといって、**同じものを食べ続けることも腸は嫌います**。

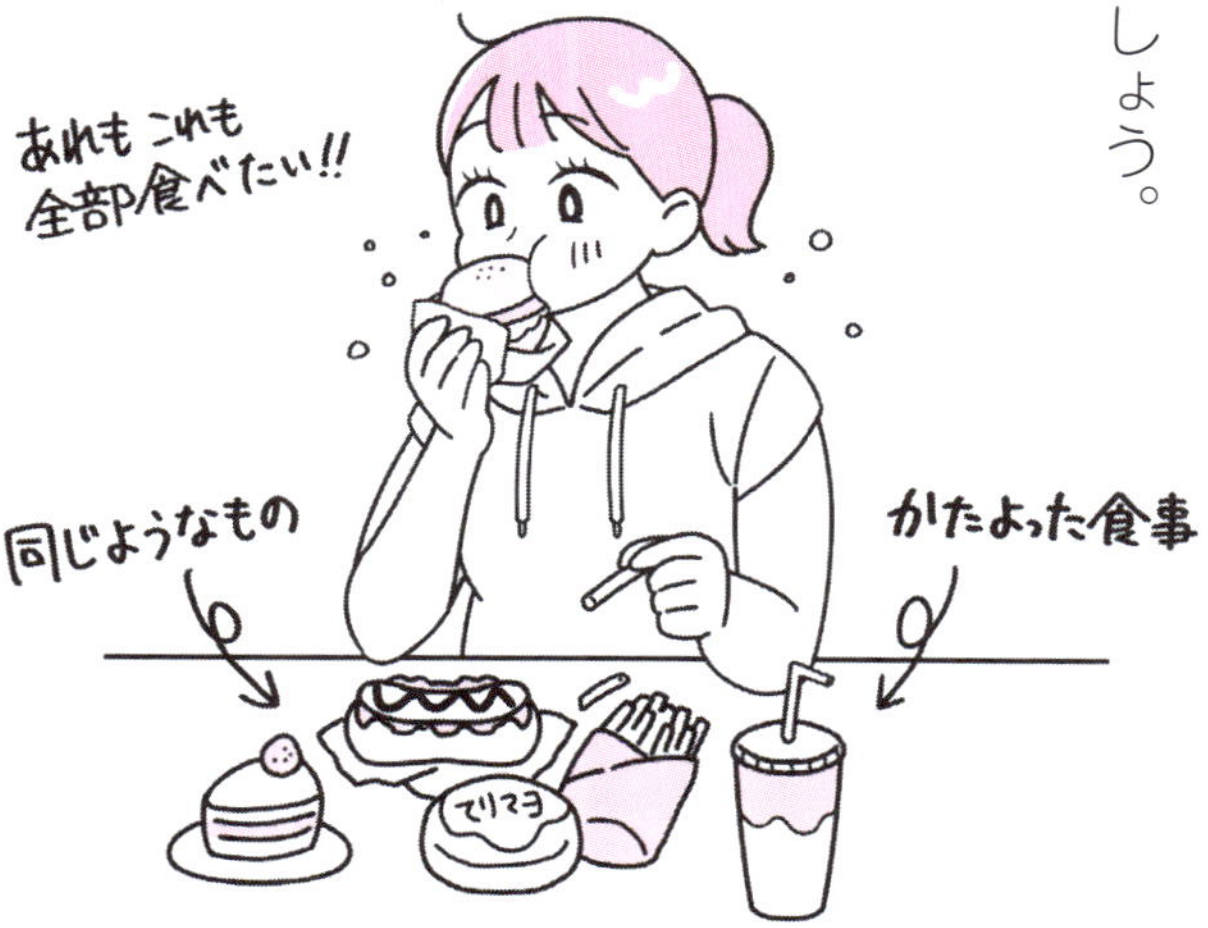

食事のバランスは取れていますか？

ぽっこりお腹の原因②：生活習慣の乱れ

腸は「ルーティン」が大好きです。ルーティンとは、「規則正しい生活習慣」のことです。

それなのに、忘年会や新年会が続き、いつもと違う時間に食事をしたり、お酒を飲んだあとに締めのラーメンを食べたりすると、腸の悲鳴が聞こえてきそうです。

また、旅行先で便秘になる人が多いのも、普段の生活とルーティンが変わるだけではなく、旅行先の食べ物や食事の量、気温の変化などが原因です。

ルーティンが変わると、腸は危険を感じて動きが悪くなり、ぽっこりお腹につながります。

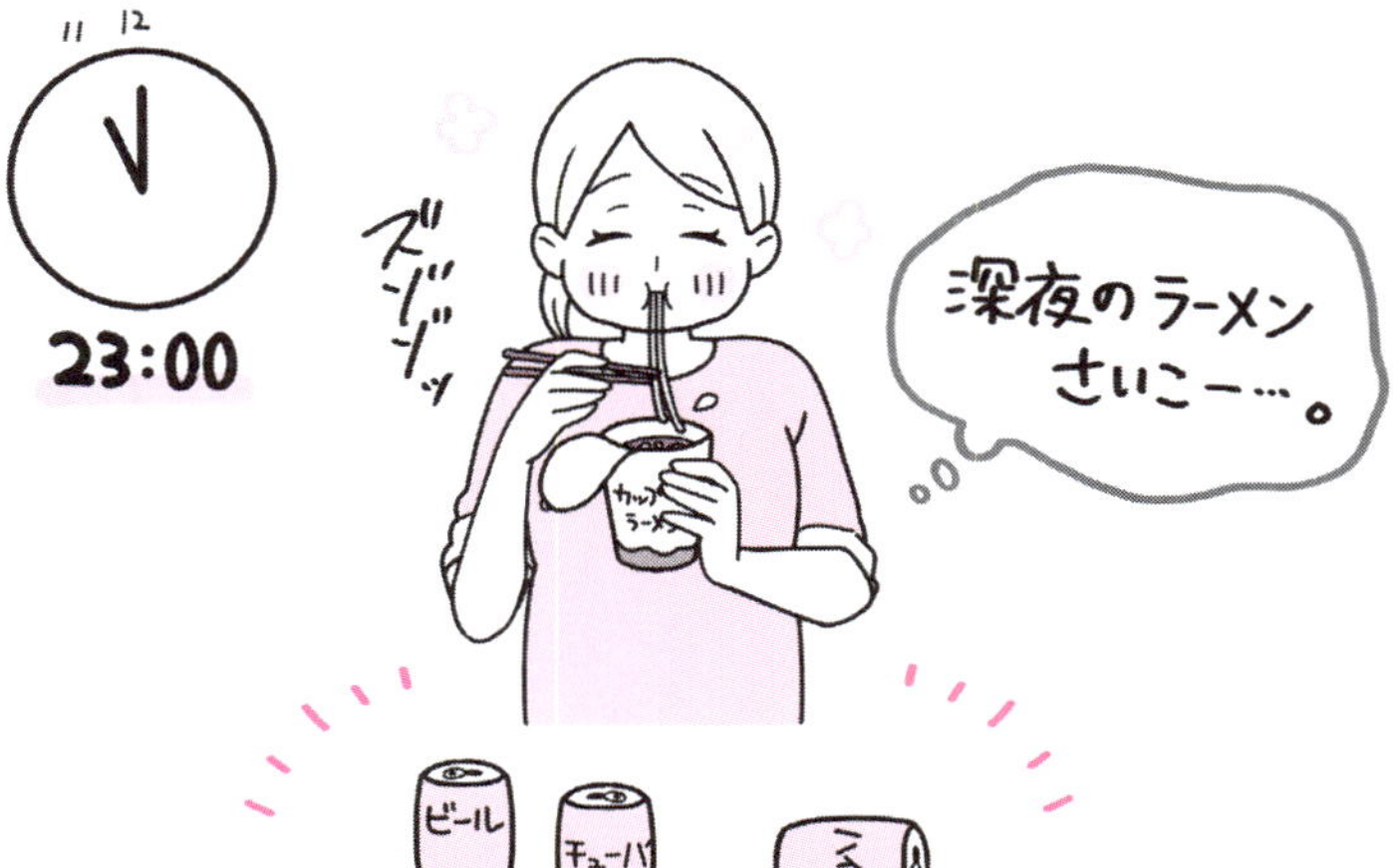

締めのラーメンは腸にかなりの負荷が…。

ぽっこりお腹の原因③：精神的な疲れ

ストレスや緊張を感じると、腸の一部が細くなりやすくなります。

大きな声で驚かされると、一瞬、体がキュッと縮んで硬くなりますよね。それと同じで、**腸にもストレスや緊張で縮んで、細くなる部分がある**のです。

腸の一部が硬くなると流れが悪くなり、細くなる手前の場所に内容物が溜まり、お腹が膨らみ、ぽっこりお腹になるという流れです。

しかし、ストレスや緊張は誰にでもありますし、これ自体が悪いのではありません。腸律的に問題視しているのは、**緊張し続けるこ**

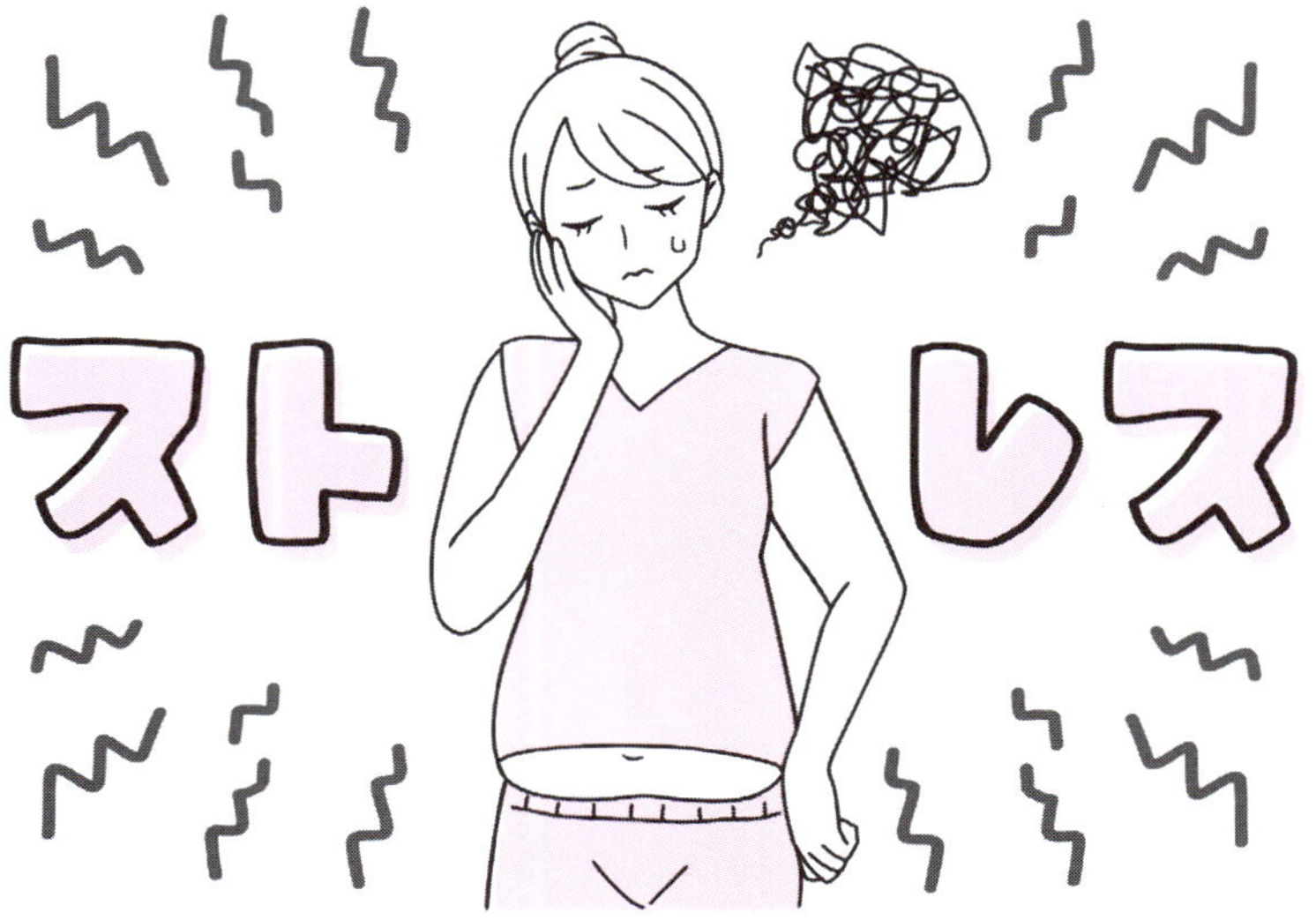

ストレスや緊張は、腸に大きな影響を与えてしまいます。

とや、ストレスを受け続けることなのです。

緊張やストレスを感じたら、**早めに正しく解消していくことが大切**です。ストレス解消ができていない人に限って、ぽっこりお腹になりやすいと私は感じています。

- **食生活の乱れ**
- **生活習慣の乱れ**
- **精神的な疲れ**

この3つが、「ぽっこりお腹」の特徴的な原因です。

「**ぽっこりお腹**をなんとかしたい！」と、私のサロンに訪れる人は年々増加しています。

この3つの原因に真剣に向き合い、自分を、そして自分の「腸」をいたわるように意識してください。

それでは、ここまでおわかりいただいたところで、いよいよ、ぽっこりお腹の正体である、「**落下腸**」についてお話しします。

10 腸全体が下がってしまう恐ろしい落下腸

あなたの腸の中で内容物が停滞してガスが発生し、腸の一部が細くなって、流れが悪くなっている状況を想像してみてください。

次に何が起こるかというと、**流れが悪くなり停滞してしまった内容物の重さで、腸が下がってしまうのです**。

腸はゴムホースのようなもの

ゴムホースの一部が細くなったり、ゴミが溜まったりすると、その重さでゴムホースの形が変わってしまいます。同様に、**常に重力がかかっている状態では、腸も下腹部に落ちてきてしまう**のです。これが落下腸（下がり腸）と呼ばれる状態です。

落下腸は、老若男女を問わず、多くの現代人が悩まされている症状です。落下腸を改善しないと、体調不良の原因にもなりかねません。

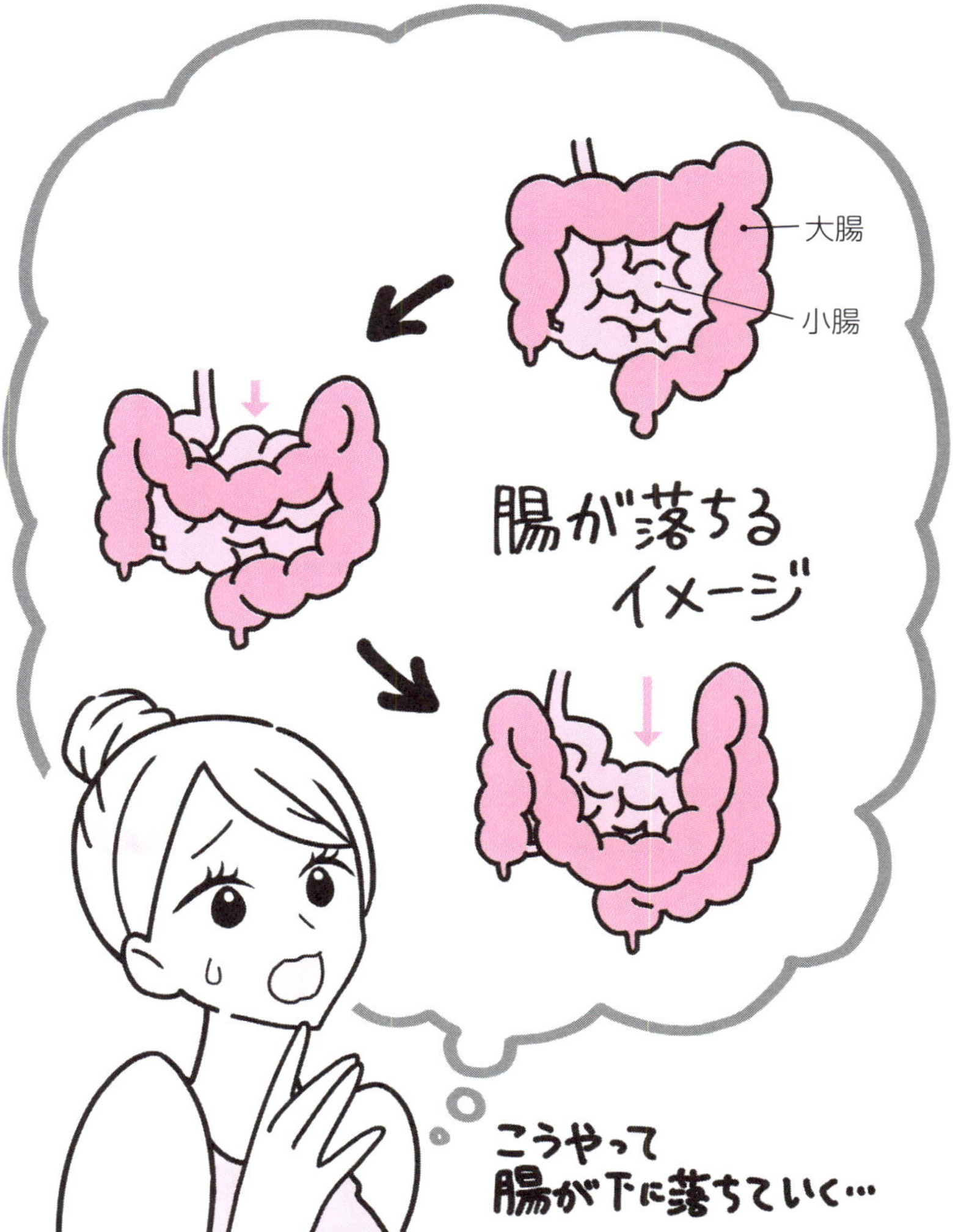

詰まった内容物の重みで、下腹部に落ちてしまうのが落下腸。大腸が下がると、小腸もその重みに圧迫され、腸全体が下がってしまいます。

11

落下腸が体に及ぼす3つの悪影響

落下腸は、「ぽっこりお腹」という見た目だけを悪くするのではありません。腸をはじめ、体のさまざまな動きを鈍くさせてしまうのです。

落下腸が体に及ぼす、代表的な3つの悪影響について紹介します。特に、**①下半身、②排泄、③女性ならではの悩みに大きく関係している**ことがわかると思います。

下半身への悪影響

腸が骨盤部分に押し下げられる

↓

その重さで骨盤がゆがむ

↓

骨盤のゆがみから股関節が変形

↓

股関節の変形からひざに負荷が

↓

ひざの負荷から足首に負荷が

↓

脚の血行が悪くなり
セルライトや下半身太りに

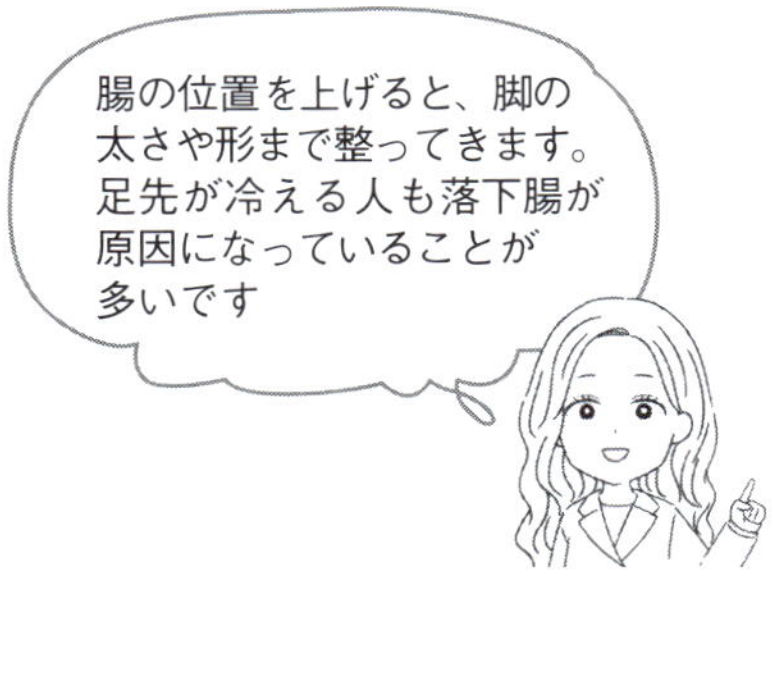
腸の位置を上げると、脚の太さや形まで整ってきます。足先が冷える人も落下腸が原因になっていることが多いです

排泄への悪影響

腸が下がり、膀胱・前立腺・直腸が圧迫される

↓

圧迫され尿もれや頻尿、尿の切れが悪くなる

↓

圧迫されることで血流が悪くなり冷える

↓

冷えることで炎症が起こりやすく、膀胱炎や前立腺炎、痔に

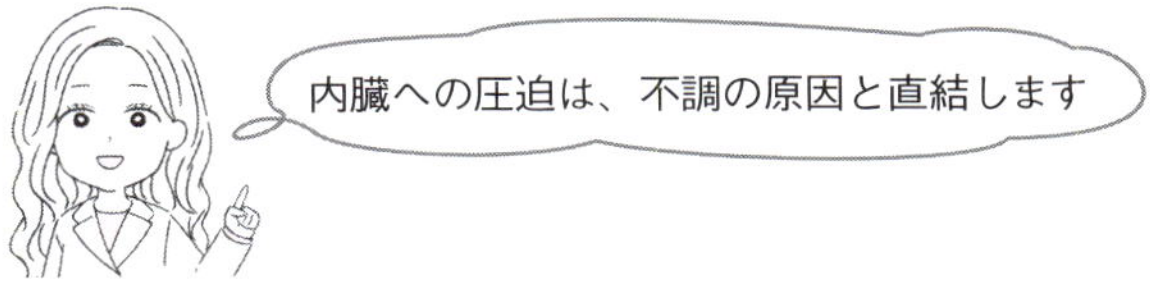
内臓への圧迫は、不調の原因と直結します

女性ならではの悪影響

腸が下がり、子宮が圧迫される

↓

圧迫されることにより血流が悪くなる

↓

血流悪化で子宮が冷え、ホルモンバランスが乱れる

↓

ホルモンバランスの乱れから子宮筋腫・子宮内膜症に

↓

冷えとホルモンバランスの乱れで不妊に

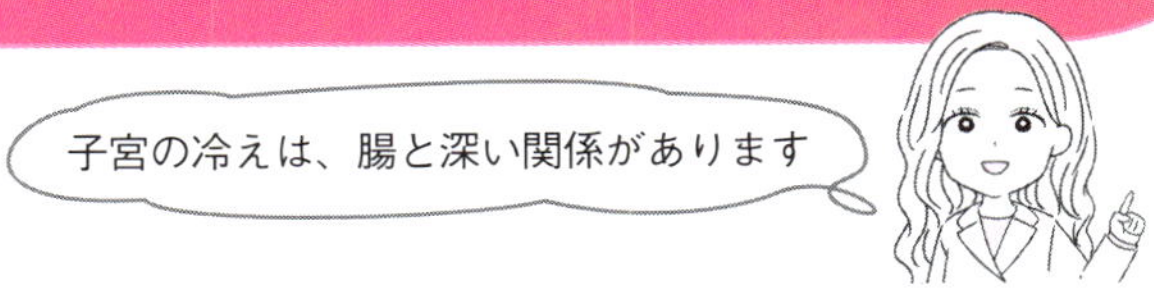
子宮の冷えは、腸と深い関係があります

12 落下腸は物忘れや認知症につながる可能性がある

落下腸の方は認知症の予備軍かもしれません

以前、多くのお年寄りの介護をした経験から感じてきたことは、腸の動きが悪くなって内容物が腸の中に停滞しはじめ、その重さで腸が落下してくると、排便トラブルが起きるということです。そして、**排便トラブルが長引く人ほど、認知症の進行が一気に早まる**という傾向がありました。

それまで穏やかだった方が、まるで性格が変わってしまったかのような姿になるのを何度も目の当たりにしてきたのです。

落下腸になると、腸の血流が悪くなり、お腹が冷え、免疫力も低下します。免疫力が低下することで、腸内環境も悪くなり、腸の中で炎症が起きやすく、腸の炎症が認知症を引き起こしているのではないかという研究もあります。

物忘れ、偏頭痛が多い人は腸を整えよう

落下腸が原因で腸内の内容物が腐敗すると、そのガスが血流に乗って脳に運ばれ、酸欠状態を引き起こします。脳は、体内で最も酸素を消費する臓器の一つです。**酸欠状態は、物忘れや偏頭痛、さらには認知症の原因**となります。

私は、腸律の経験から「偏頭痛とお腹の張り」や「物忘れや認知症と落下腸」は切り離せない関係があると感じています。しっかりとセルフ腸律を続けることで、物忘れが改善する事例も多数あります。

日々のケアで、腸を整えて、健やかな毎日を手に入れましょう！

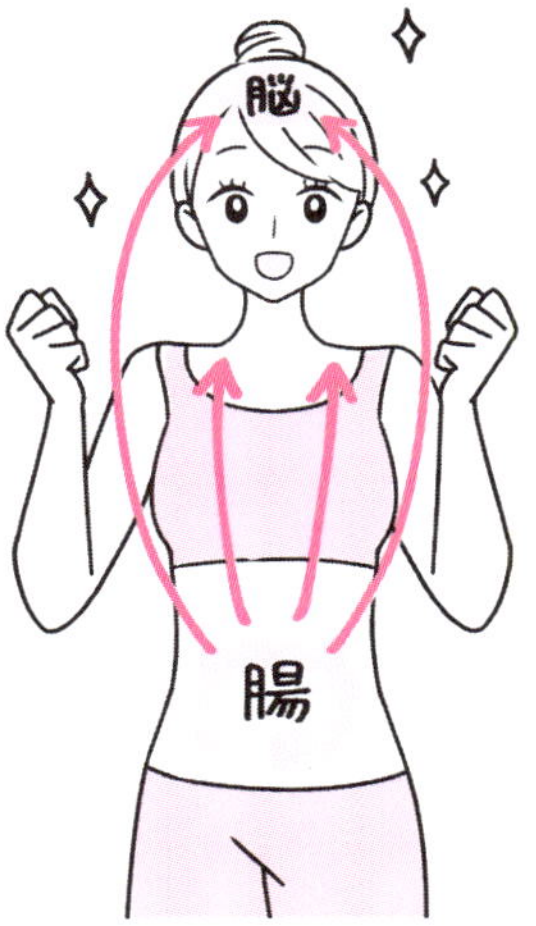
脳
腸
キレイな血液のおかげで
脳が活性化!!

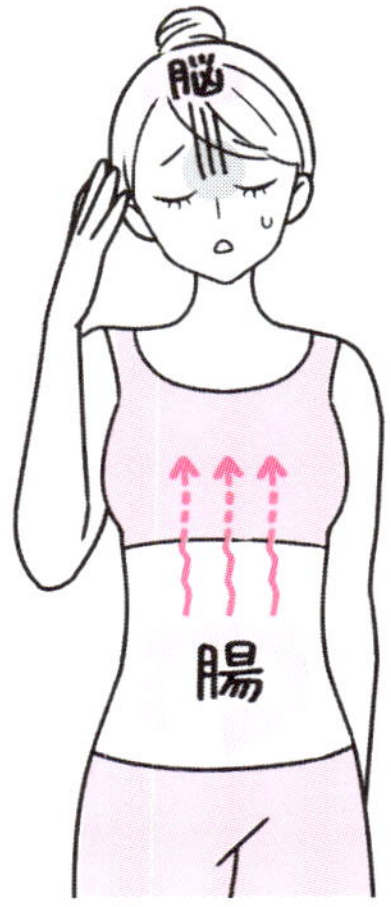
脳
腸
血液の酸素量が
足りなくて、脳が働かない…。

落下腸で酸欠状態になることも…。

13 落下腸と同じくらい怖い腸の糖化

クリームやあんこなど、甘いものが好きな方は要注意

実は、食事やおやつから摂取された過剰な糖分が血中に存在する状態が続くと、糖が腸の細胞や腸内のタンパク質と結びついてしまいます。そこからさまざまな化学反応が起こり、「**腸の糖化**《とうか》」という現象が起きます。

腸は平滑筋《へいかつきん》という筋肉で構成されていますが、筋肉のタンパク質が糖化すると、筋線《きんせん》維《い》の柔軟性が低下し、腸の動きが悪くなります。甘いものが好きな方は、腸の糖化により動きが悪くなり、内容物や血流が滞りがちです。そして、体温が下がって免疫力も代謝も悪化し、落下腸になり、腸に炎症が起こりやすく、その炎症が脳の炎症につながる……と、この流れはもうおわかりですね。

ショックを受けるかもしれませんが、**「よく甘いものを食べる」「ストレスで甘いものを食べがち」という習慣は、物忘れや認知症の発症につながる可能性がある**のです。

腸の糖化を防ぐための効果的な方法

「お腹が張って、物忘れが増えた」というお客様に、「**2週間だけ甘いものを控えてください**」と伝えたところ、お腹の張りが和らぎ、物忘れも減ったという報告がありました。短期間でも、血糖値の安定や腸の炎症軽減に効果がみられることがわかりました。

ストレスや緊張によるセロトニンの分泌減少は、甘いものを求める原因になります。単に、「糖が腸に悪い」という結論ではなく、「なぜ甘いものを欲するのか？」に着目すべきです。

ストレスの原因を見つけて、早めに解消することが最も重要なのです。

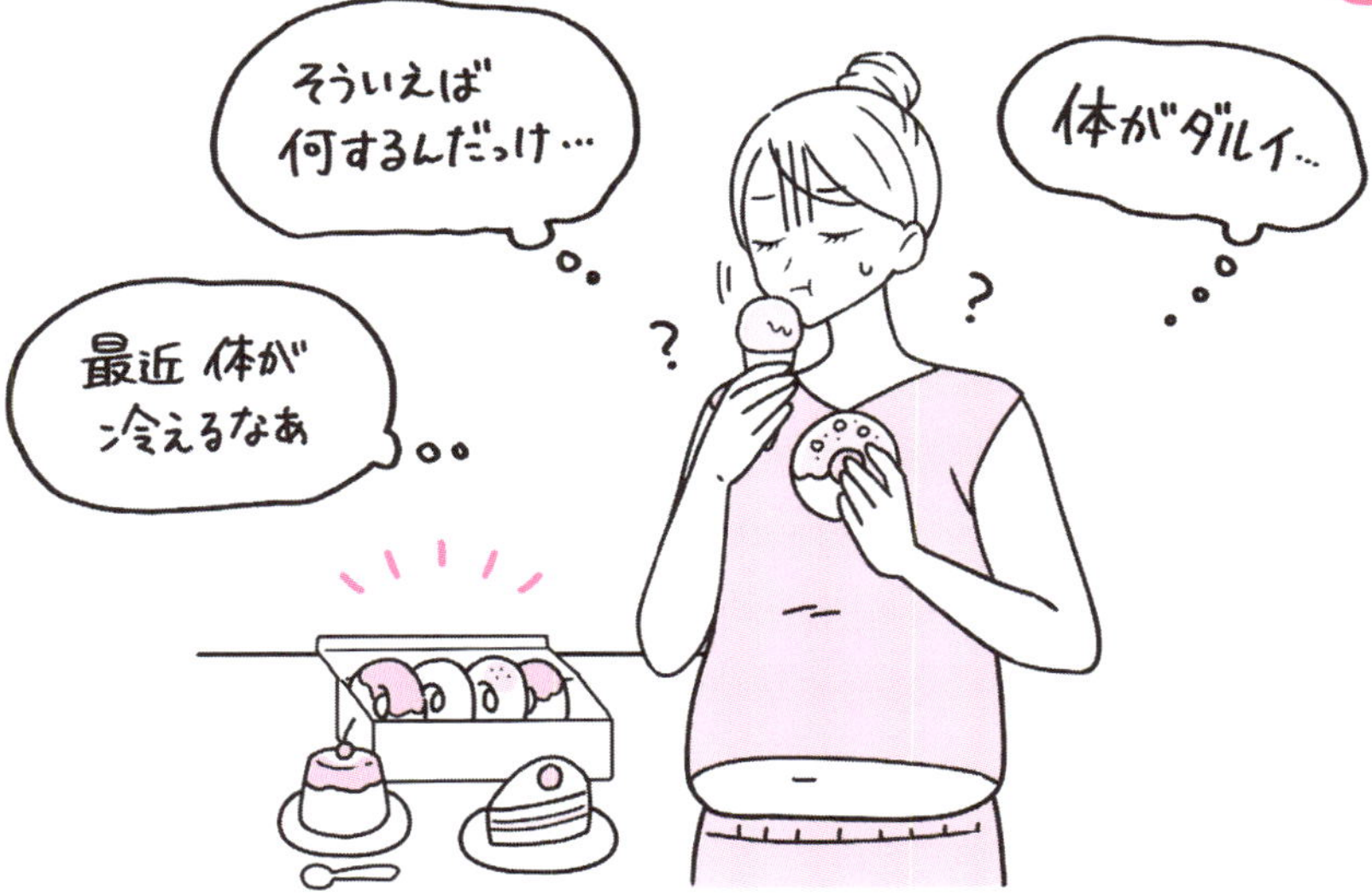
そういえば
何するんだっけ…
体がダルイ…
最近 体が
冷えるなあ

甘いものの食べすぎは腸の糖化を招きます。

腸律施術ケース②

不登校からの復活！　高校受験成功ストーリー

Bさん（女性・10代　高校生）

小学校高学年から不登校になり、中学生になると下痢と腹痛で外出も困難になったBさん。女性の体は、妊娠や出産、閉経で大きく変わるほか、思春期である第二次性徴期は生活習慣や人間関係の変化もあり、腸にも影響を与えます。

また、初潮によるホルモンバランスの乱れや人生の変わり目は、腸にも大きな負荷がかかります。

そこで、ホルモンバランスの乱れで硬くなる腸の場所や、緊張で硬くなる腸の場所を緩めるように施術し、Bさんに合ったセルフ腸律を指導して、心と体の両方を腸律でケア。その後、Bさんは志望校に合格し、今では将来の留学の夢を語るまでに回復しました。

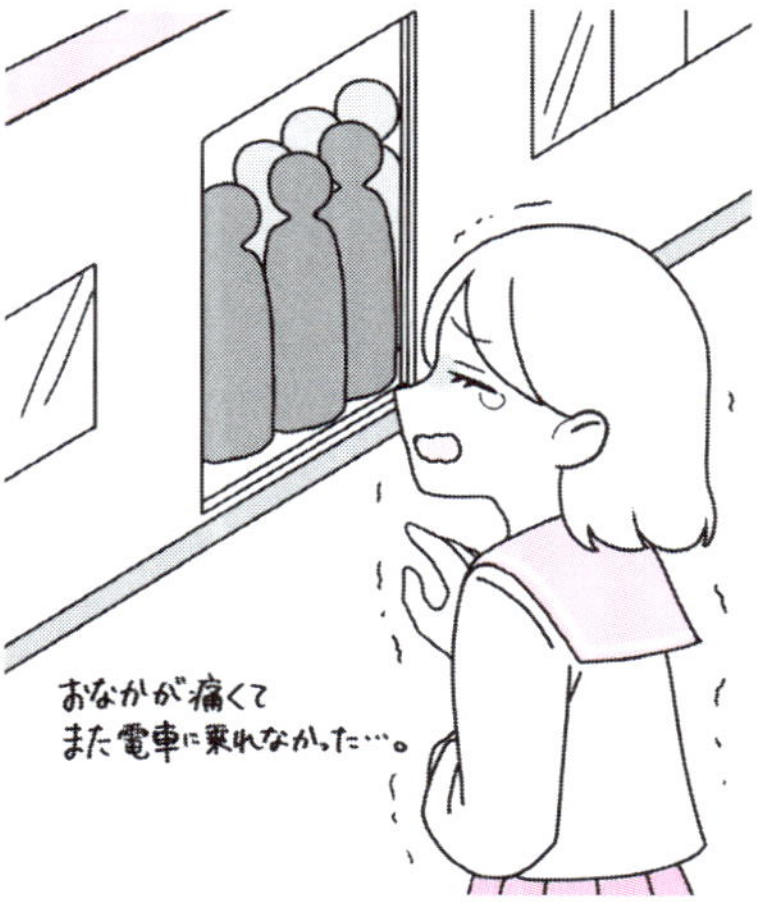

第3章

腸の動きと流れを整える「ユルユル腸律」をやってみよう！

1 基本的な「ユルユル腸律」の流れ①

小さな時計から大きな時計へ

セルフ腸律の基本は、仰向けに寝た状態で行います。最初に行うのは、「ユルユル腸律」です。両手でお腹を優しく擦り、お腹の張りを取り、緩ませて動かします。お腹が硬くなっている場所で、あなたの腸の表情もわかります。

腸律を始める前に、腸の位置と表情の関係をイメージしてみましょう。

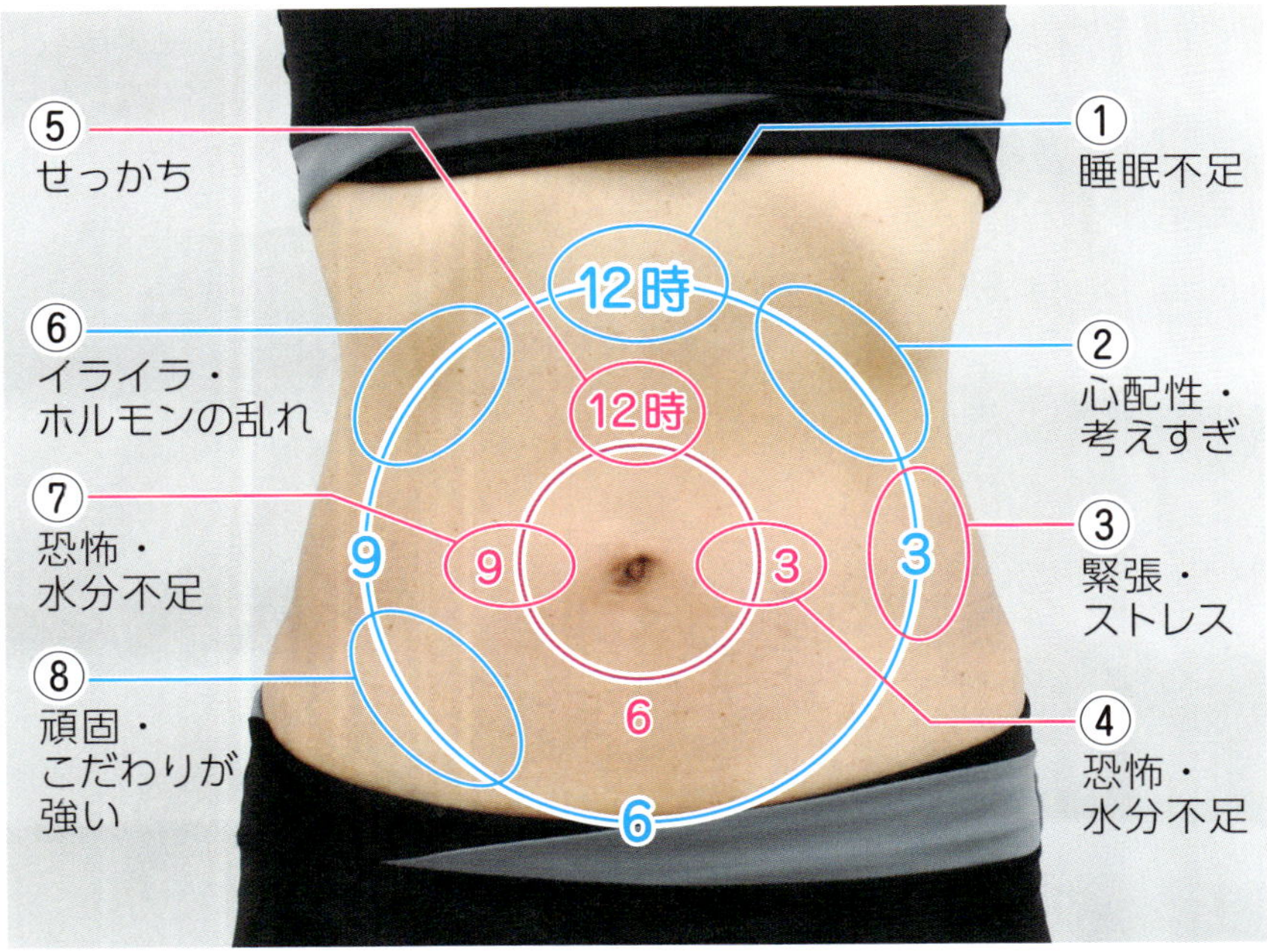

⑤ せっかち
⑥ イライラ・ホルモンの乱れ
⑦ 恐怖・水分不足
⑧ 頑固・こだわりが強い
① 睡眠不足
② 心配性・考えすぎ
③ 緊張・ストレス
④ 恐怖・水分不足
12時
12時
9
9
3
3
6
6

小さな時計：ピンク色の円。
大きな時計：青色の円。

手順 1

▶ まずは、自分のお腹に、「小さな時計」と「大きな時計」の２つをイメージしてください。

▶ **小さな時計**は、おへそ周りのことを指します。両手の人差し指と親指をくっつけて、おへそを中心に円を描くような大きさです。

▶ **大きな時計**は、肋骨と腰骨の内側ギリギリを通るように円を描く大きさです。

▶ どちらの時計もおへそを中心にして、まっすぐ上に伸びる位置が12時、下側が６時、右の脇腹が９時、左の脇腹が３時の位置です。この位置関係をしっかりと覚えておきましょう。

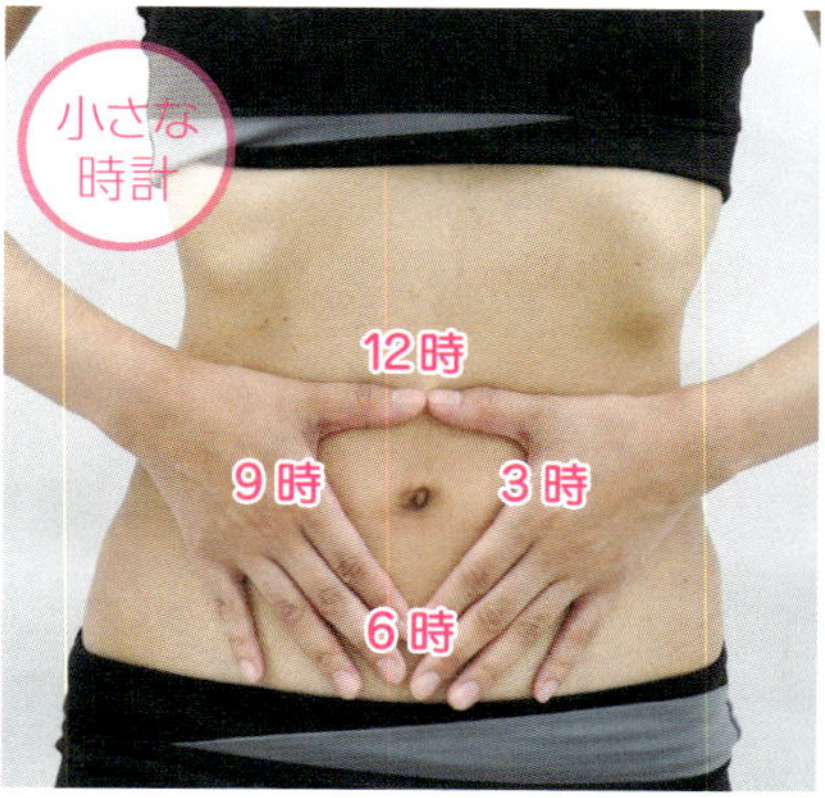

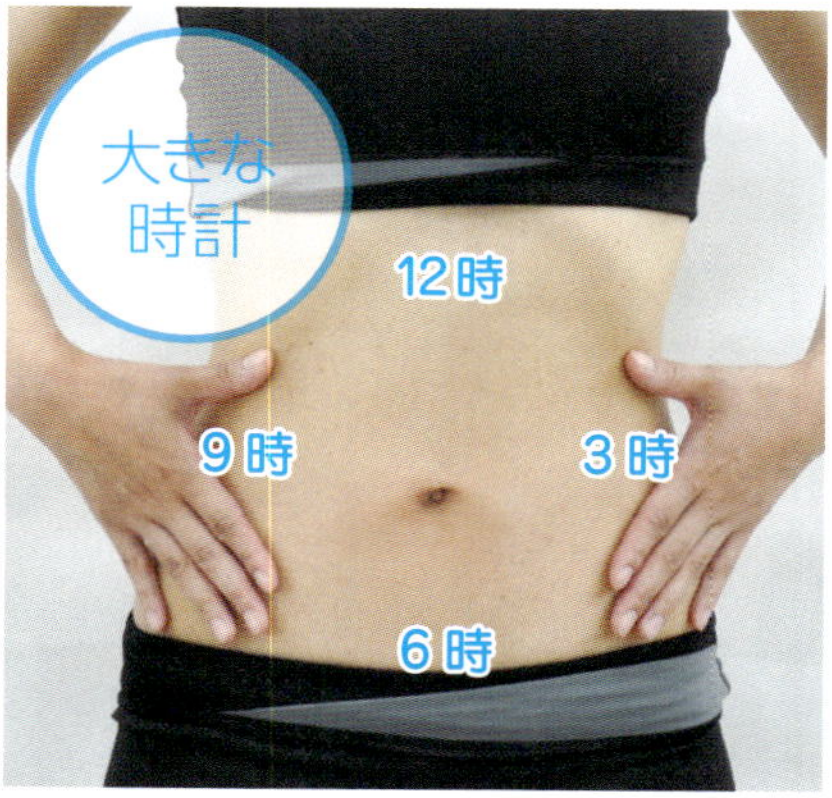

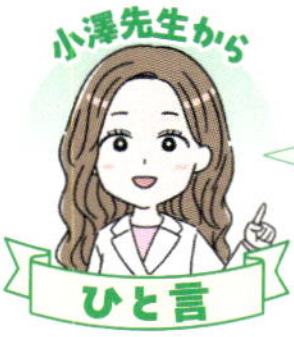

腸律は、これらの２つの時計をイメージしながら行います。セルフ腸律をスムーズに行うためにも、小さな時計と大きな時計の12時、3時、6時、9時の位置をしっかりと覚えておきましょう。

※実際の腸律の動画などは、158ページの二次元コードからアクセスしてご覧ください。

手順 2

- ユルユル腸律は、小さな時計の6時の位置から始めます。
- 利き手とは反対の手（写真では左手）をお腹に置き、親指以外の4本の指をあてます。
- その上に利き手の4本の指を重ねて、指全体でゆっくりと優しく圧をかけていきます。

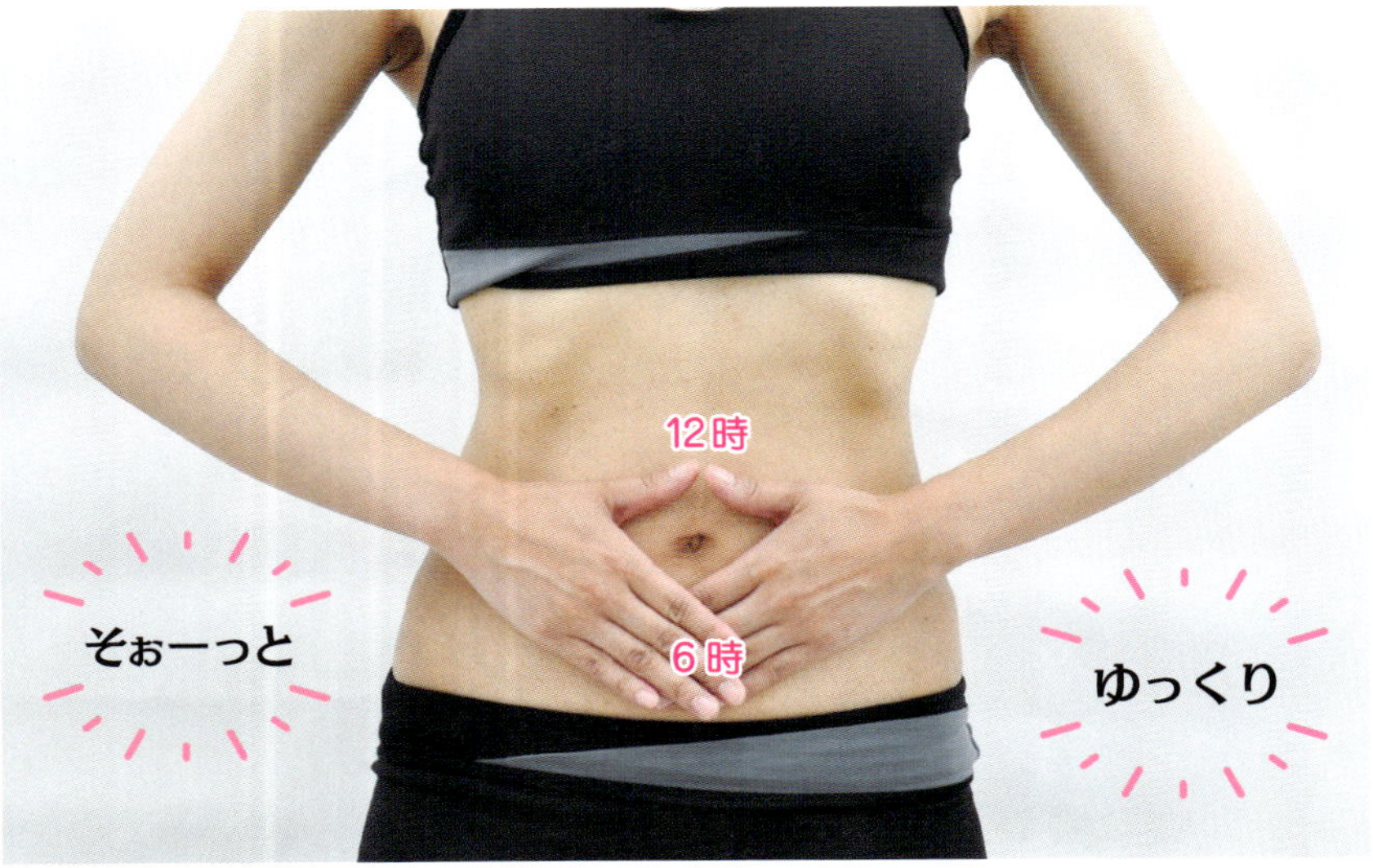

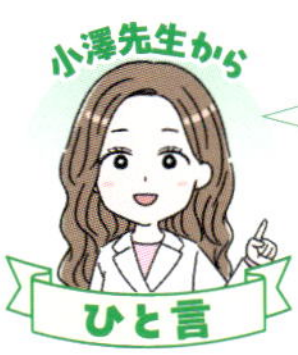

利き手の指を直接お腹にあてると圧が強くなりやすく、腸が防御反応を起こして硬くなってしまいます。基本的には、利き手でお腹に触るのではなく、利き手とは反対の手の上に重ねてください。

手順 3

- 小さな時計の6時の位置から優しく圧をかけながら、「い〜ち、に〜い」と、ゆっくりと擦るように手を左右に10回動かします。
- 強く押さないこと、早く動かさないことを意識してくださいね。

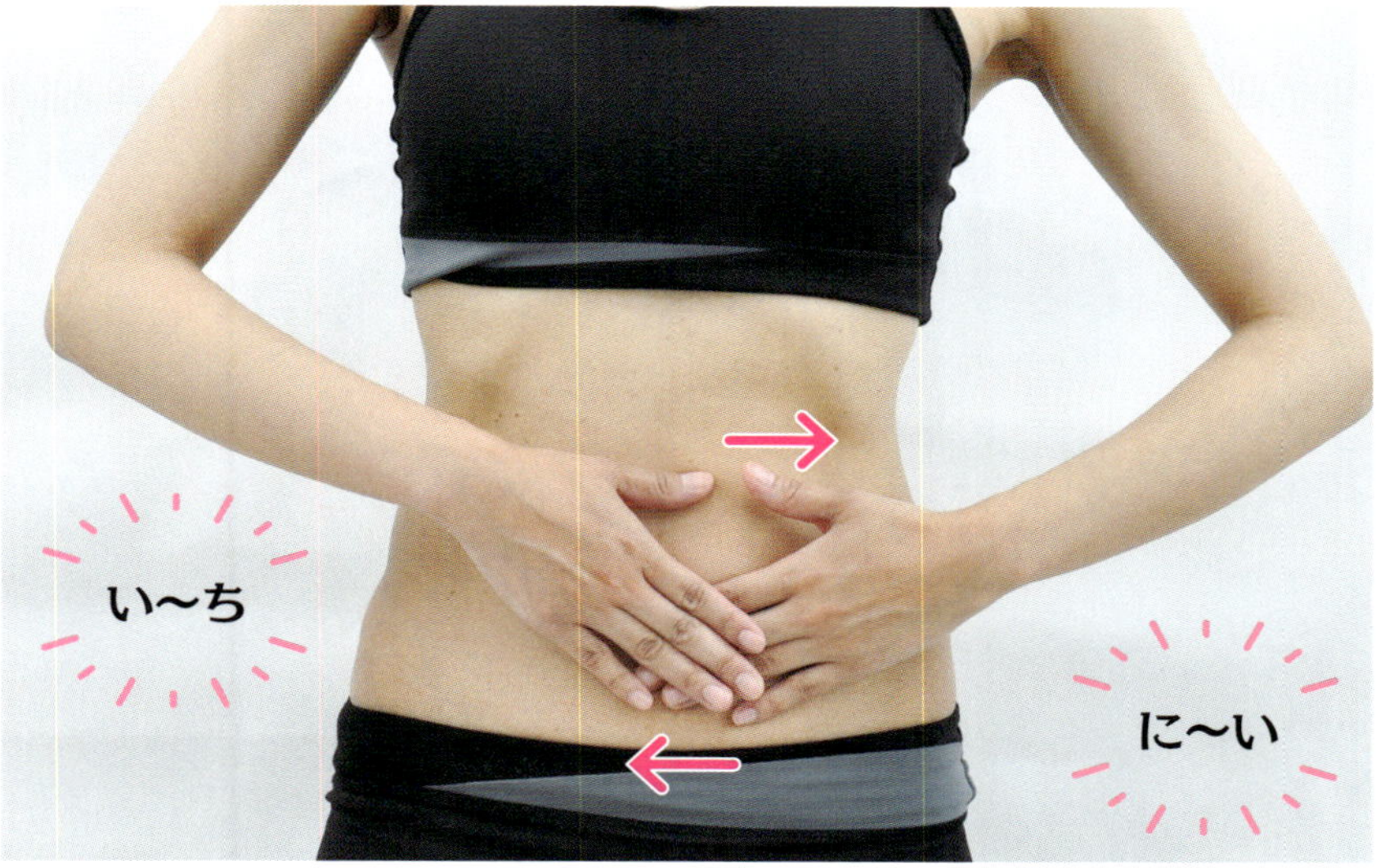

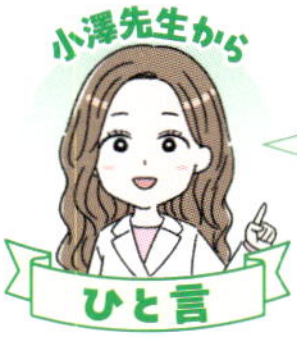

圧の強さは、まぶたを親指以外の4本の指で優しく触れて、「気持ちイイ」と感じられるくらい「そぉーっと」です。指の温かさを腸で感じて、お腹の温かさを指で感じてから左右に動かすと、「腸への安心感」が伝わります(**フローラルタッチ**)。

手順 4

▶ 小さな時計の6時の位置が終わったら、次は7時と8時の位置に移動して、同じように「い〜ち、に〜い」と、フローラルタッチで擦るように、左右に10回ずつ動かしてください。

▶ その次は、9時の位置です。さらに、9時が終わったら10時と11時の位置へと進み、時計回りにお腹を優しく動かします。

▶ 4時と5時の位置までできたら、小さな時計は終了です。

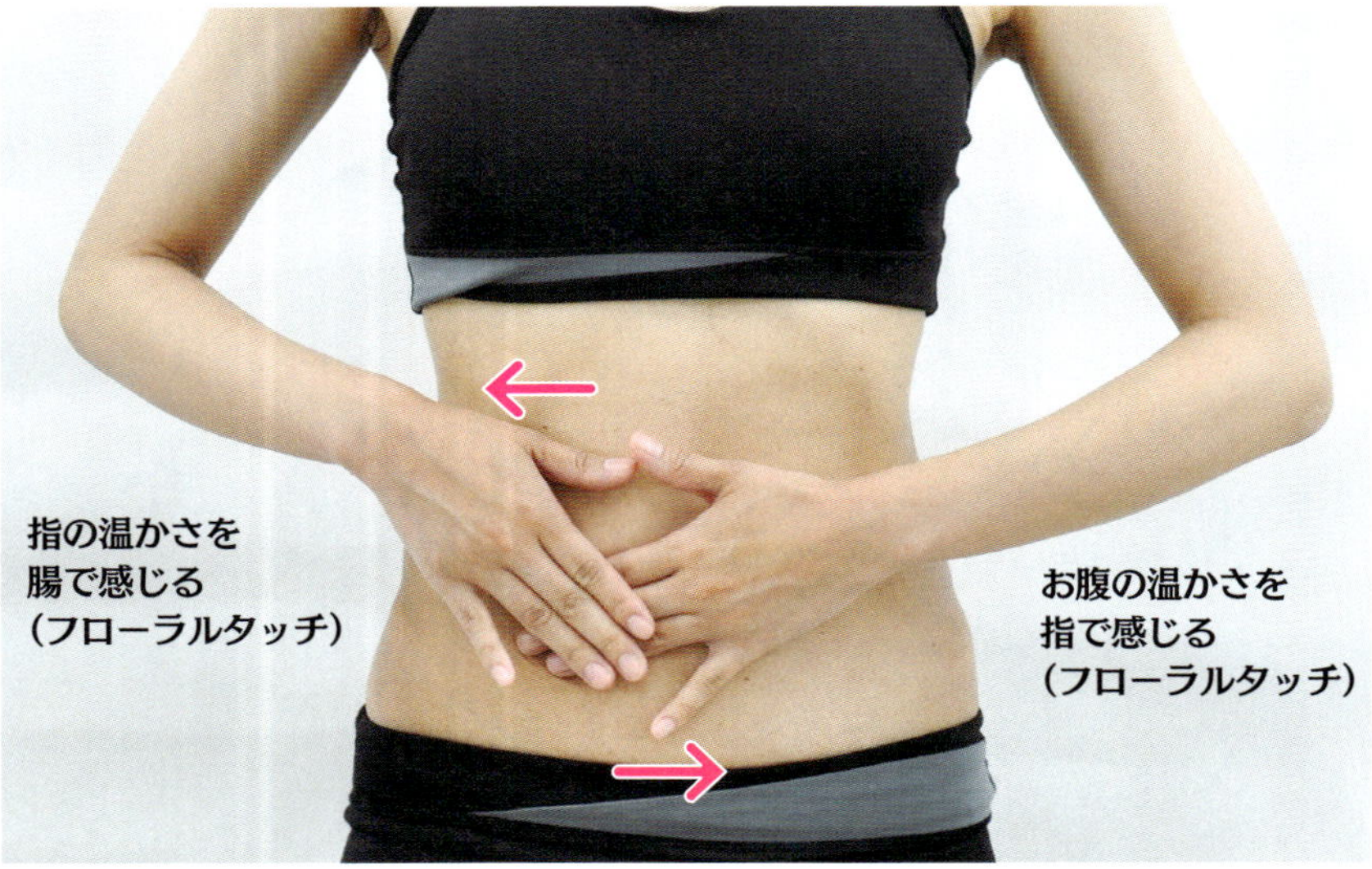

指の温かさを
腸で感じる
（フローラルタッチ）
お腹の温かさを
指で感じる
（フローラルタッチ）

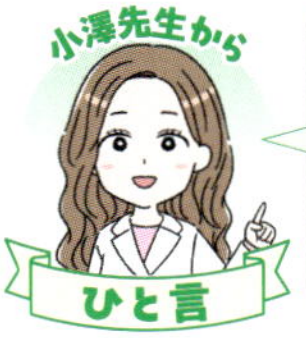

小澤先生から
ひと言

小さな時計の場合は、12か所を擦るのではなく、6時→「7時と8時は一緒」→9時→「10時と11時は一緒」→12時→「1時と2時は一緒」→3時→「4時と5時は一緒」と、合計8か所を擦りましょう。

手順 5

- 次は、大きな時計です。大きな時計の６時の位置から同じように優しく圧をかけていきます。
- 大きな時計は、6時→7時→8時の各位置で行います。
- 小さな時計より、少し大きく擦ってください。
- 10時と11時、1時と2時の位置は、あばら骨に指を沿わせながら、斜めに擦ってください。

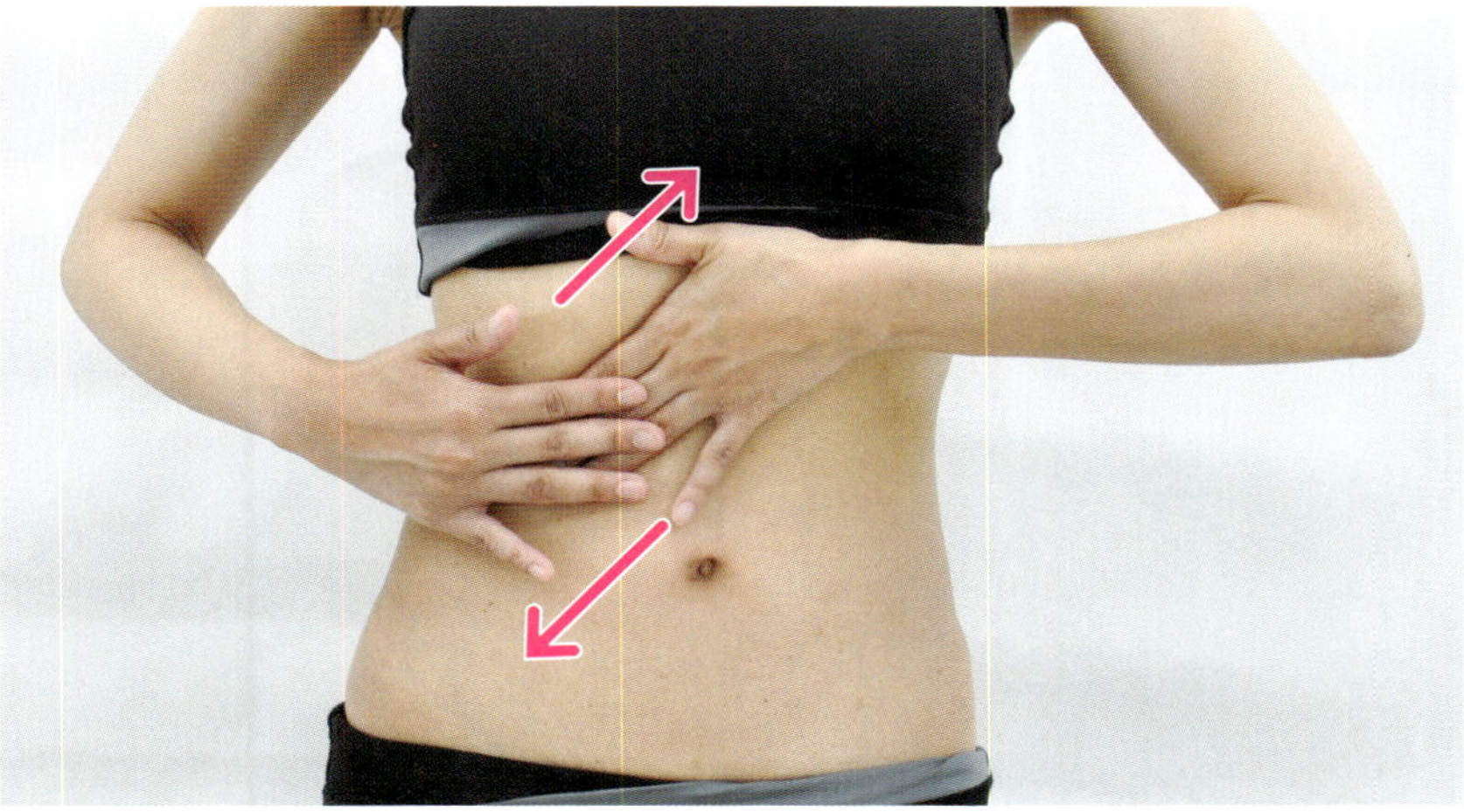

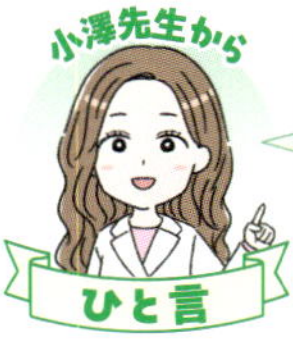

左利きの方は、10時と11時の位置に圧をかけるときには、上下の手を入れ替えて利き手である左手を下にしてください。

逆に、右利きの方は、1時と2時の位置に圧をかけるときには、上下の手を入れ替えて右手を下にしてください。

大事なポイント

肋骨の下は、特に内容物が溜まりやすいため、張っていることもあります。苦しい、痛いと感じる場合は、圧をかけずに手をあてて温めるだけでも効果的です。

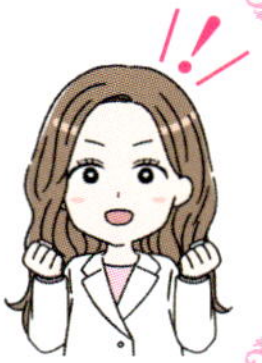

2 基本的な「ユルユル腸律」の流れ②

ペタルプレスからスリーピーポケットへ

ユルユル腸律の最後は、腸の位置を中心に寄せる動きです。ペタルプレス（手刀《しゅとう》）をスリーピーポケット（腰骨の内側）に入れて、中心に寄せるイメージで行います。

手順 1

▶ 右手を開いて、小指をまっすぐに伸ばします。

▶ 右の腰骨の内側（スリーピーポケット）のギリギリの部分に沿うように、右手を入れます。

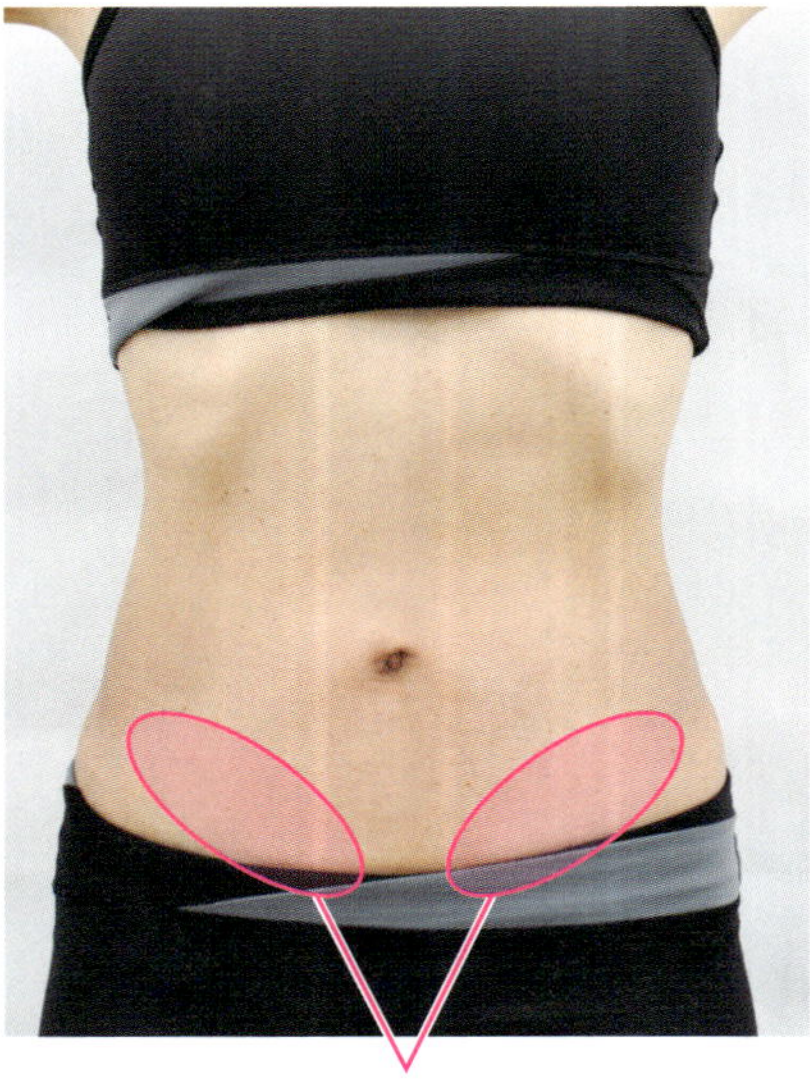

スリーピーポケット

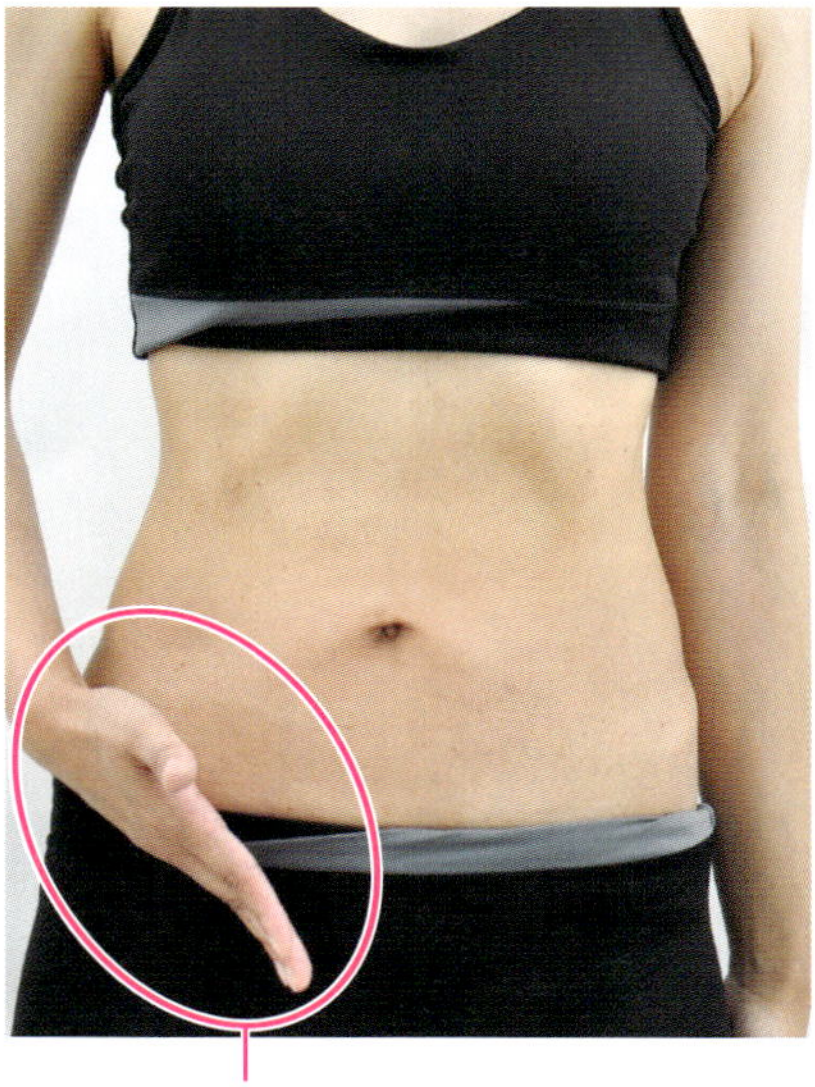

ペタルプレスはこのような形で、
手刀とも言われます

手順2

- 右手のペタルプレスの上に左手を重ねて、右の小指が腰骨の奥に入っていくように、ゆっくりと圧をかけます。
- ペタルプレスの圧と角度を変えずに、そのままおへそ側に向かってゆっくりと優しく引き寄せます。

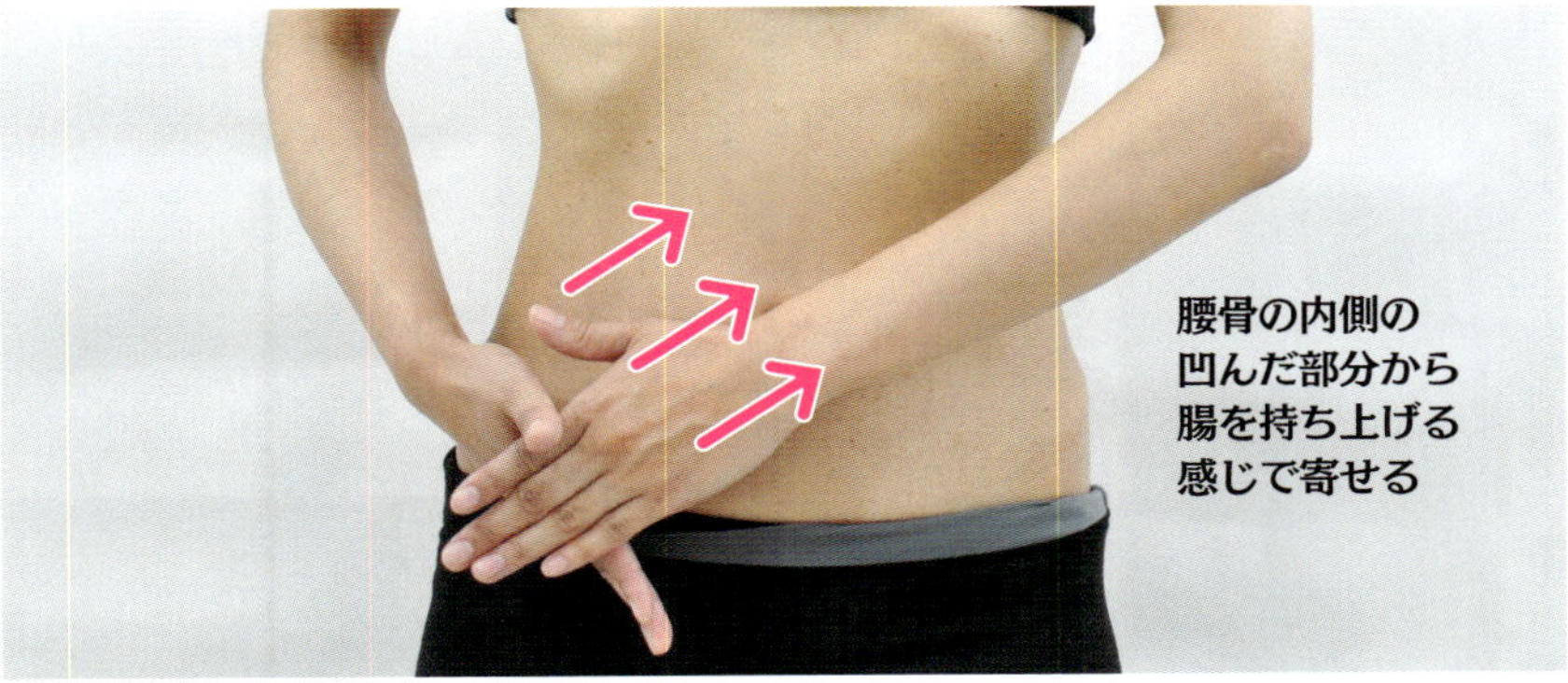
腰骨の内側の
凹んだ部分から
腸を持ち上げる
感じで寄せる

手順3

- 左側も同じように、左手を開き、小指をまっすぐに伸ばし、左のスリーピーポケットにゆっくりとペタルプレスを施します。
- 次に、右手を添えながら、おへそ側に向かってゆっくりと優しく引き上げます。

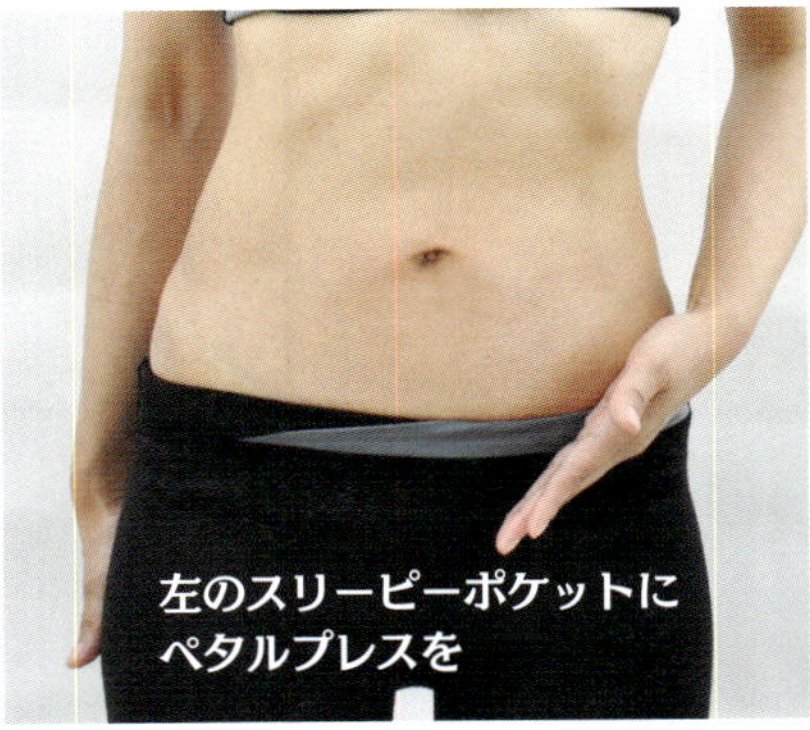
左のスリーピーポケットに
ペタルプレスを

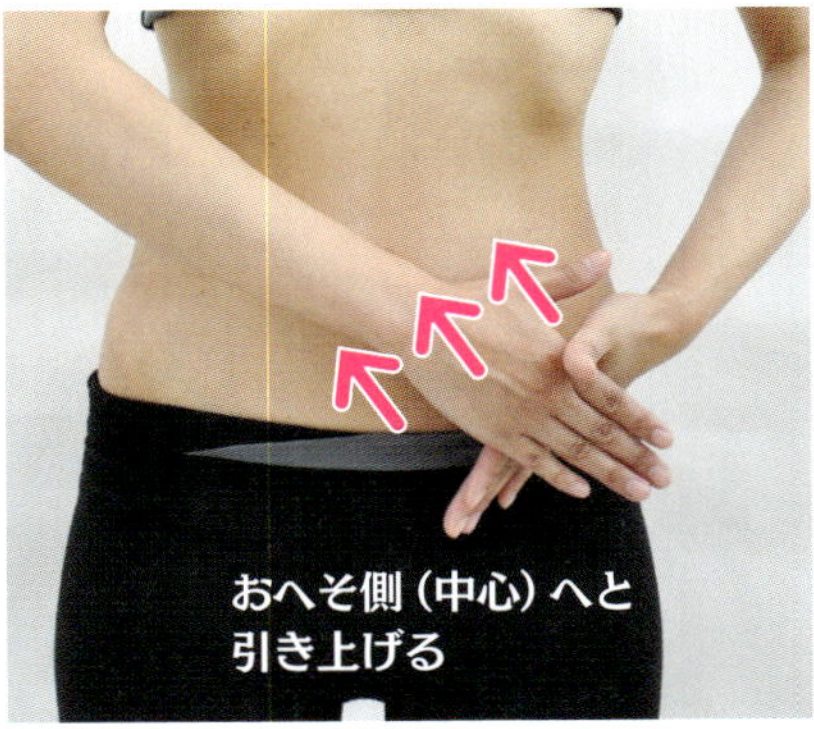
おへそ側（中心）へと
引き上げる

手順 4

▶ 左右のスリーピーポケットに、両方のペタルプレスを同時にゆっくりと施します。

▶ 両手の中指が、恥骨の上にくるようにしましょう。

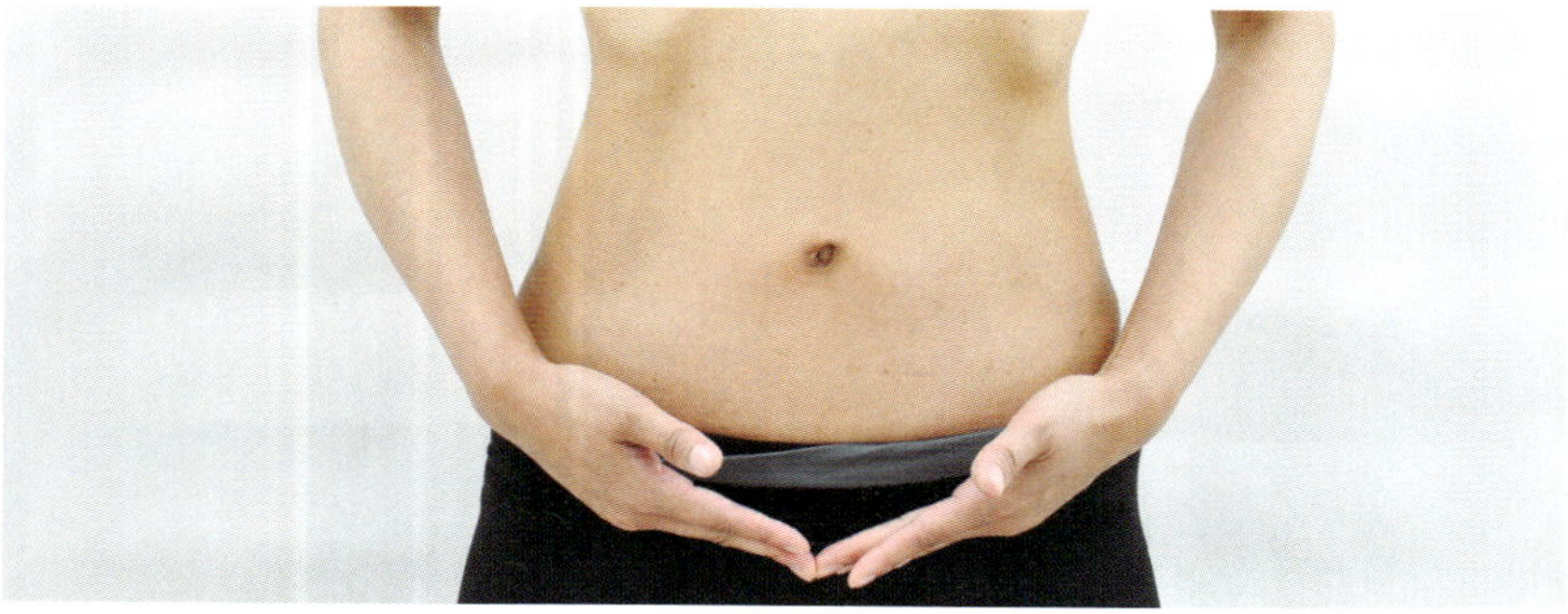

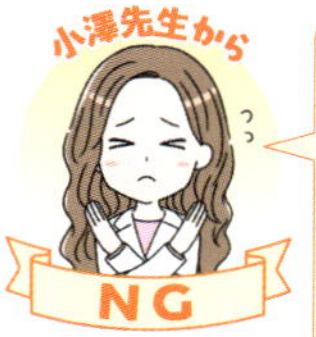

スリーピーポケットは、腰骨の内側のギリギリの場所で、そけい部ではありません。手を入れる場所には注意しましょう。

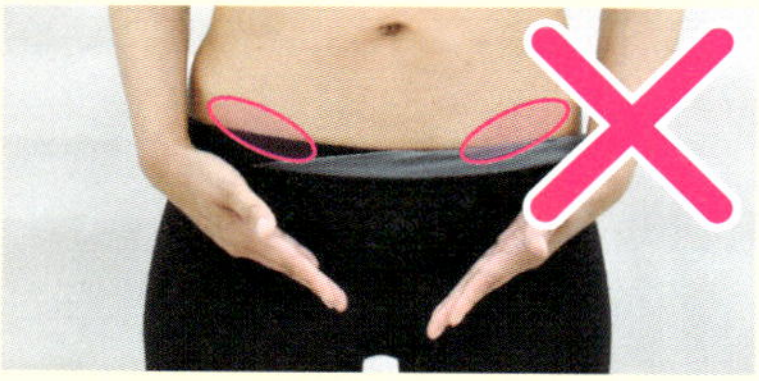

手順 5

▶ 手順4の状態から角度を変えずに、ペタルプレスしたまま、両手をおへそ側に引き上げます。

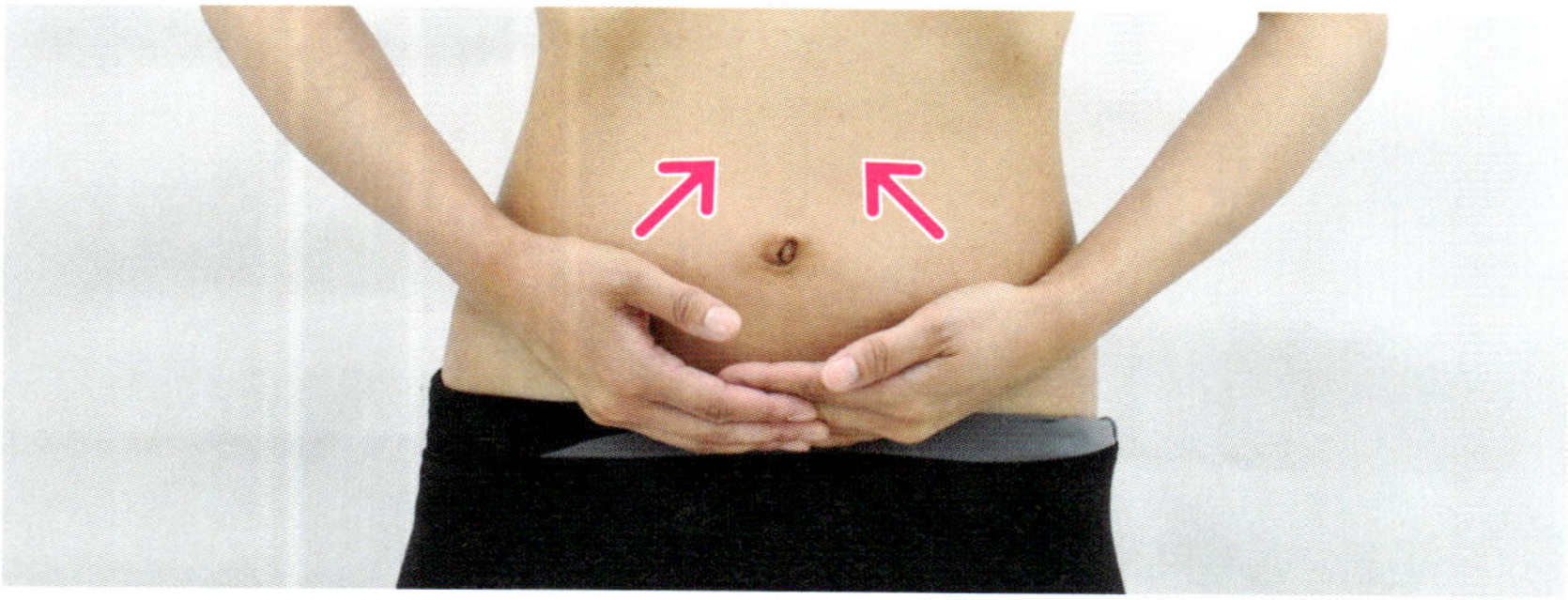

手順 6

- ペタルプレスをお腹側に倒し、持ち上げられた腸を包み込むようにします。
- 包み込んだお腹が平らになるくらいの圧をかけて、ゆっくりと5回、胸を膨らます感じで胸式呼吸をします。
- 6回目の吸う息と一緒に、ゆっくりと手を離します。

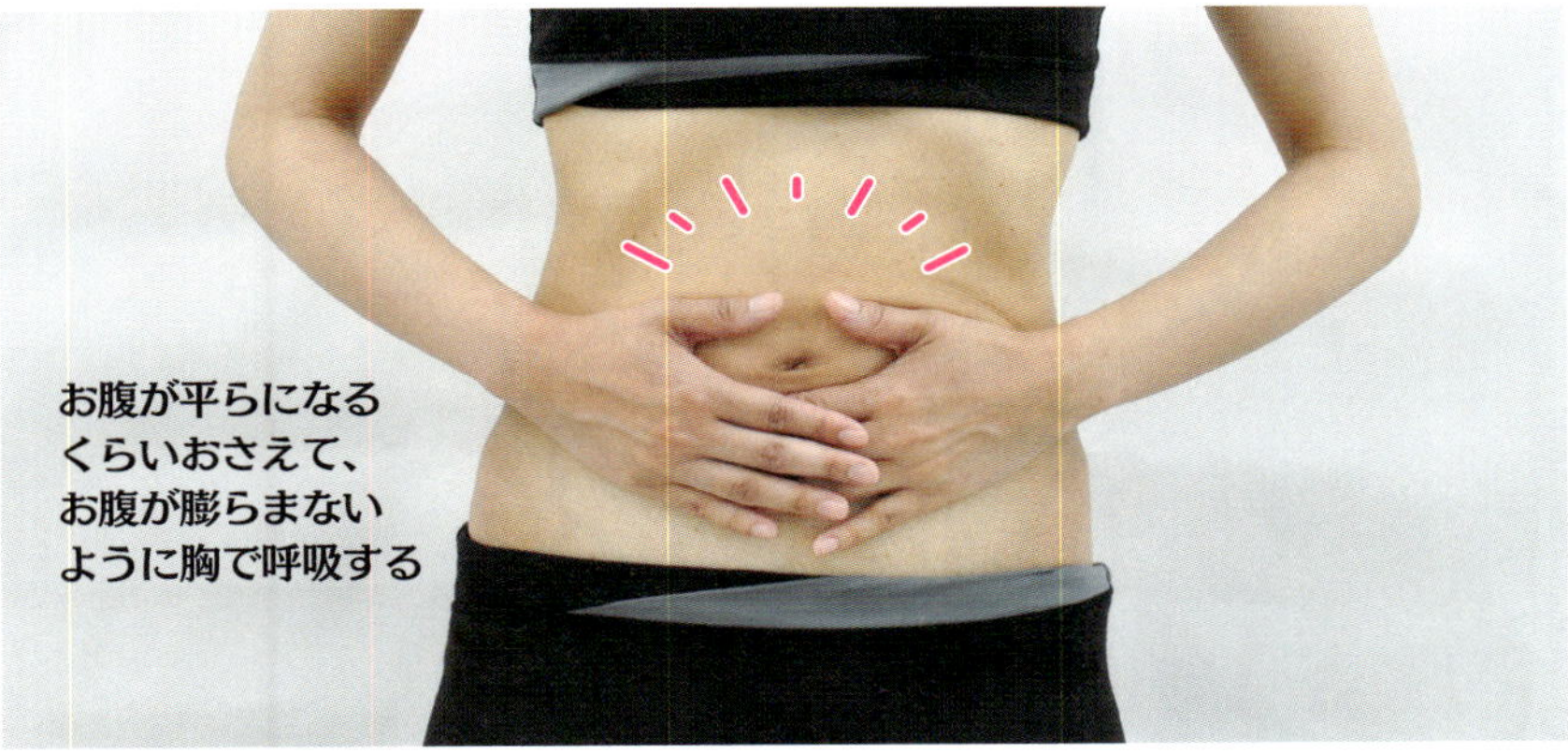
お腹が平らになる
くらいおさえて、
お腹が膨らまない
ように胸で呼吸する

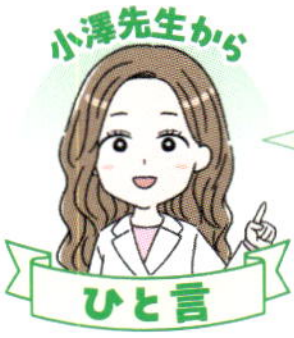
小澤先生から
ひと言

腹式呼吸は腹圧がかかり、腸が下がってしまうこともありますので胸式呼吸を意識してください。

大事なポイント

スリーピーポケットには内容物が溜まりがちです。ペタルプレスで優しく持ち上げ、包み込むように腸を元の場所に置いてあげるイメージで行います。呼吸するときは、お腹を膨らませないで、胸を膨らませる胸式呼吸で。

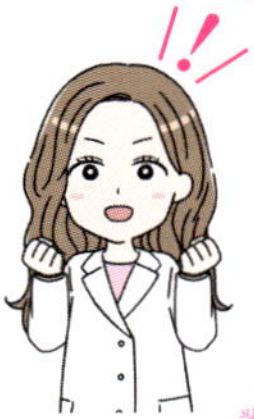

3 症状別のセルフ腸律①
便秘や下痢でお腹が張るときのユルユル腸律

食べすぎたわけでもないのに、お腹全体が張って苦しいことがあります。原因は、腸内にガスが溜まっているからです。ユルユル腸律でお腹の張りをとり、緩めて温めることで、この症状を和らげることができます。

手順 1

- 大きな時計の6時の位置からスタートし、反時計回りにフローラルタッチ（69ページ）を進めていきます。
- お腹が張っている場合は、手のひら全体でフローラルタッチを。広い面積で、大きくゆっくりと揺らしたほうが効果的です。

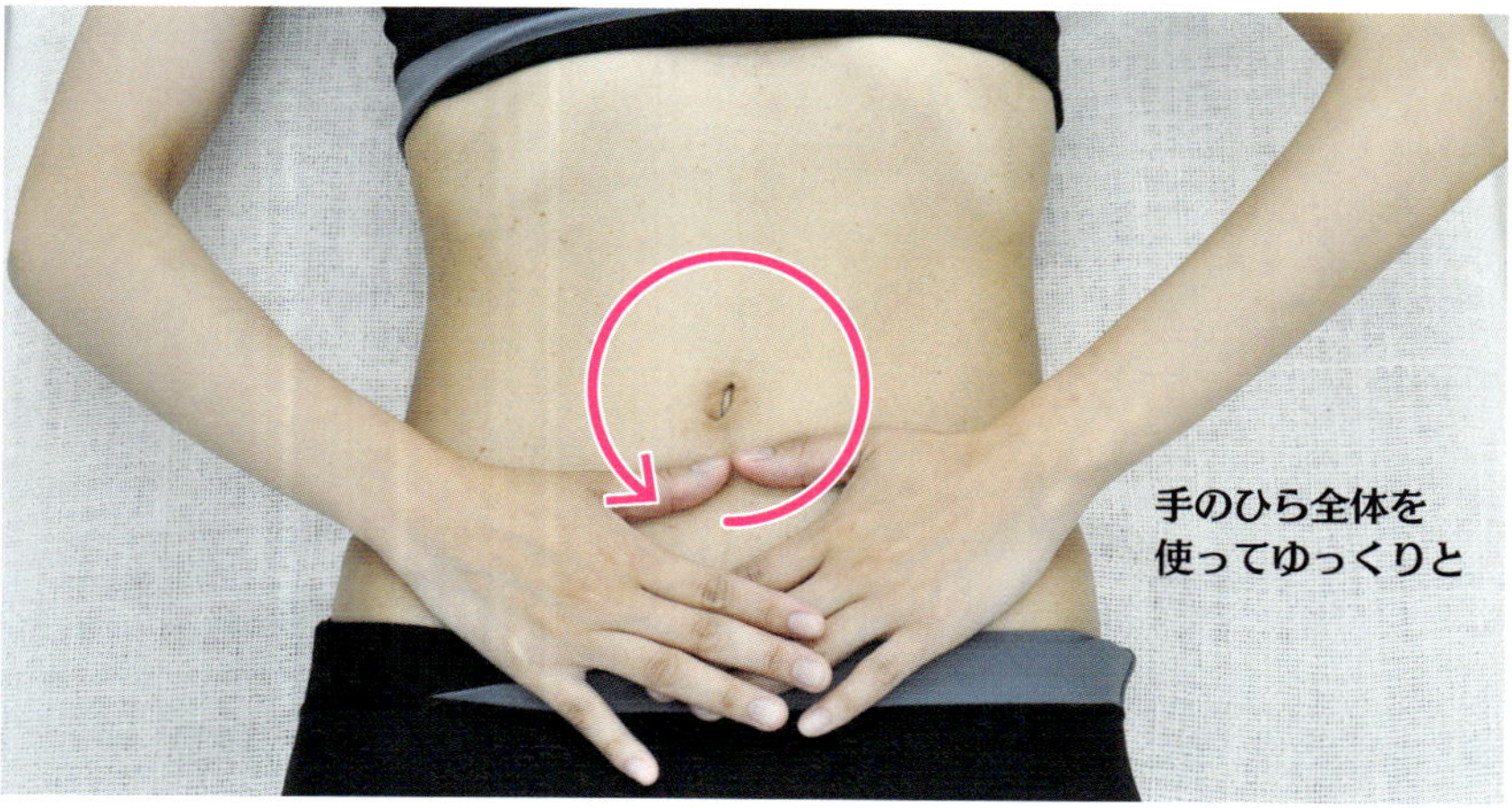
手のひら全体を
使ってゆっくりと

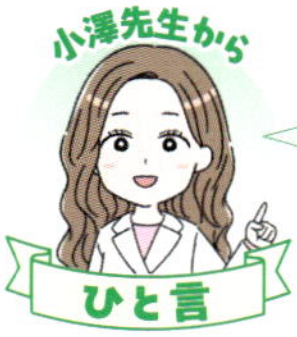
小澤先生から
ひと言

手が冷えている場合は、お湯などで手を温めておくか、Tシャツのような薄い服を着たままの腸律でもかまいません。

手順2 ▶大きな時計を1周したら、次は小さな時計も反時計回りに1周して終了です。

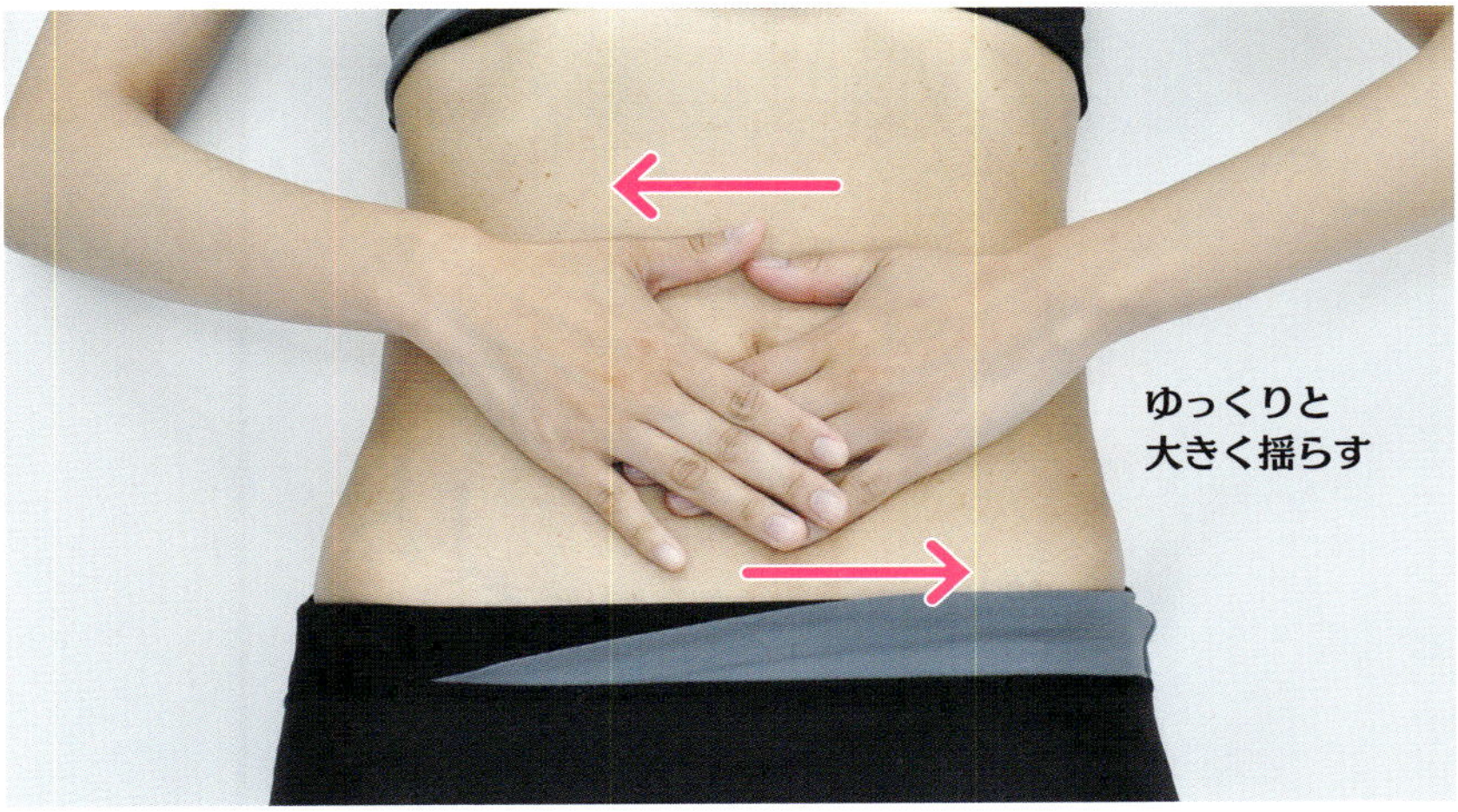
ゆっくりと
大きく揺らす

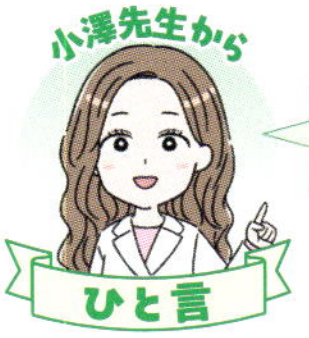
小澤先生から
ひと言

大きく擦るので、同じ場所を重複してしまってもかまいません。

大事なポイント

フローラルタッチが大切です。手のひらでお腹の温かさを感じ、お腹でも手の温かさを感じてください。手の温かさがお腹から伝わり、背中まで抜けるようなイメージができてから動かします。「心地いい！」という感覚を、腸と脳で感じることが大事です。

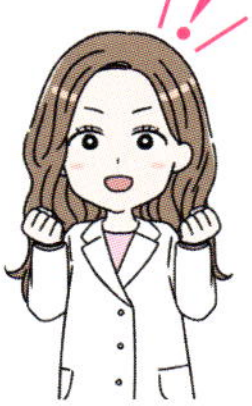

4

症状別のセルフ腸律②

夜、眠れないときのユルユル腸律

睡眠不足や、睡眠の質が落ちているときは、大きな時計の「12時」の位置に影響が出てきます。お腹の硬さや、膨らみを感じたら、「ユルユル腸律」で緩ませ、お腹を温めて快眠を目指しましょう。

手順 1

▶ 大きな時計の11時の位置(右の肋骨の下)に、左手の人差し指を骨に引っかけるように優しく入れ込みます。

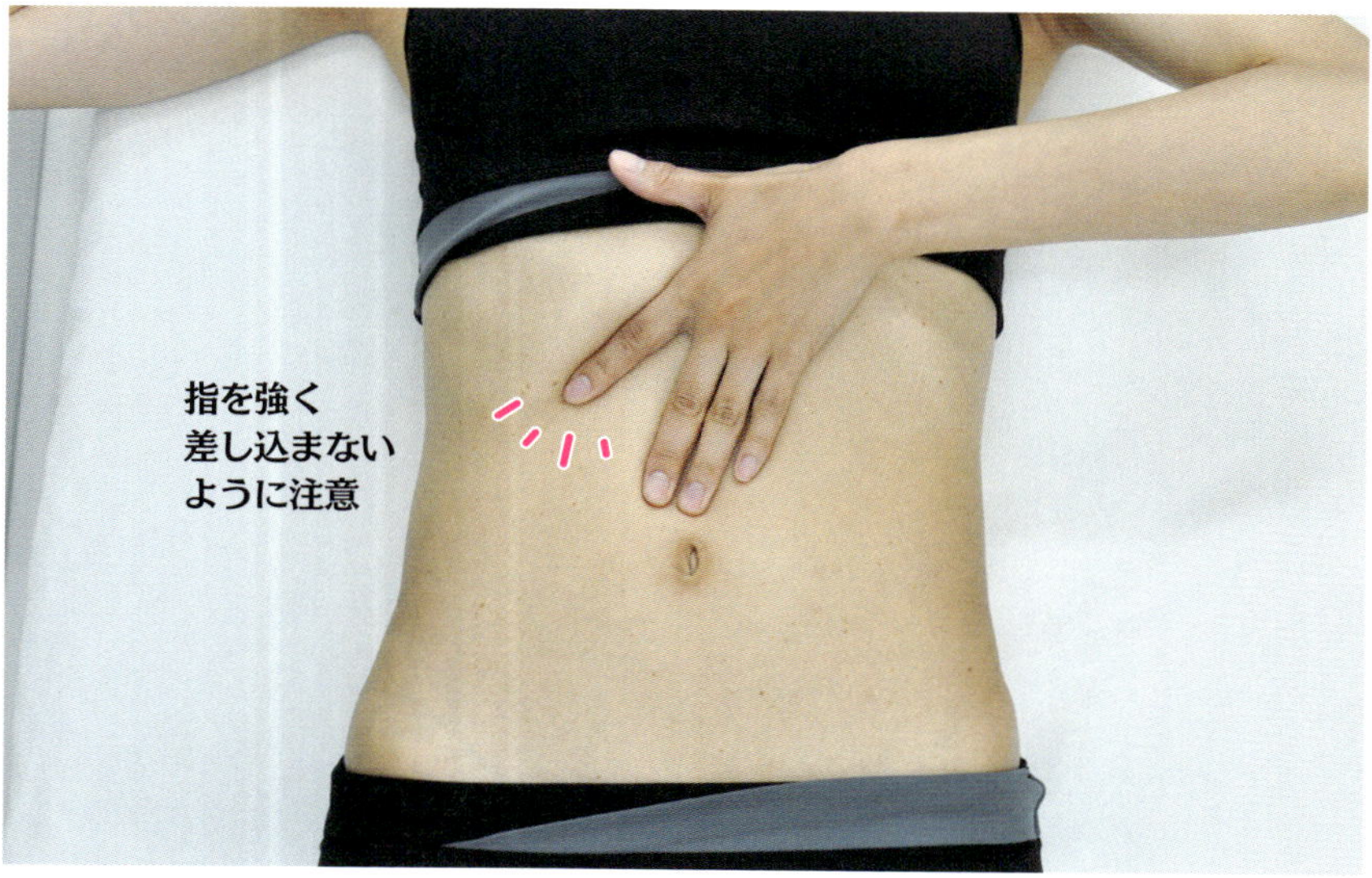

手順2

▶ その上から左手を優しく添えて、肋骨のカーブに沿わせて10往復ほどフローラルタッチで擦ります。

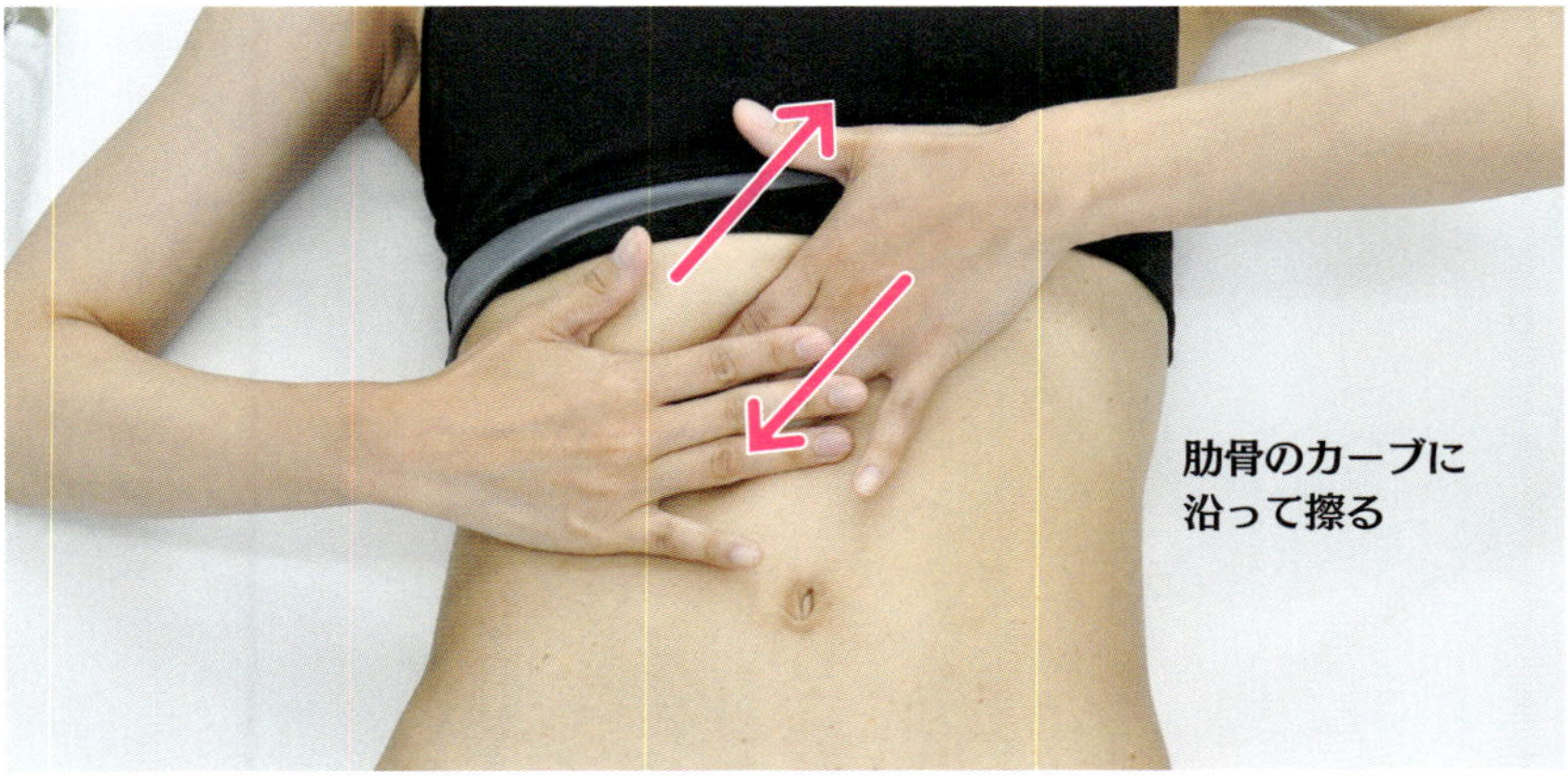
肋骨のカーブに
沿って擦る

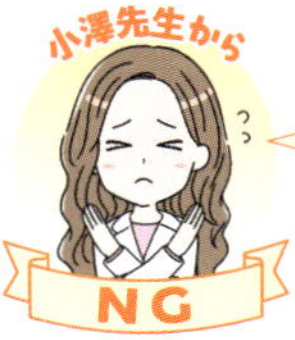
小澤先生から
NG

左の肋骨の場合は右手が下、右の肋骨の場合は左手が下です。こうすると、人差し指が肋骨のカーブを捉えやすくなります。手が反対だと、下の手が肋骨のカーブを捉えにくくなります。

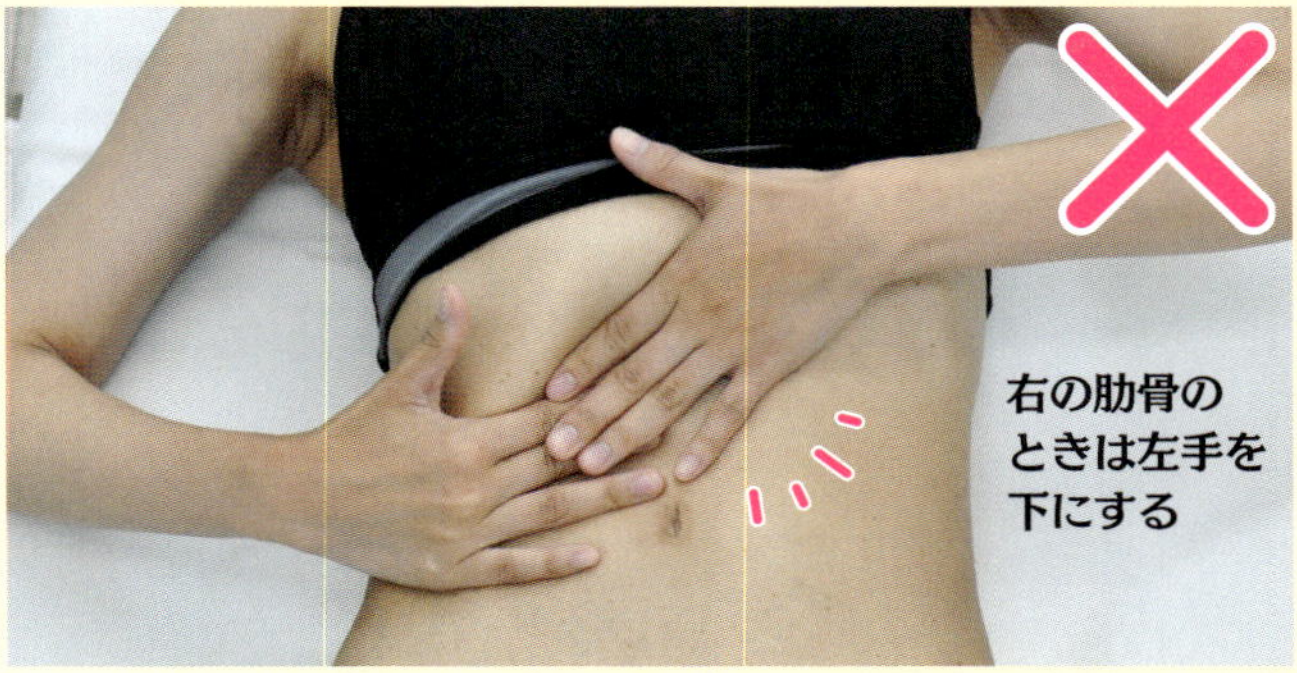
右の肋骨の
ときは左手を
下にする

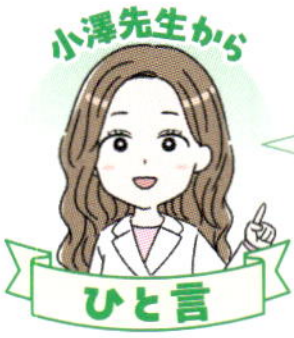
小澤先生から
ひと言

手とお腹が温かさを感じ合い、心地よさを感じるフローラルタッチが大切です。

手順 3

- 11時の位置が終わったら、次は12時の位置です。
- 12時の位置は、利き手を上に添えるようにしましょう。
- フローラルタッチで左右に10往復くらい擦ります。

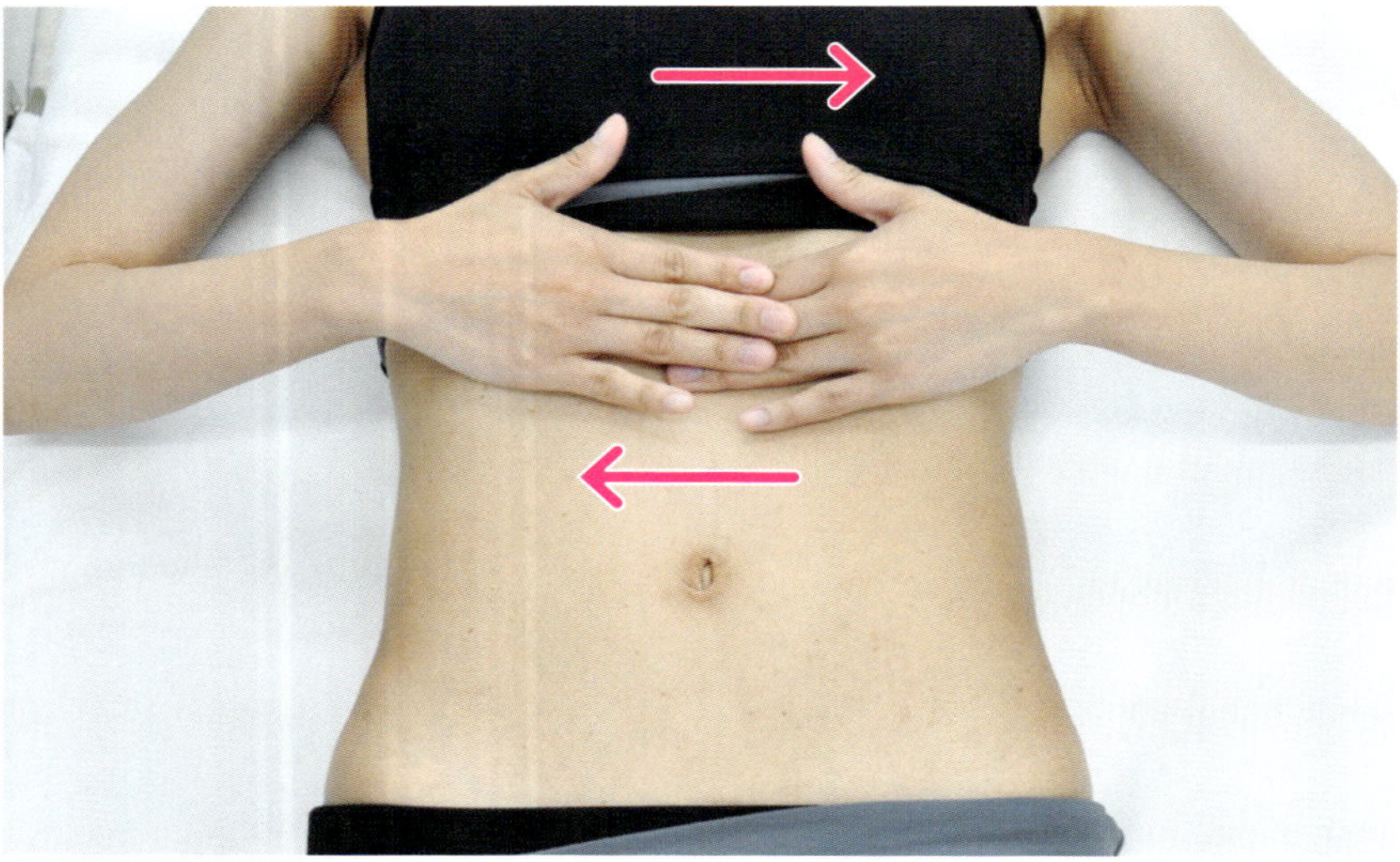

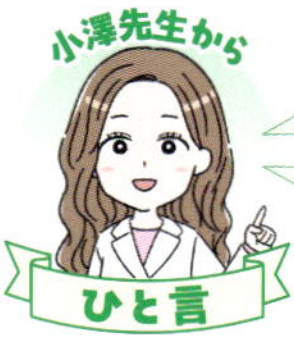

寝不足や不眠、睡眠の質が落ちたときには12時の位置に影響が出ますが、12時の位置を集中してほぐすより、その周りも緩めてあげると効果が高くなります。

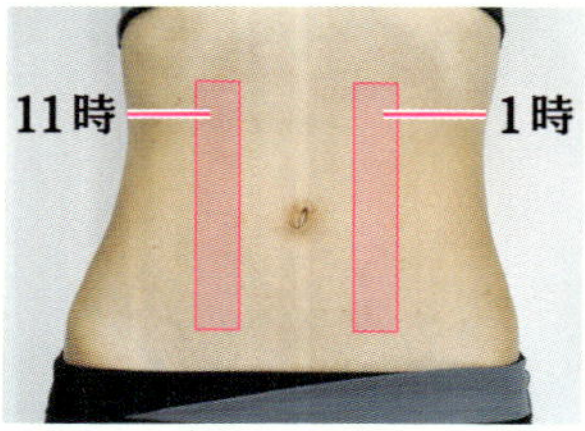

91ページでも解説していますが、11時と1時の位置は、ちょうど自律神経（ピンクのライン）に関係しています。この部分も緩ませて、温めて動かしてあげると、自律神経が整いやすく、睡眠の質も向上していきます。

手順 4

▶ 大きな時計の1時の位置（左の肋骨の下）に、右手の人差し指を骨に引っかけるように優しくセットします。

▶ フローラルタッチを意識しながら、左手を右手に添えて、10往復くらい擦ります。

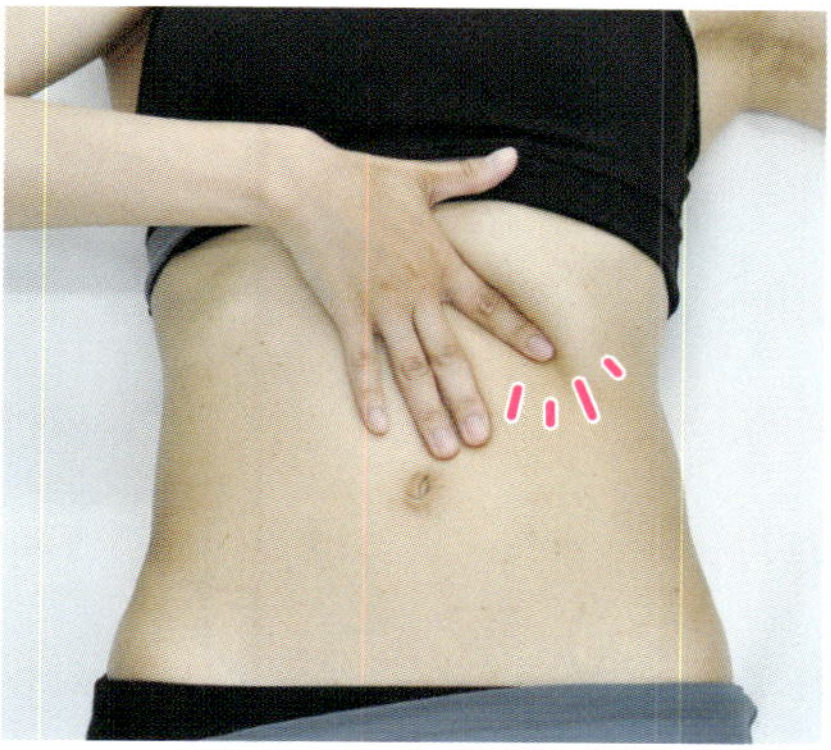

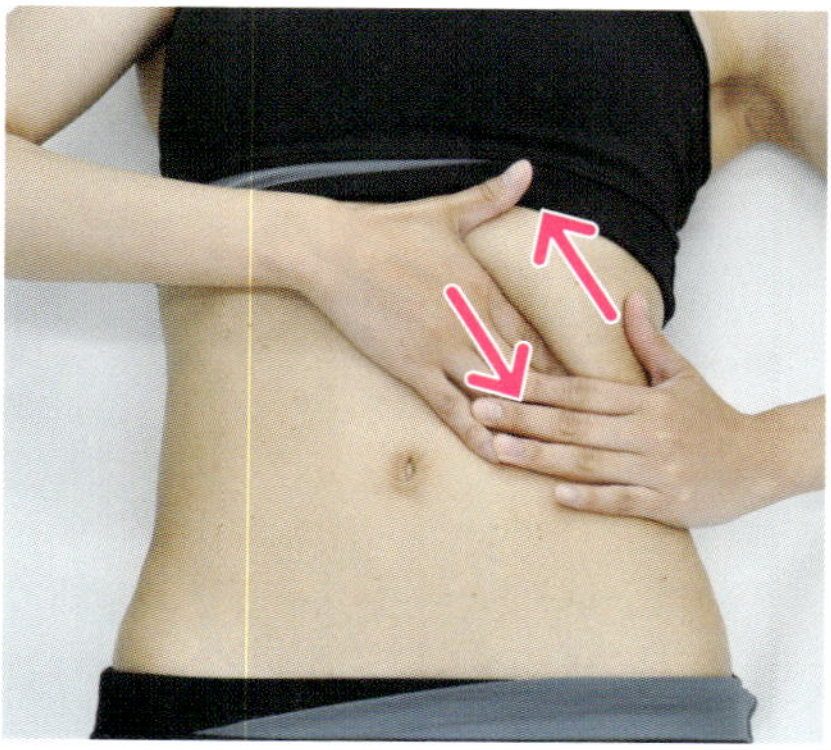

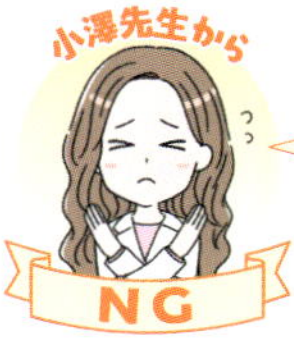

肋骨の下に、無理に指を入れたり、強く押したりしないでください。腸に負荷がかかってしまいます。

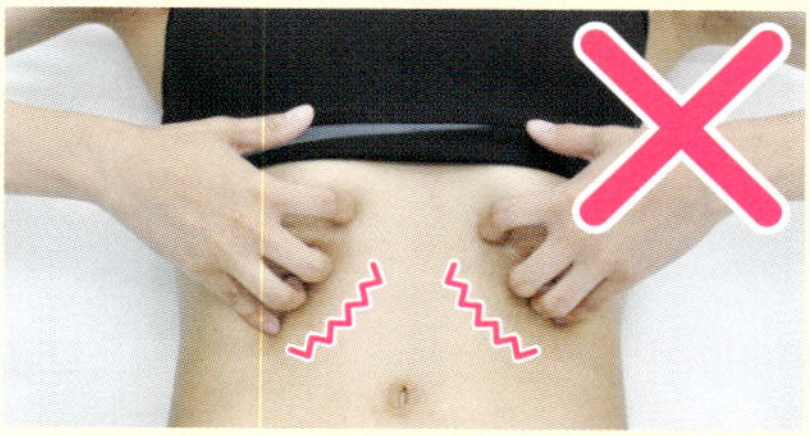

大事なポイント

「眠れないと困る」という不眠への恐怖が、腸に大きな影響を与えてしまうことがあります。ユルユル腸律をするときは、その恐怖を一度横に置き、手の温かさや腸の感覚、お腹の緩め方、手の動かし方のスピードなどに集中してみましょう！

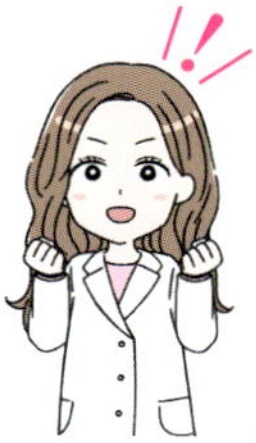

5

症状別のセルフ腸律③

ストレスや緊張を緩和するユルユル腸律

現代病とも言えるストレスや緊張は、大きな時計の３時（左の脇腹）付近に影響を与えます。脳はリラックスしているつもりでも、腸自体が緩んでいないと、本当のリラックスとは言えません。この位置を３本の指でほぐすことで脳の疲労も取れ、副交感神経が優位になるスイッチが入ります。

手順 1 ▶ 仰向けになったまま、左の肋骨と腰骨の間に、右手の人差し指と中指、薬指の３本をあてます。

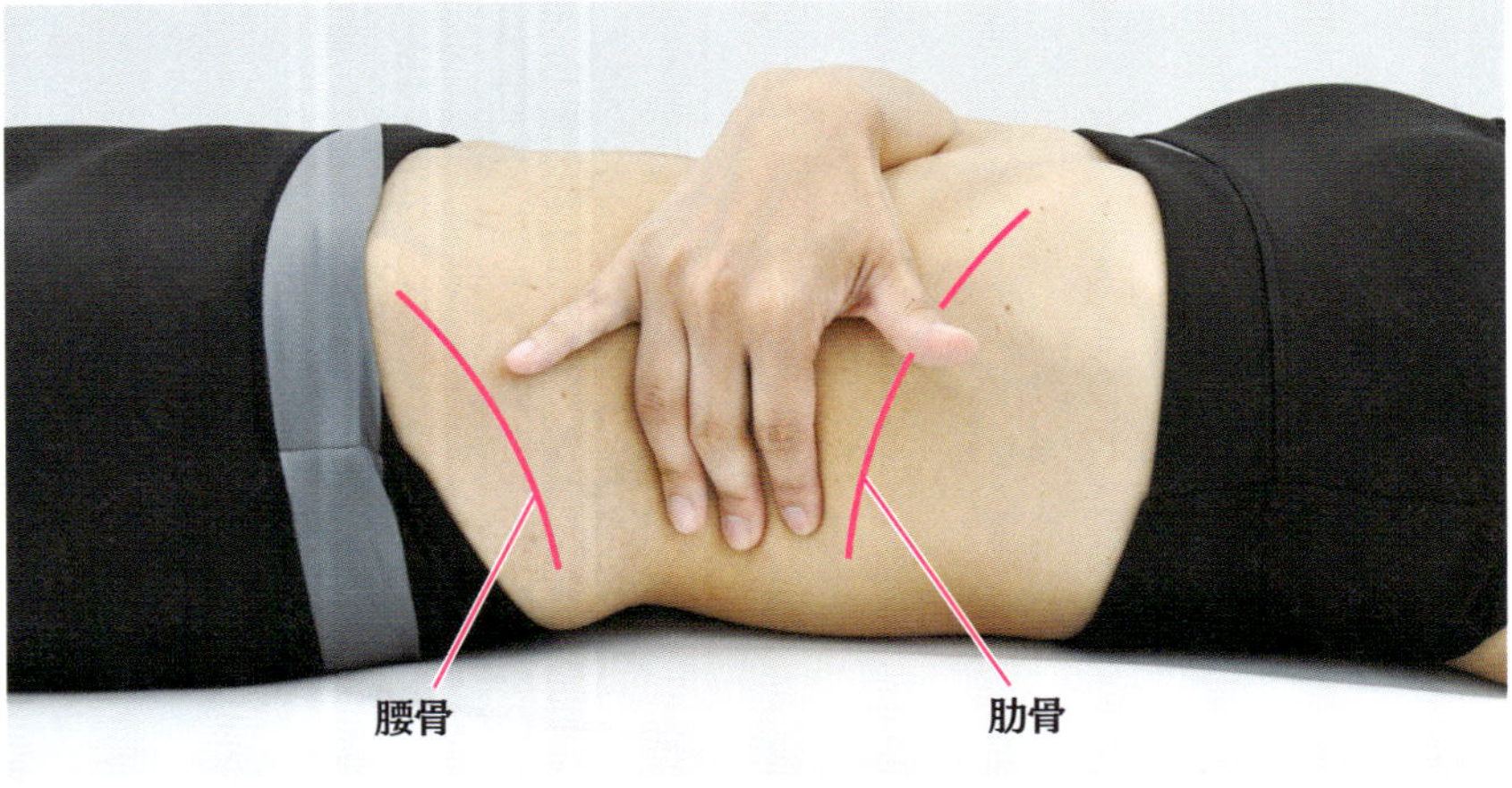

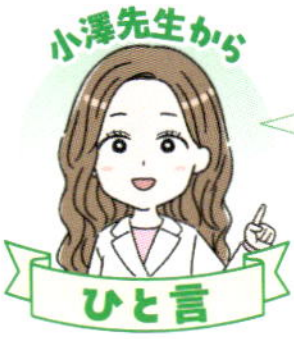

驚いたときに体がキュッと縮まる感覚、ありますよね？　実は、腸でも同じことが起きていて、３時の位置が細くなります。緊張やストレスは誰でも感じますが、腸が嫌がるのはその状態が続くことです。３時の位置だけでなく、４時や５時の位置も細くなるので、便も細くなってしまうのです。

手順 2

①背中側→②真ん中→③お腹側の順番に、スリーフィンガー（3本の指）で体の中心に向かって優しく圧をかけていきます。これを「スリーフィンガーケア」と呼びます。

❶背中側

スリーフィンガーの位置は、一度、指を床につけて、そこから3本の指をゆっくりと曲げて体に触れるところ。

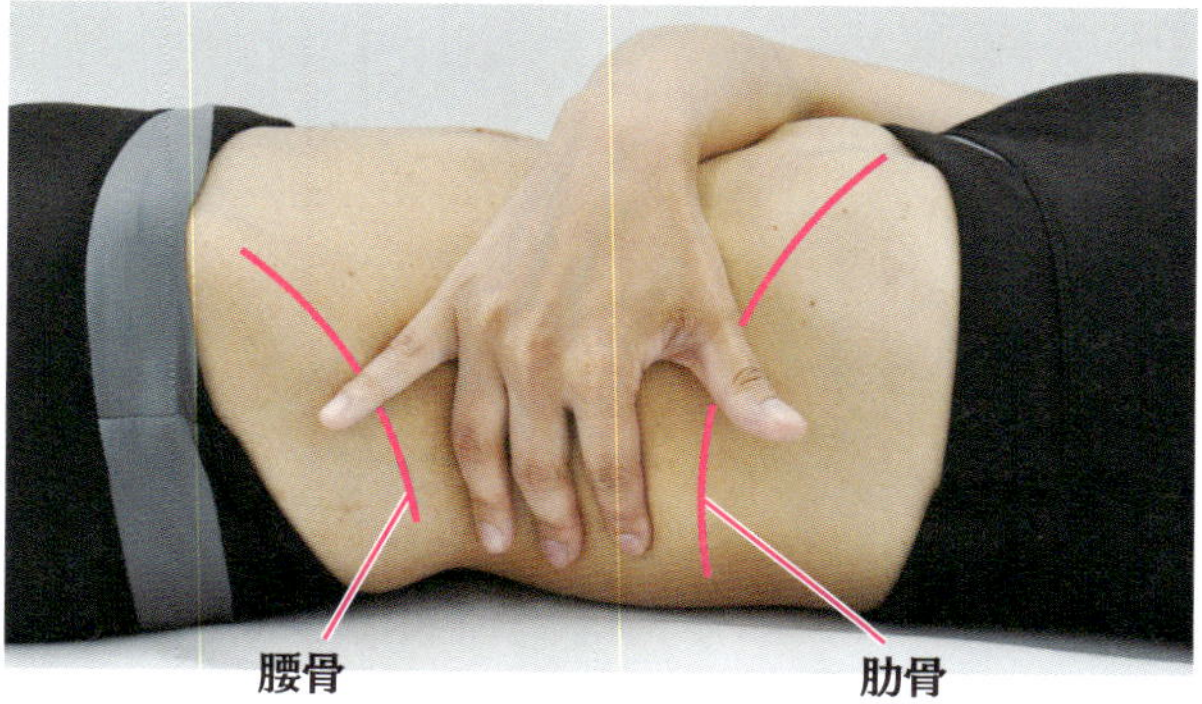

❷真ん中

スリーフィンガーの位置は、体の厚みの真ん中の場所。服の真横の縫い目のあたり。

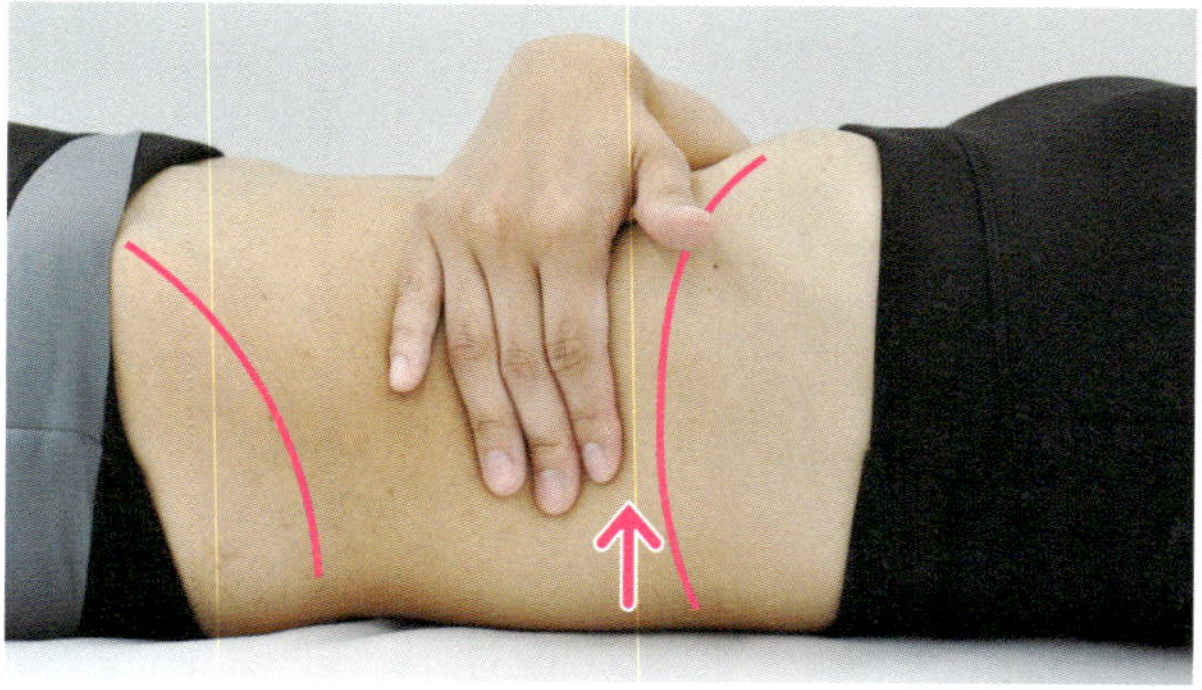

❸お腹側

スリーフィンガーの位置は、手首をおへその上にセットして、手のひらをそっと体にフィットさせて指が体に触れるところ。

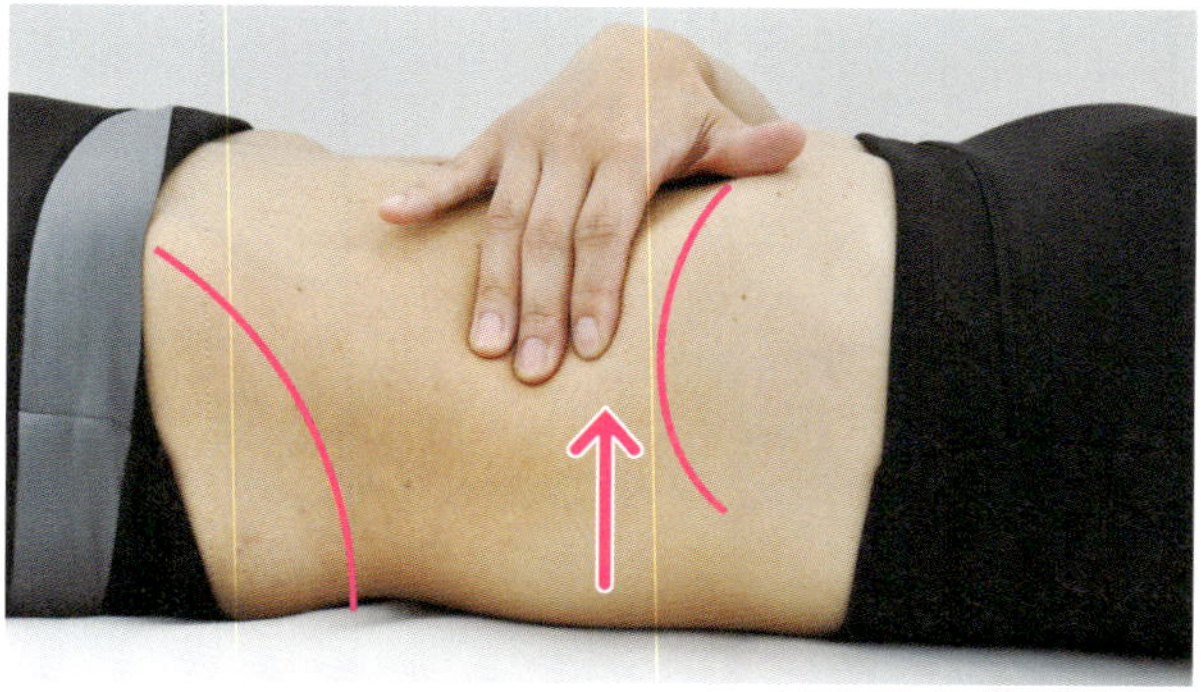

手順 3

- スリーフィンガーケアでは、息を吐きながら、体の中心に向かって優しくゆっくりとプレスしましょう。
- プレスしたまま、ゆっくりと５回胸式呼吸を繰り返します。

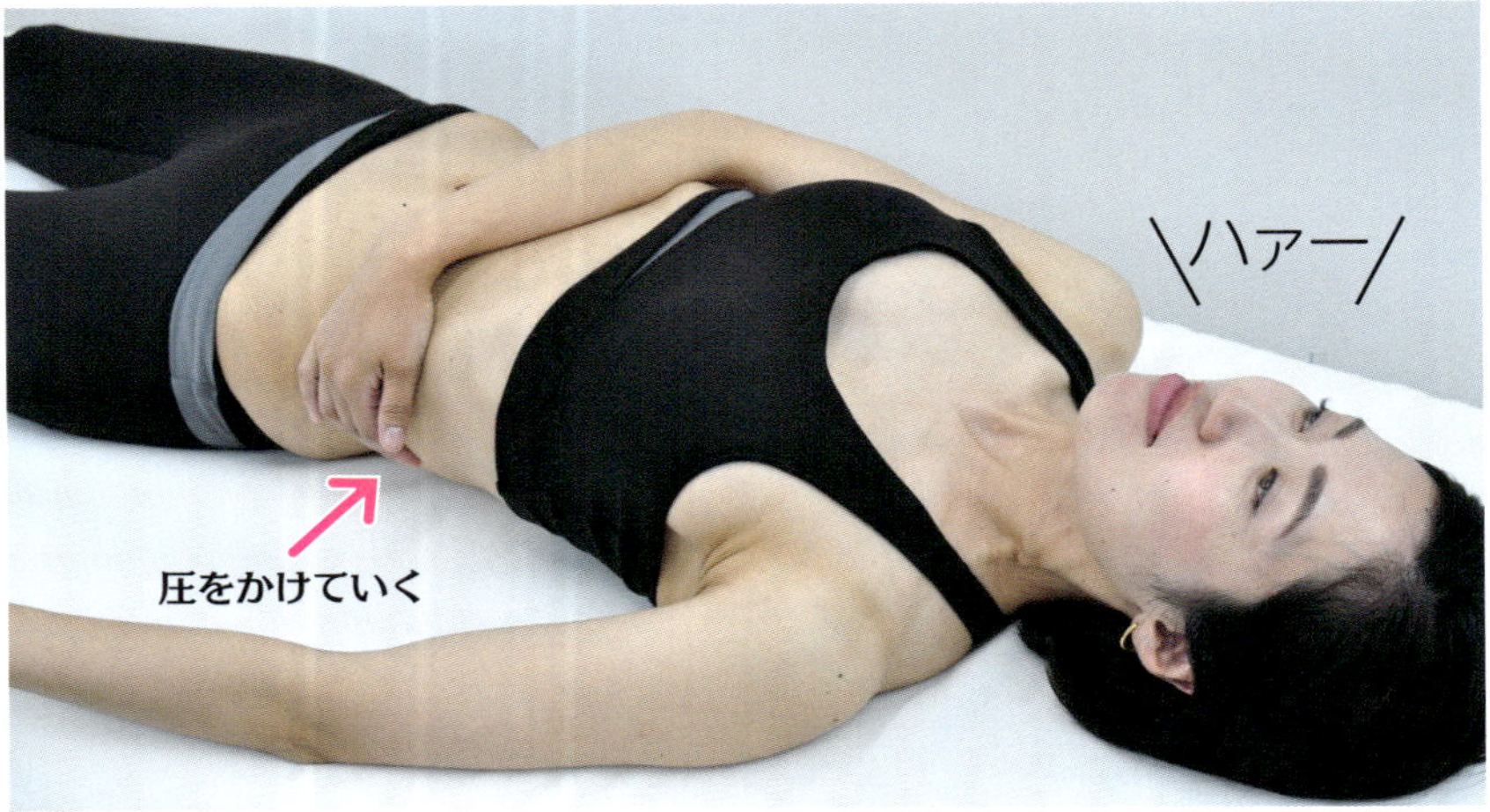

＼ハァー／
圧をかけていく

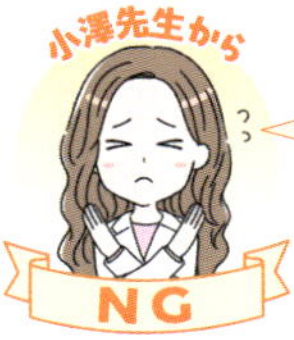

小澤先生から
NG

スリーフィンガーケアは指先でつつくのではなく、指全体または指の腹の部分でじんわりと圧をかけていきます。

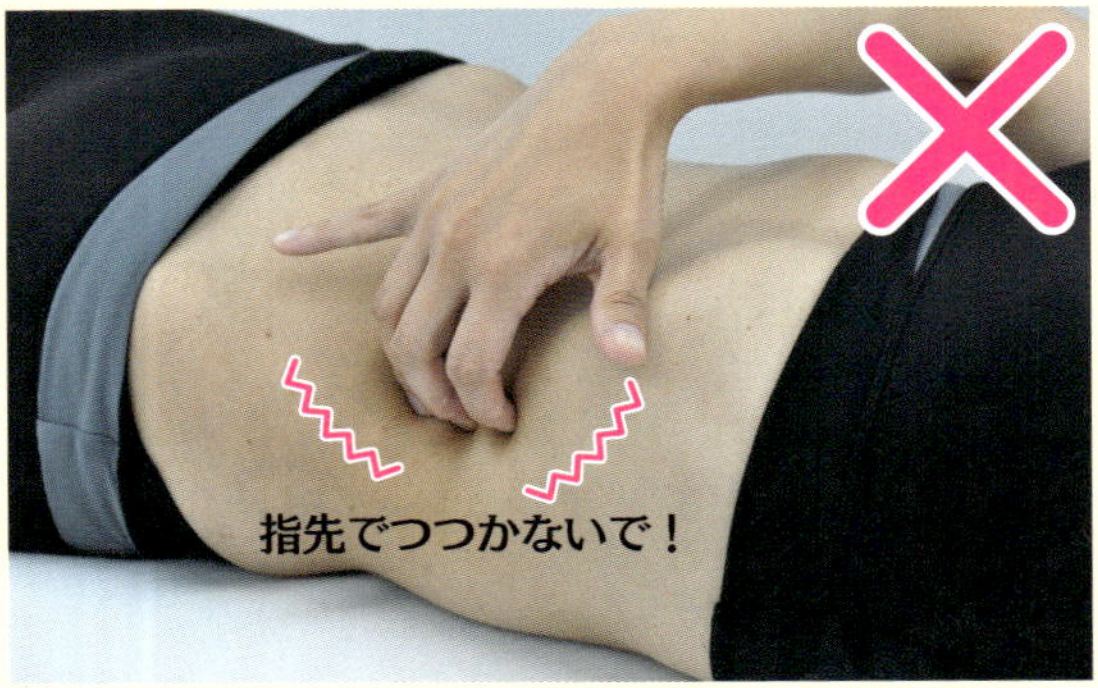

指先でつつかないで！

手順 4

- 最後は、息を吸いながら、ゆっくりと手を離して終了です。
- この「ユルユル腸律」は、3時の位置の背中側からお腹側にかけて、3か所くらい行うと効果的です。

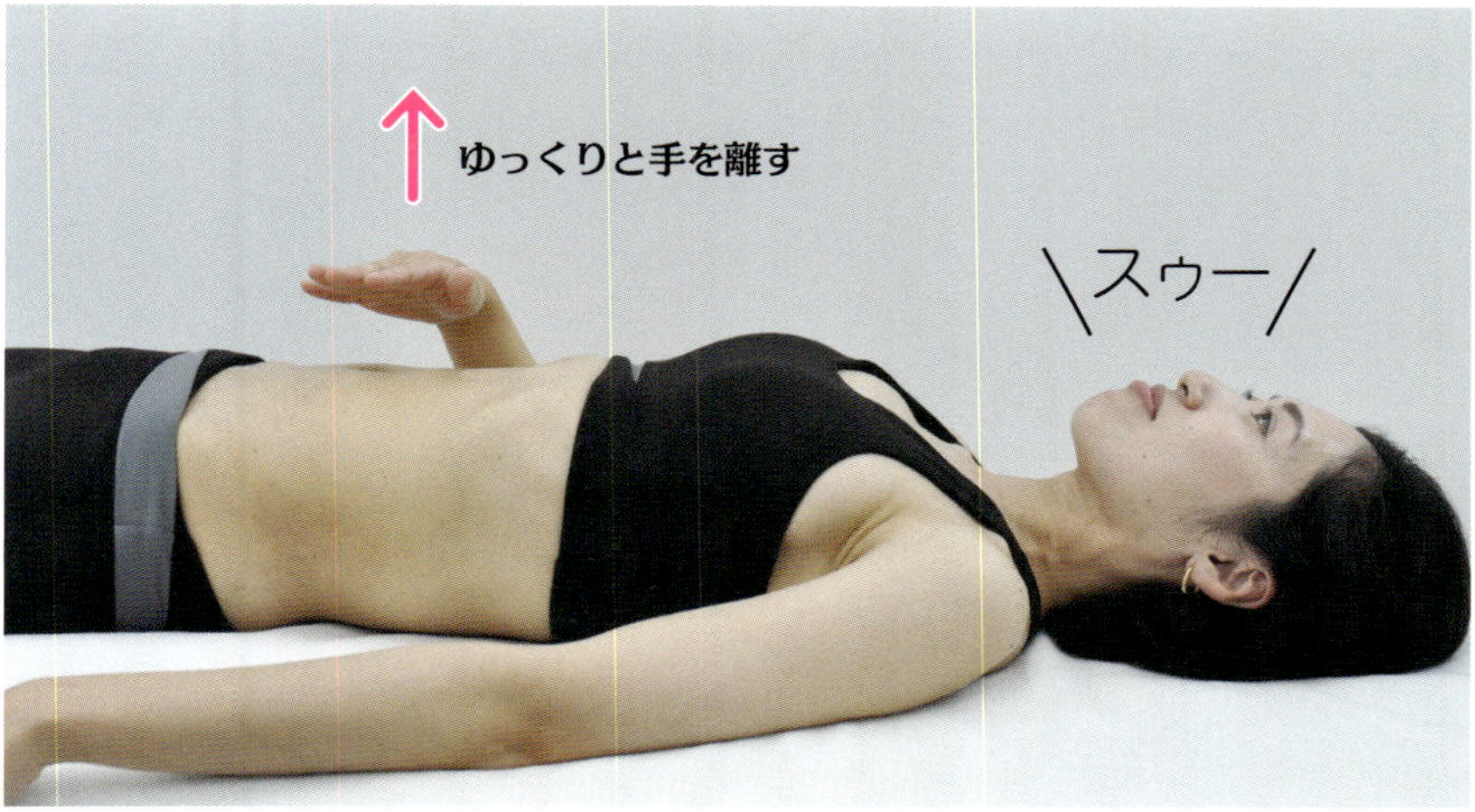
ゆっくりと手を離す
スゥー

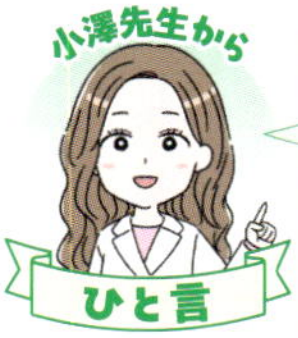
小澤先生から
ひと言

右手の指に左手を添えると、指の腹を使ってプレスしやすくなります。

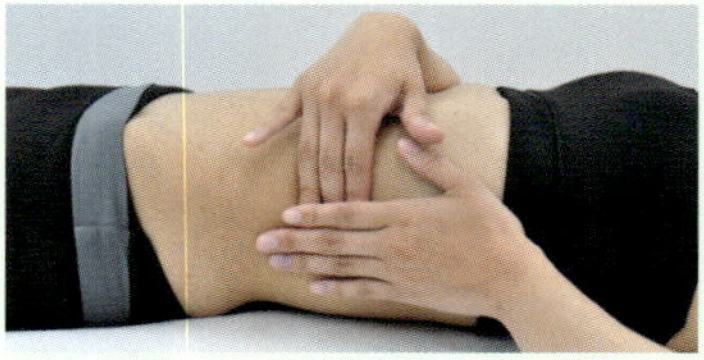

大事なポイント

スリーフィンガーケアは狭い部分に効果的です。指先でつつかずに、息を吐きながらプレスして、息を吸いながら指を離します。このリズムで腸が安心して緩み出します。

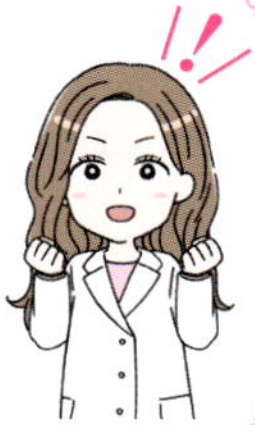

6 症状別のセルフ腸律④

集中力や判断力をアップさせるユルユル腸律

66ページにもあるように、腸律の考えとしては、大きな時計の1時と2時が「脳」と最もつながっている部分としています。1時の位置は「神経過敏・心配性」の人が、2時の位置は「脳疲労・考えすぎ」の人が硬くなりやすいのが特徴です。

神経過敏・心配性の人

手順

▶ 大きな時計の1時の位置（左の肋骨の下）に、右手の人差し指を骨に引っかけるようにセットします。

▶ フローラルタッチを意識しながら左手を右手に添えて、指を滑らせるように10往復くらい擦ります。

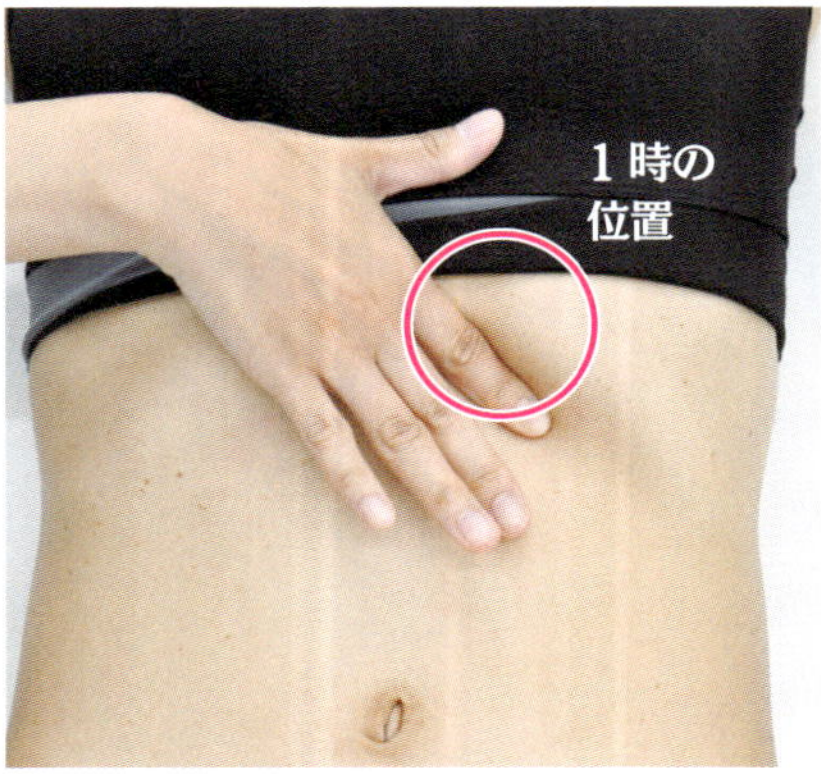

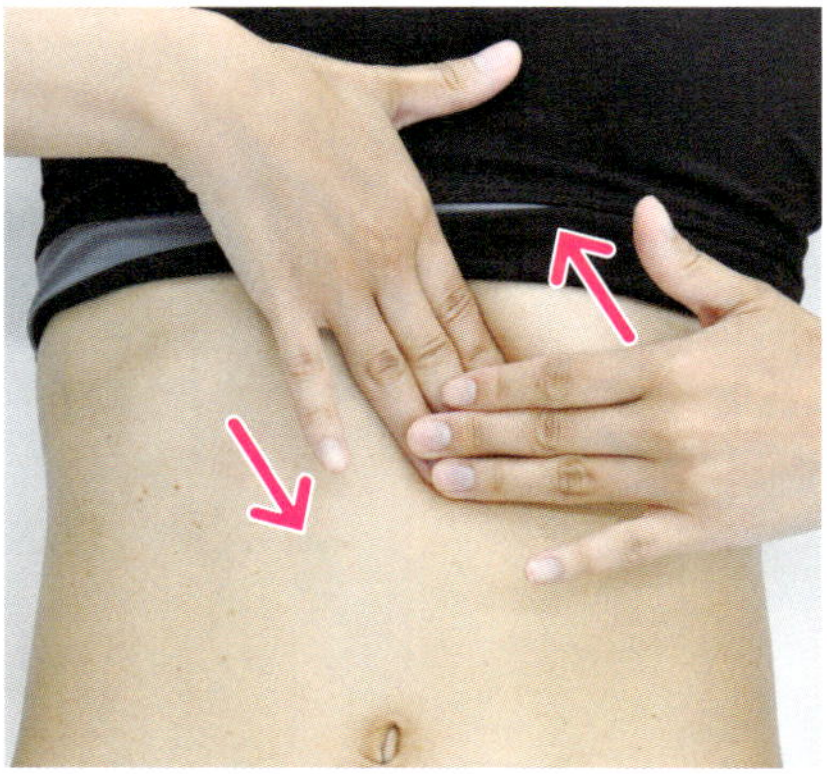

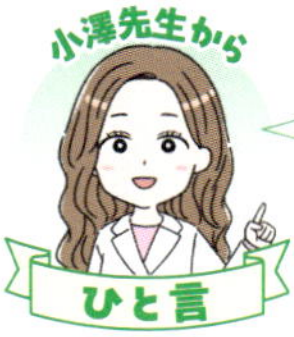

この部分が硬くなると、集中力や判断力の低下につながりやすいです。この部分をほぐすことで思考がクリアになり、仕事やスポーツのパフォーマンスが向上します。

脳疲労・考えすぎてしまう人

手順
- 2時の位置も、1時と同様に優しく擦ります。
- この部分は、2時から3時に指を滑らせるように擦ってください。

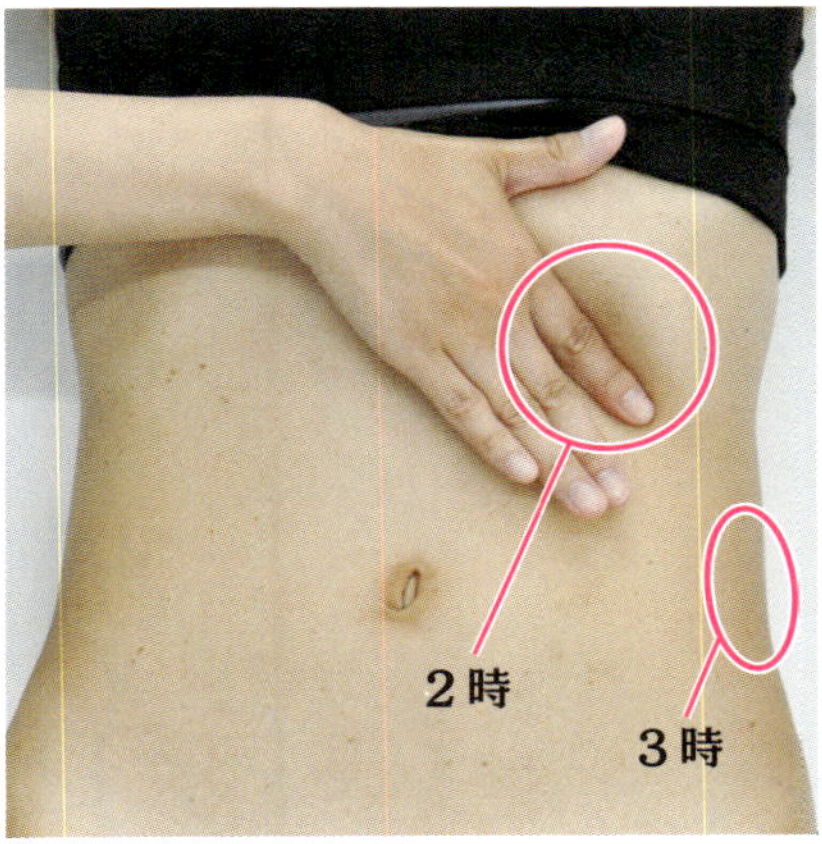

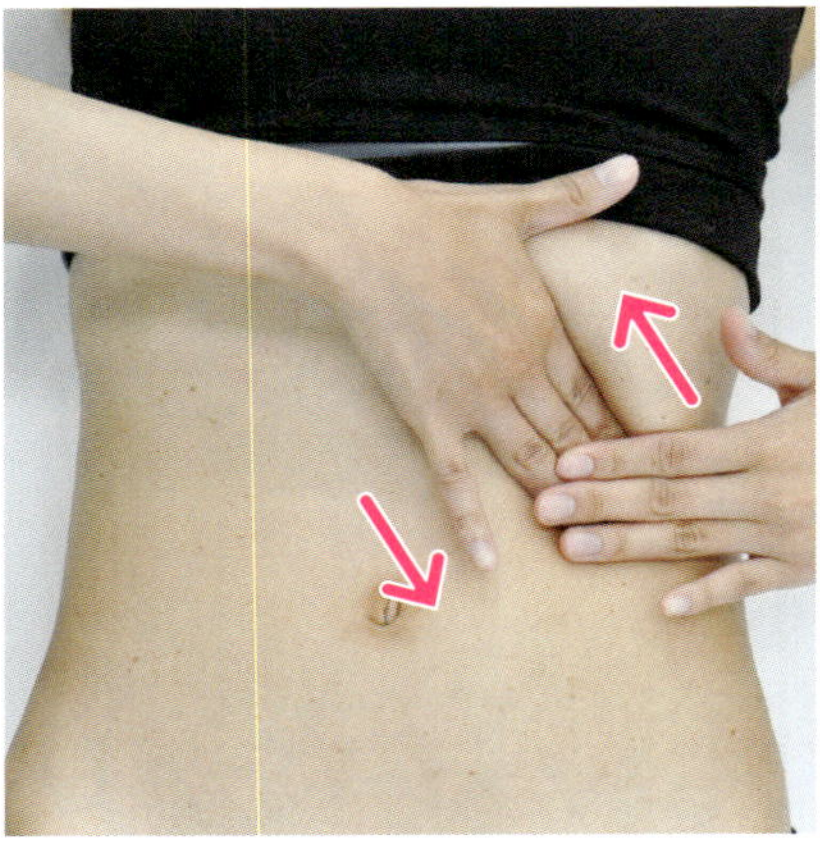

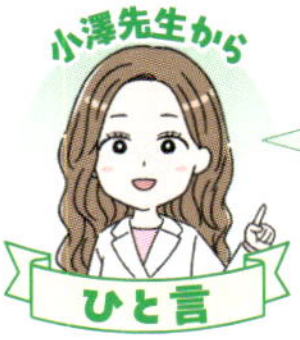

　この部分が硬くなる人は、12時の「眠れないとき」の腸の部分と、3時の「緊張・ストレスを受けたとき」の腸の部分も連動して硬くなっている人が多いので、擦るときは、その部分にも指を滑らせるようにすると一石二腸（鳥）です。

大事なポイント

**　腸律ではケアの仕方も大切ですが、「何に心配しているのか？」「なぜ考えすぎて脳の疲労を起こすのか？」を探しながらケアすることが重要なポイントです。腸律でお腹が緩んでくると、その答えに気づいたという声を多くいただいています。**

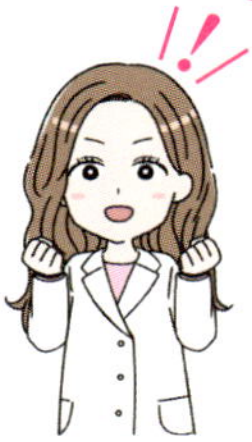

7 症状別のセルフ腸律⑤

不安や恐怖を和らげるユルユル腸律

小さな時計の３時と９時の位置は、不安や恐れを感じたときに硬くなるという特徴があります。また、ここは腎臓と連動している部分でもあり、水分不足のときにも硬くなってきます。

手順 1 ▶ 小さな時計の９時の位置に利き手ではないほうの３本の指をあてます。

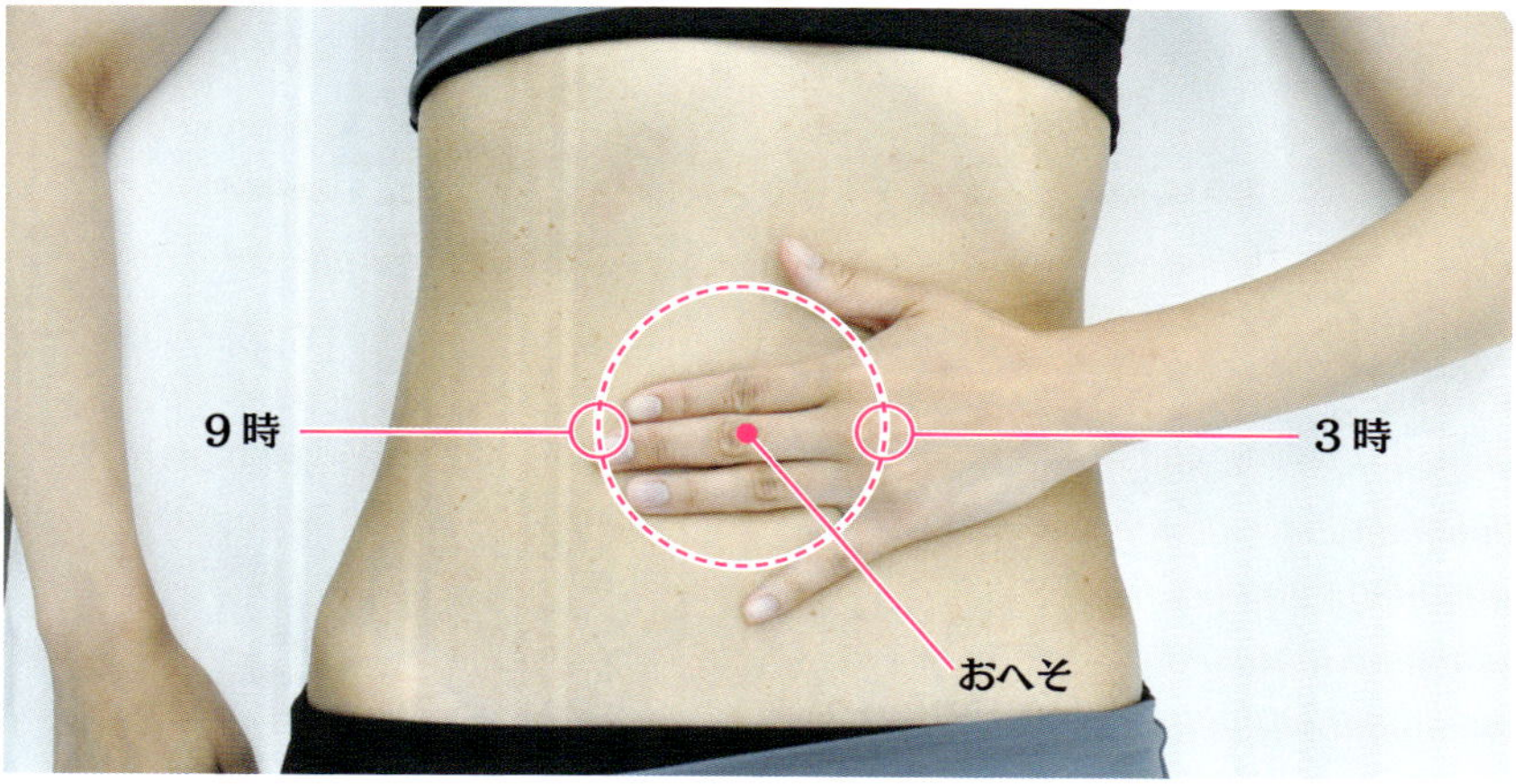

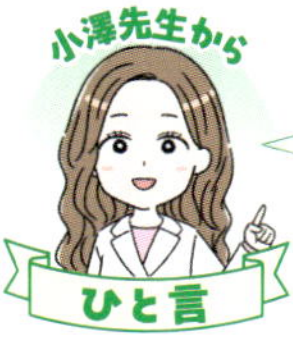

指をあてる部分はおへその横の位置を守っていただきたいので、３本の指を使って、比較的小さな動作でかまいません。強く押さないように注意しましょう。

手順2

▶手順[1]の上に利き手の指を3本重ね、フローラルタッチを意識して、10回ほど横に擦ります。

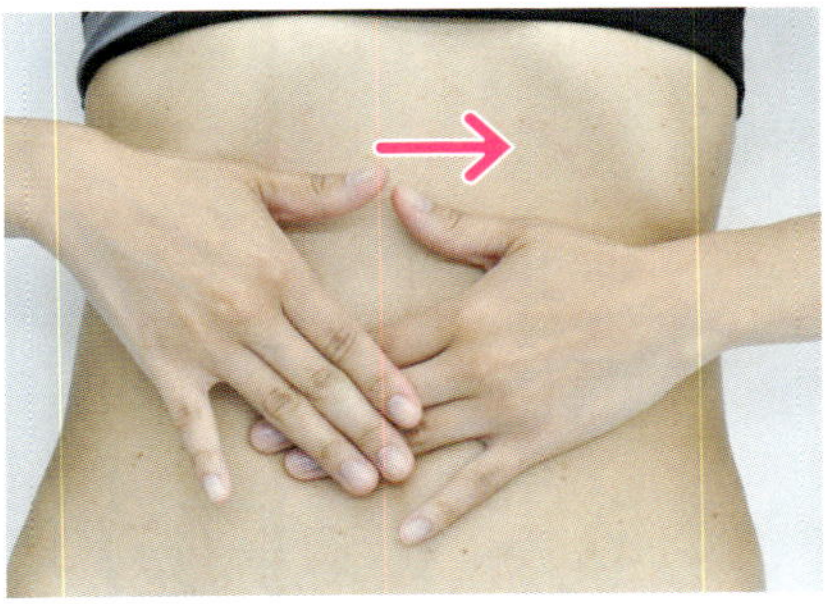

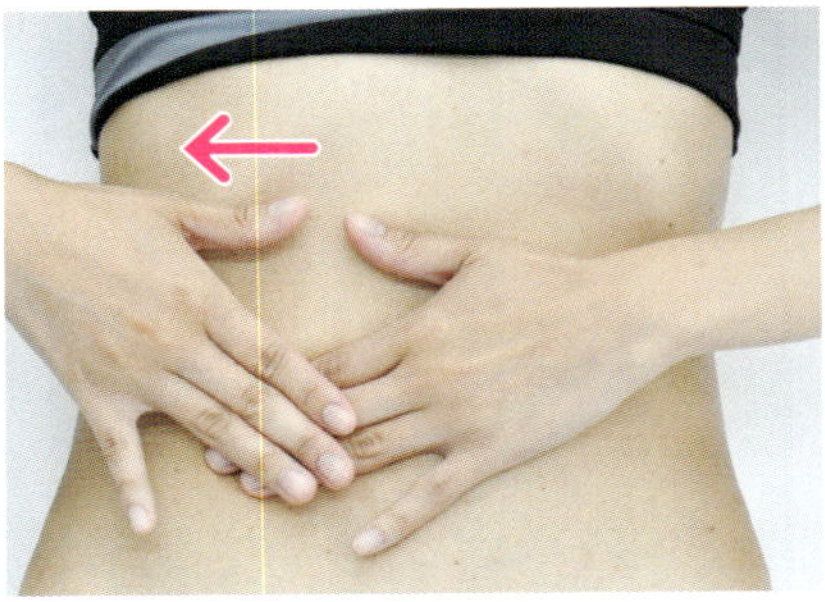

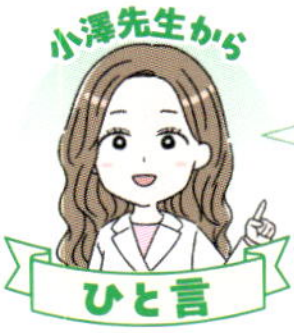

小さな動作になると早く動かしてしまいがちですが、ゆっくりと優しく、指とお腹の温度を感じながら擦ってください。

手順3

▶9時の位置が終わったら、次に3時の位置を擦って終了です。

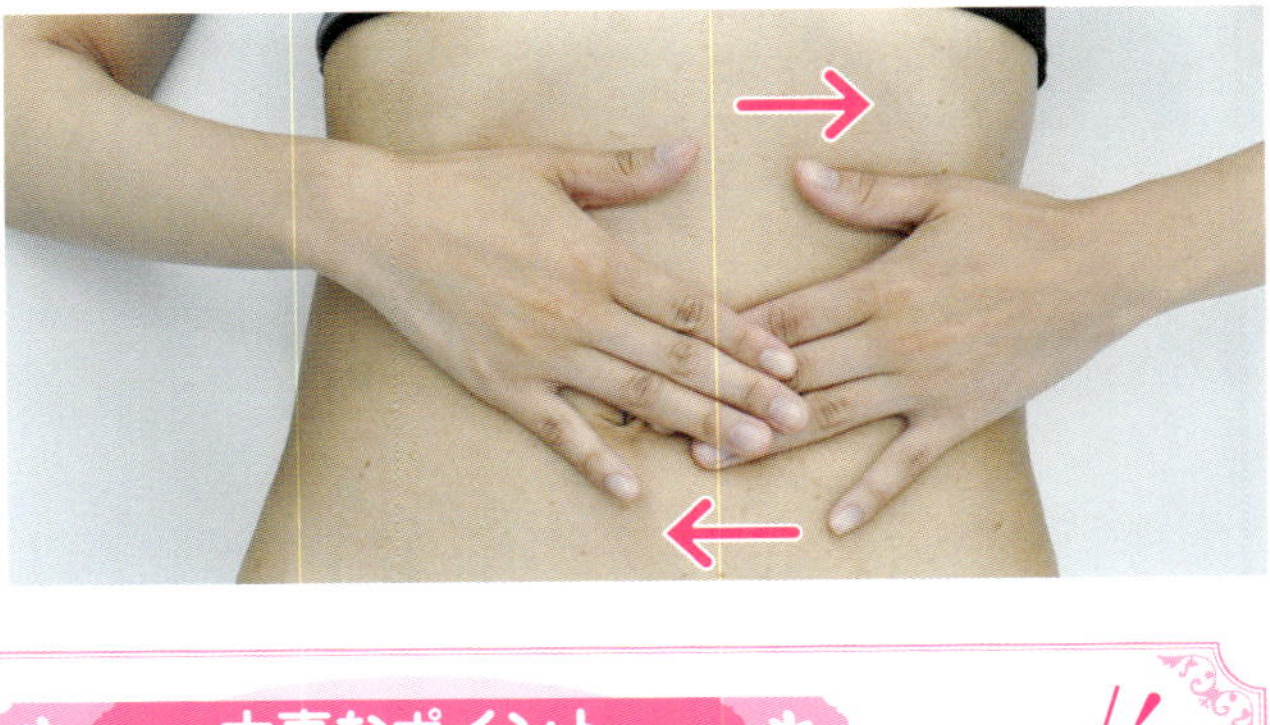

大事なポイント

怖がり屋さんや、おびえてしまう体質の人は、3時と9時の位置が硬くなりやすいので、しっかりとほぐして、水分補給も心がけてください。

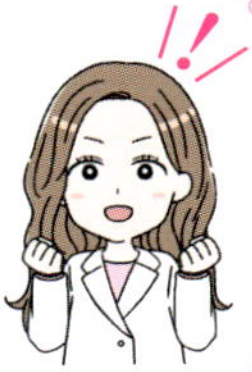

8

症状別のセルフ腸律⑥

自律神経をリセットさせるユルユル腸律

腸には「腸内神経系」という独自の神経ネットワークがあり、自律神経と深くつながっています。自律神経はすべての臓器に影響を与えますが、特に腸はその影響が大きいのです。腸の自律神経のバランスが崩れると、消化不良や免疫力低下を起こしたり、ストレスを感じやすくなることも。ユルユル腸律で、自律神経をリセットしていきましょう！

手順 1

- ▶ 両方の手のひらで、肋骨を包むように手をあてます。
- ▶ 大きな時計の11時の位置には、右手の人差し指と中指、薬指をあてます。
- ▶ 大きな時計の1時の位置には、左手の人差し指と中指、薬指をあてます。

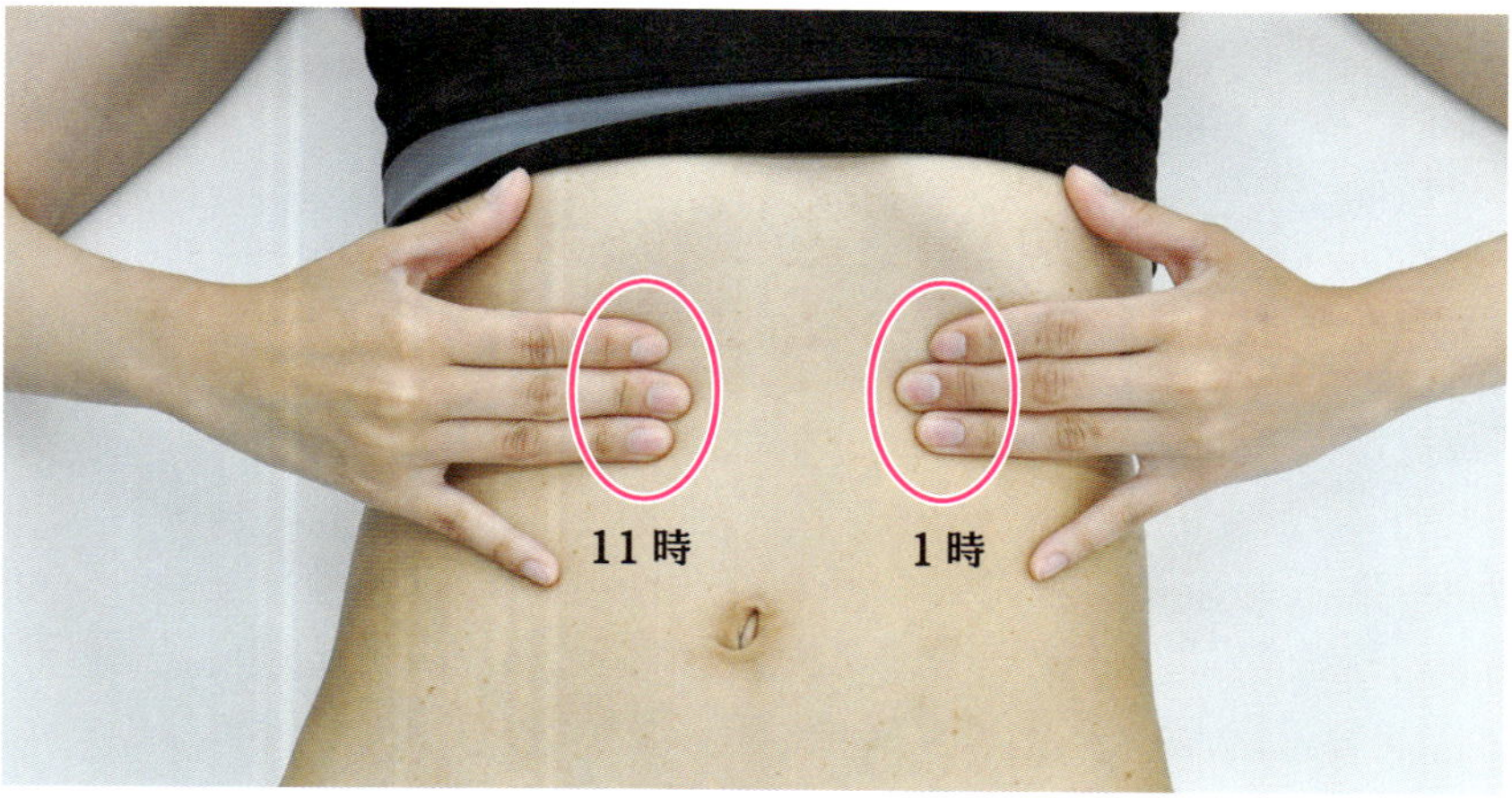

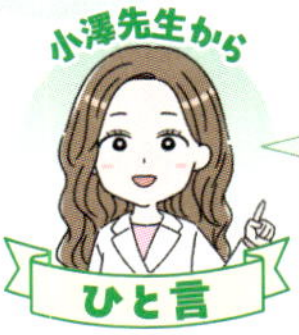
小澤先生から
ひと言

腸律では、まっすぐに縦に入る硬さを「自律神経ライン」と呼んでいます。体の左側に入る縦の硬さは、脳疲労と深く関係していて、体の右側に入る縦の硬さは、怒りやホルモンバランスに深く影響していることが、お客様のお腹を触ってわかってきました。

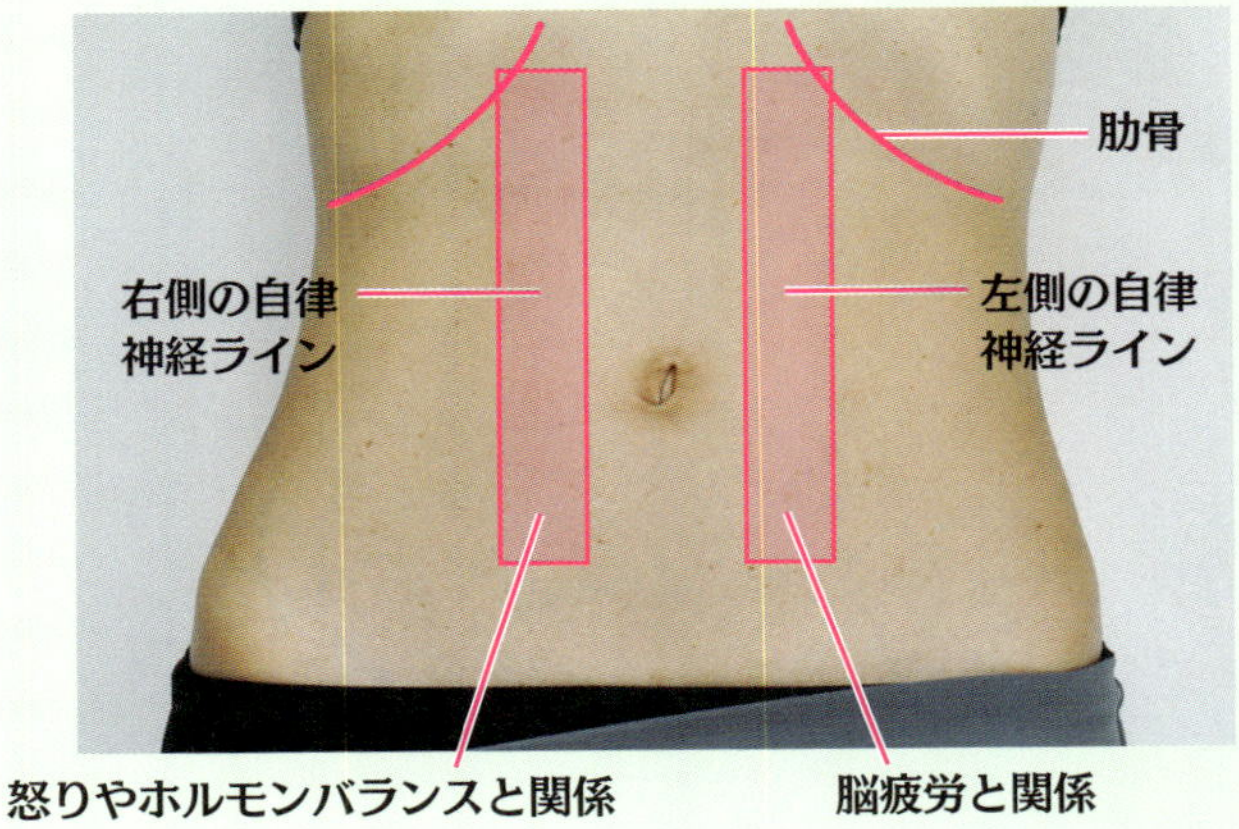
肋骨
右側の自律
神経ライン
左側の自律
神経ライン
怒りやホルモンバランスと関係
脳疲労と関係

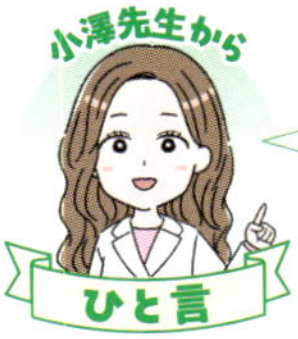
小澤先生から
ひと言

自律神経ラインは、上段・中段・下段という形で３段に分けてケアします。３本の指を使い（スリーフィンガーケア）、優しくリセットしていきましょう。

なお、このラインは、食生活や生活習慣、気圧、人間関係のストレスにも影響を受ける神経のため、毎日変化します。

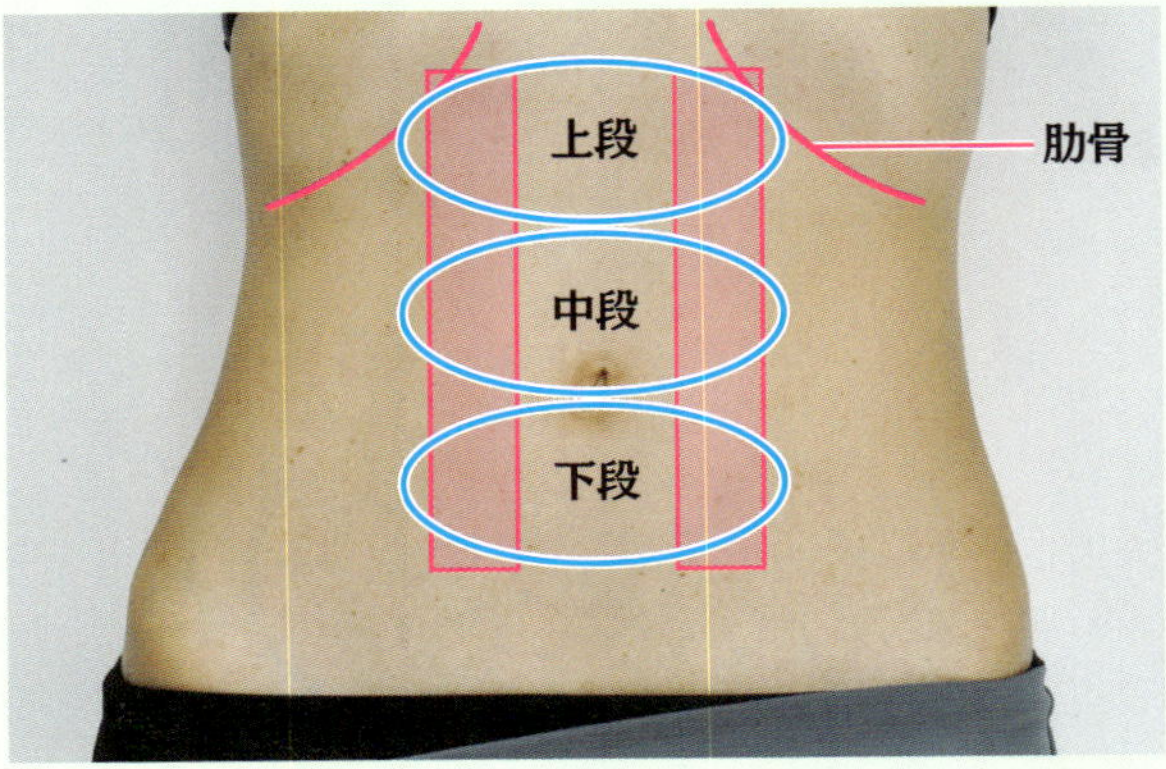
上段
中段
下段
肋骨

手順 2

▶ 一度息を吸って、次の吐く息で、大きな時計の11時と1時の位置に3本の指をあてて、ゆっくりとプレスしていきます(スリーフィンガーケア)。

▶ プレスは、指先ではなく、指の腹を使います。深さの目安は、3本の指の第1関節が入るくらいです。

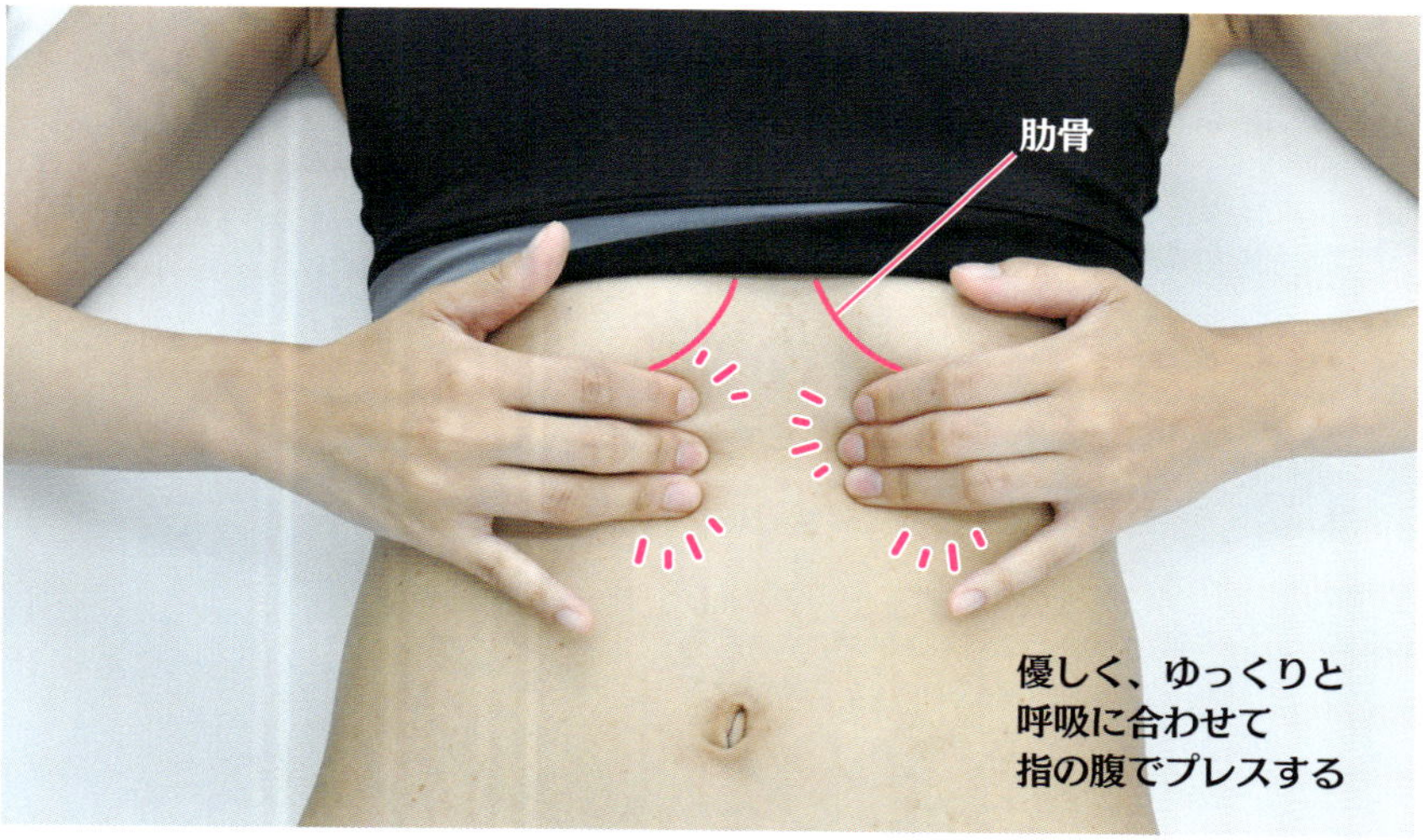
肋骨
優しく、ゆっくりと
呼吸に合わせて
指の腹でプレスする

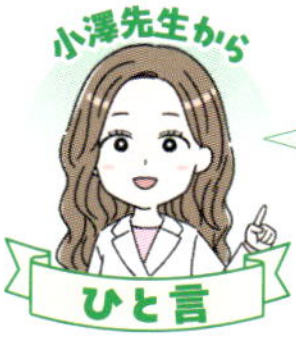
小澤先生から
ひと言

交感神経が優位になりすぎているとこの部分が硬くなり、指が入らないことがよくあります。そのときは、無理にプレスせずに、お腹にそっと指を添える形でもかまいません。

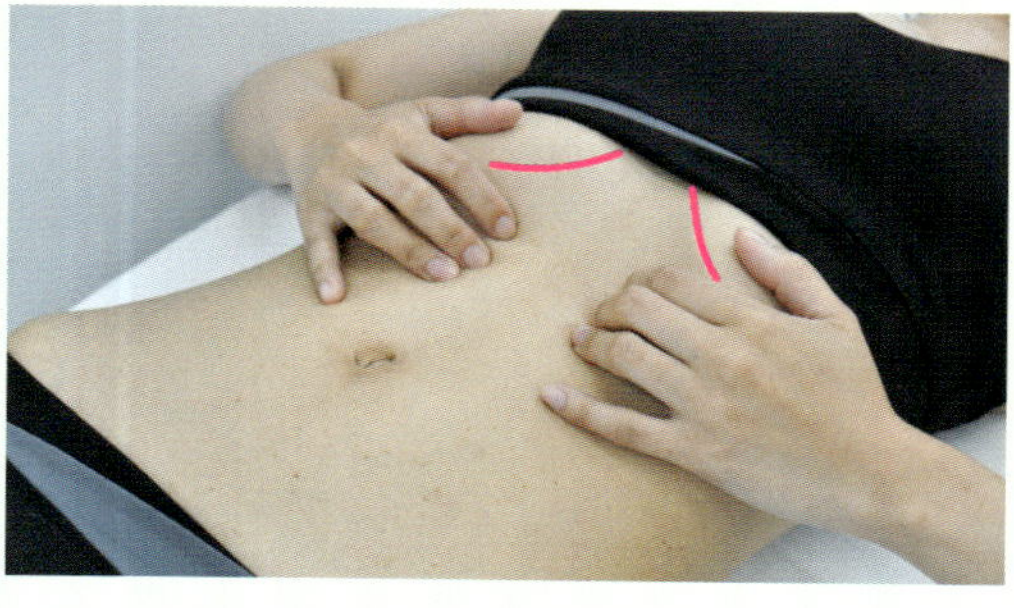

手順 3

- 手の位置とプレスの圧をキープしながら、３～５回ほどゆっくりと呼吸します。
- 呼吸し終わったら、次の息を吸うタイミングで指を体からゆっくりと離します。

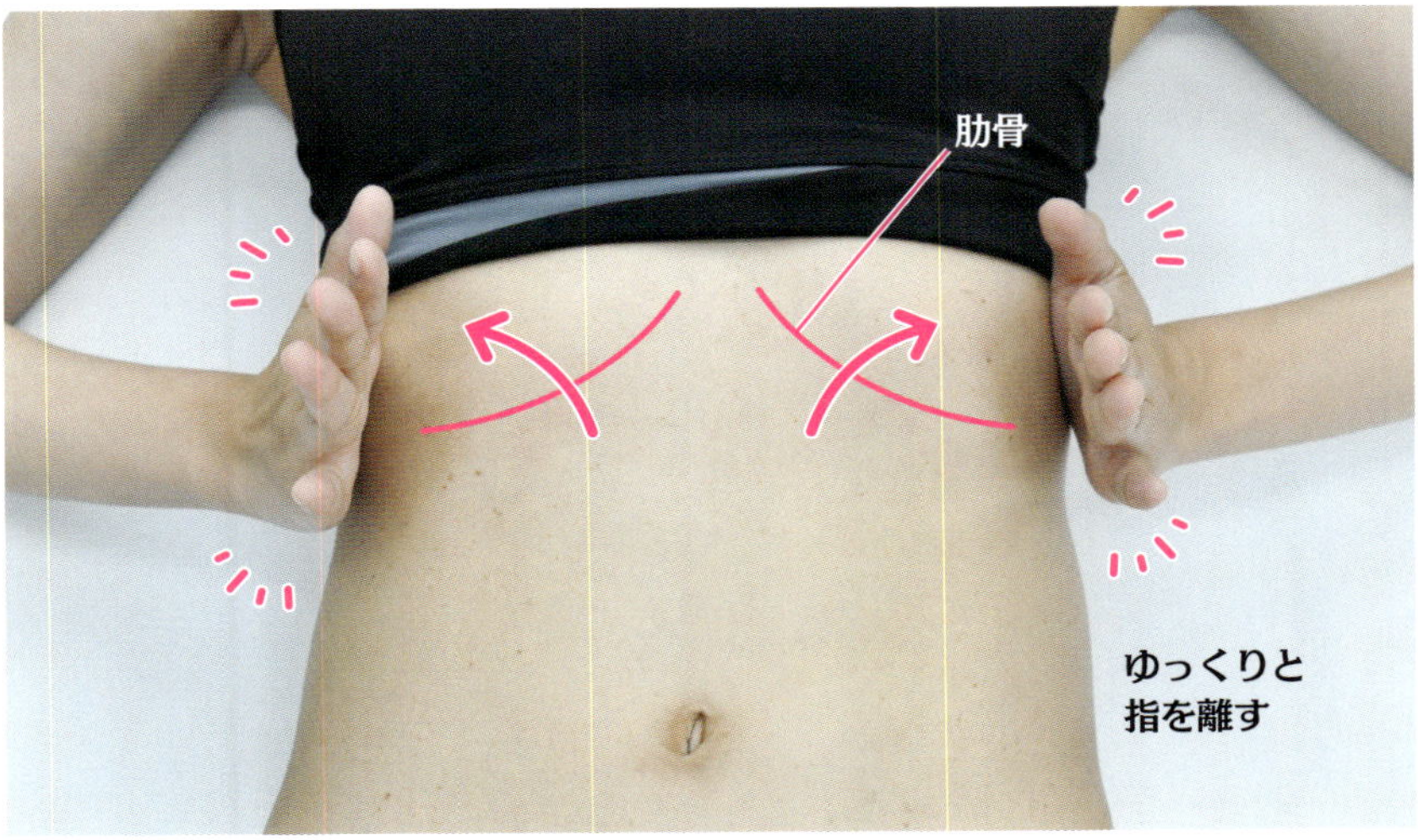

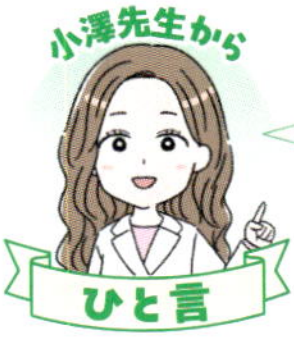

自律神経ラインの上段（大きな時計の 11 時と 1 時の位置）の左右両方に強い硬さが出ている人は、連動して大きな時計の12時の位置も硬くなる場合があります。ここが硬くなることで、睡眠の質は大きく下がります。

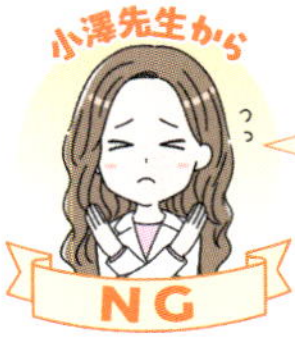

指が入らないと無理に強く入れたくなる気持ちもわかりますが、腸にストレスを与えてしまいます。腸は「安心だ」と感じると緩みやすくなります。決して強く押さないこと！

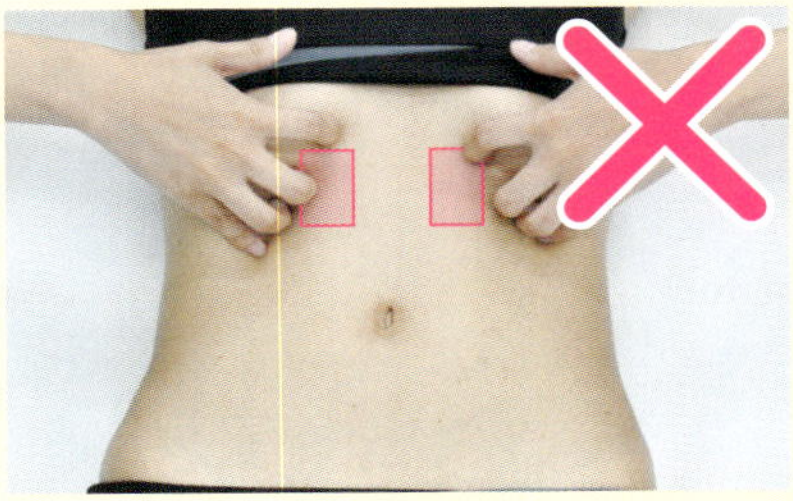

手順 4

▶ 次は、自律神経ラインの中段です。手順2・手順3と同じように、ゆっくりと呼吸を繰り返します。

▶ このあたりには、大きな血管（腹部大動脈）があるため脈を強く感じることがありますが、同じ圧でプレスしてもかまいません。

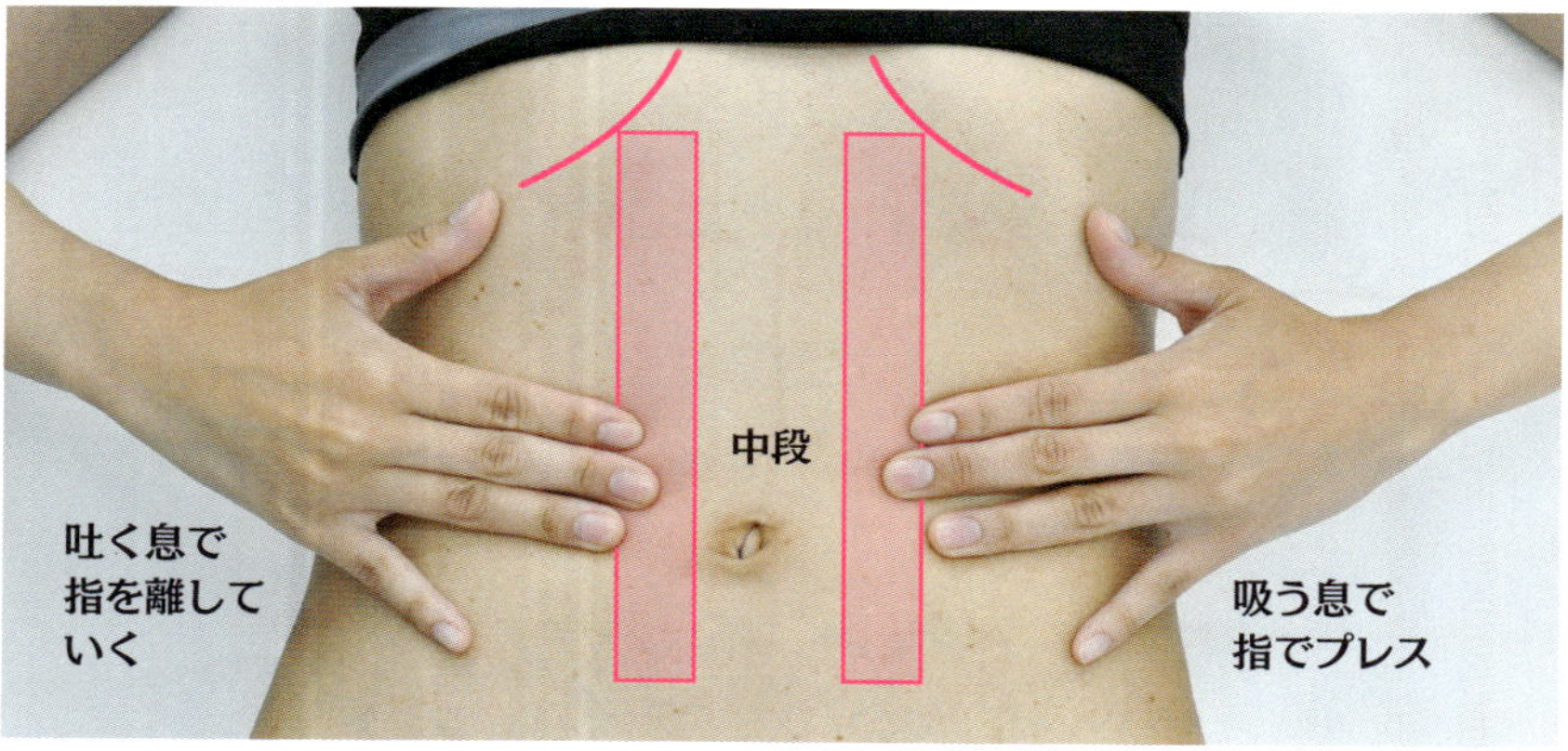

手順 5

▶ 最後は、自律神経ラインの下段です。この部分は、腎臓とも関係し、水分量が少ないと硬くなりやすいので、こまめに水分補給をしてください。

▶ 手順2～手順4と同じように、呼吸とプレスのタイミングを合わせて行ってください。

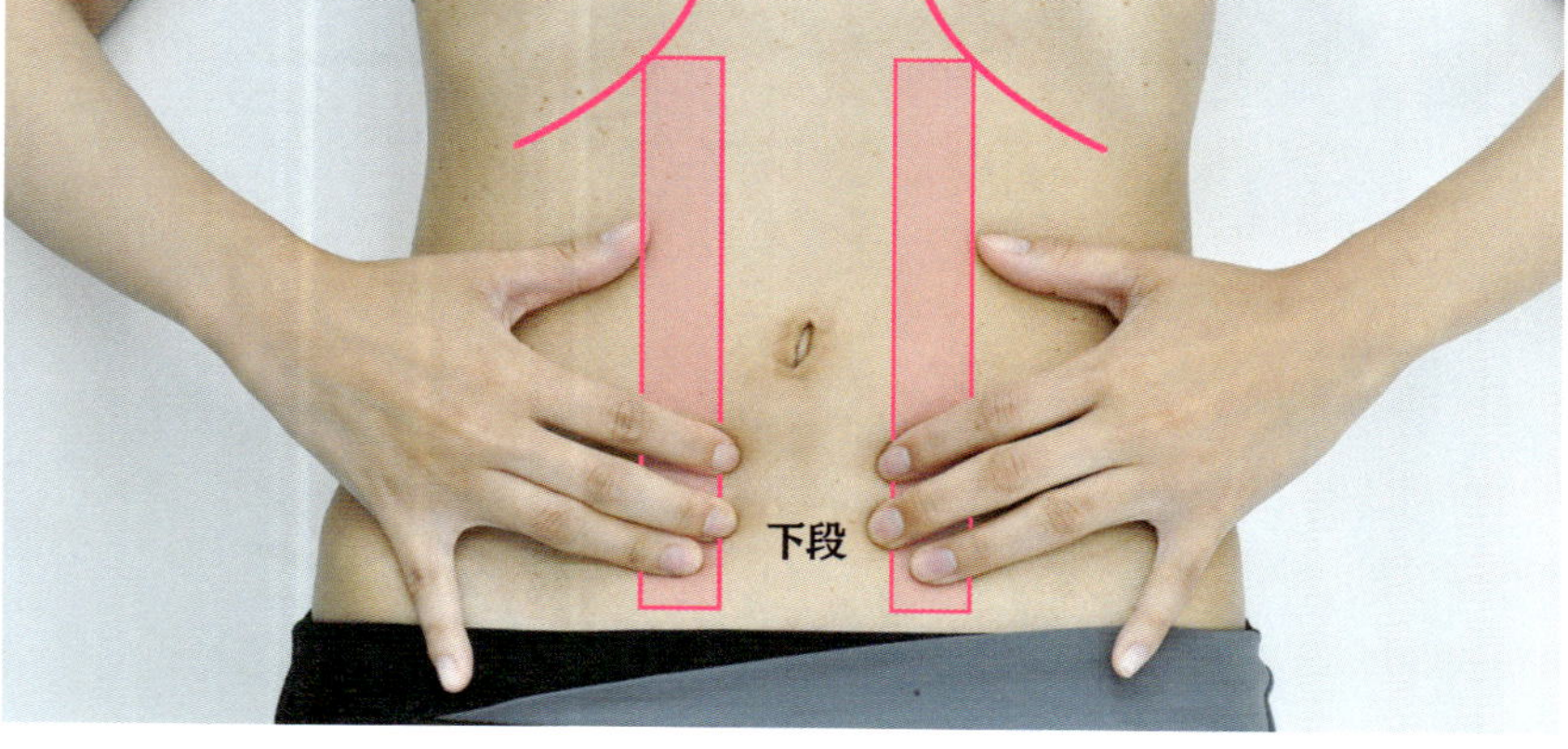

大事なポイント

時間があるときや、お腹が緩みにくいときには、この自律神経ラインの部分を往復してプレスするとより効果的です。

78ページの「夜、眠れないときのユルユル腸律」で、「フローラルタッチ」で腸を緩ませ、その後に「スリーフィンガーケア」で自律神経ラインをケアするとよいです。

女性の場合は、右側の自律神経ラインはホルモンバランスからも深く影響を受ける場所なので、生理の直前や直後、更年期障害のときなどにも、この部分が硬くなりやすいです。そのため、しっかりとほぐしていくことで、PMS（月経前症候群）や更年期障害の負荷が減ってきます。

左側の自律神経ラインは脳と関係していますので、その部分をほぐしてあげることで、脳疲労が改善し、集中力や決断力、判断力などもアップするので、よくほぐしてみてください。

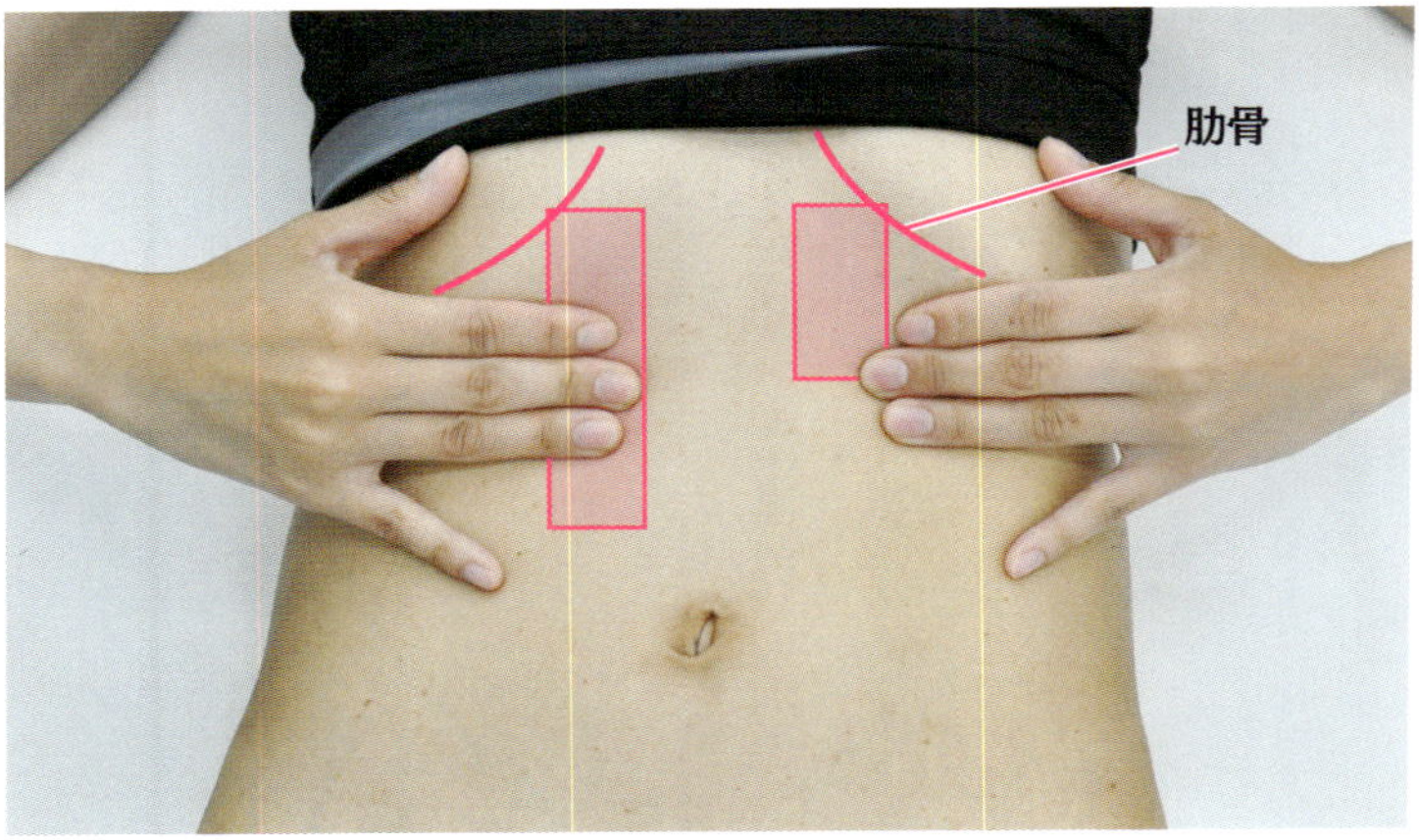

自律神経ラインは左右対称ではありません。自律神経ラインは、食生活や生活習慣、気圧、人間関係のストレスにも影響を受ける神経ですので、毎日変化します。

腸律施術ケース③

眠れない夜とサヨウナラ！　仕事の質も収入もアップ

Cさん（男性・40代 会社員）

仕事が忙しくなると眠れなくなり、ミスが重なることで悩んでいたCさん。プレゼンのたびに恐怖とストレスを感じ、また眠れない……という悪循環に。しかし、今では緊張してもすぐにほぐれ、夜も眠れるようになったことで仕事に集中でき、楽しささえ感じられるようになりました。

Cさんに指導したことは、腸の自律神経ラインと緊張点のほぐし方です。誰もが緊張やストレスを感じますが、それが長く続くことが腸に大きな負荷をかけてしまいます。緊張した時に緊張点と自律神経ラインをほぐすことで、睡眠の質も向上し、結果として仕事の質も向上し、それが生活の質や収入アップにもつながりました。

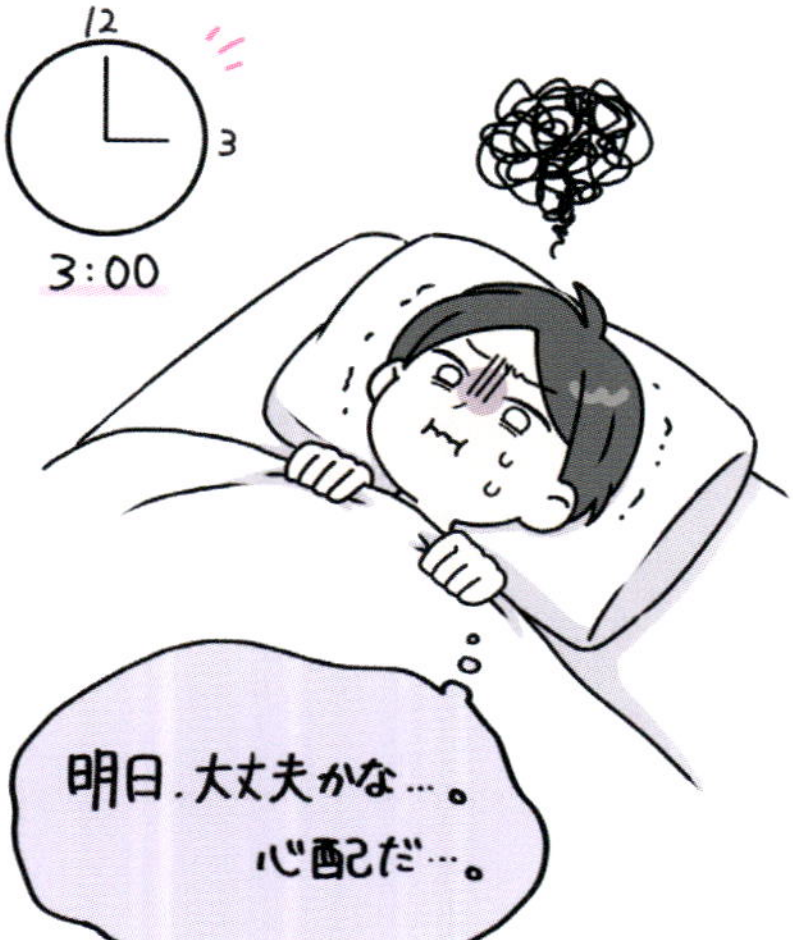

第4章

体のゆがみや痛みを改善させる「アゲアゲ腸律」をやってみよう！

1 下がった腸（落下腸）を上げるアゲアゲ腸律

下がった腸は、スリーピーポケット（腰骨の内側）に入りやすくなります。タンパク質や脂質は、糖と結びつき、腸が硬くなって下がり、冷えや炎症を起こしやすくなります。
特に、甘いものが好きな方は、左右のスリーピーポケットに腸がくっついたようになっています。腸を「上げる」というより、「剥がす」という表現がぴったりなほど。まずは、スリーピーポケットの中をスッキリさせていきましょう！

手順 1

- 仰向けになった状態で、左右のスリーピーポケット（腰骨の内側）の部分にスリーフィンガー（3本の指）をセットします。
- 親指は腰骨の後ろに置きます。

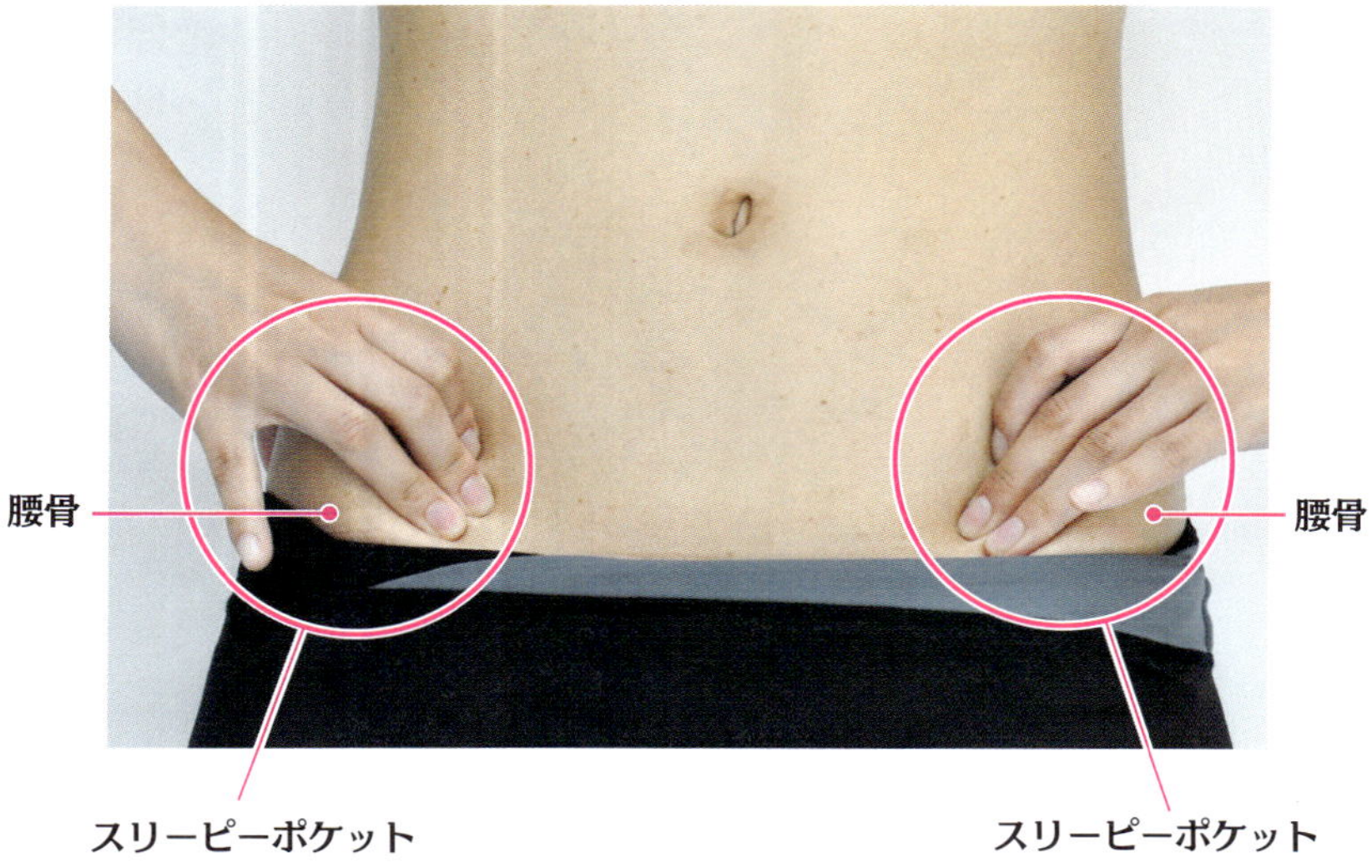

※この腸律は、ベッドや布団、ヨガマットなど、すべりにくいものの上で行ってください。

手順 2

▶ スリーピーポケットにスリーフィンガーをセットしたままの状態で、両ひざを立てます。

▶ 両足は、腰幅ほどに開いてください。

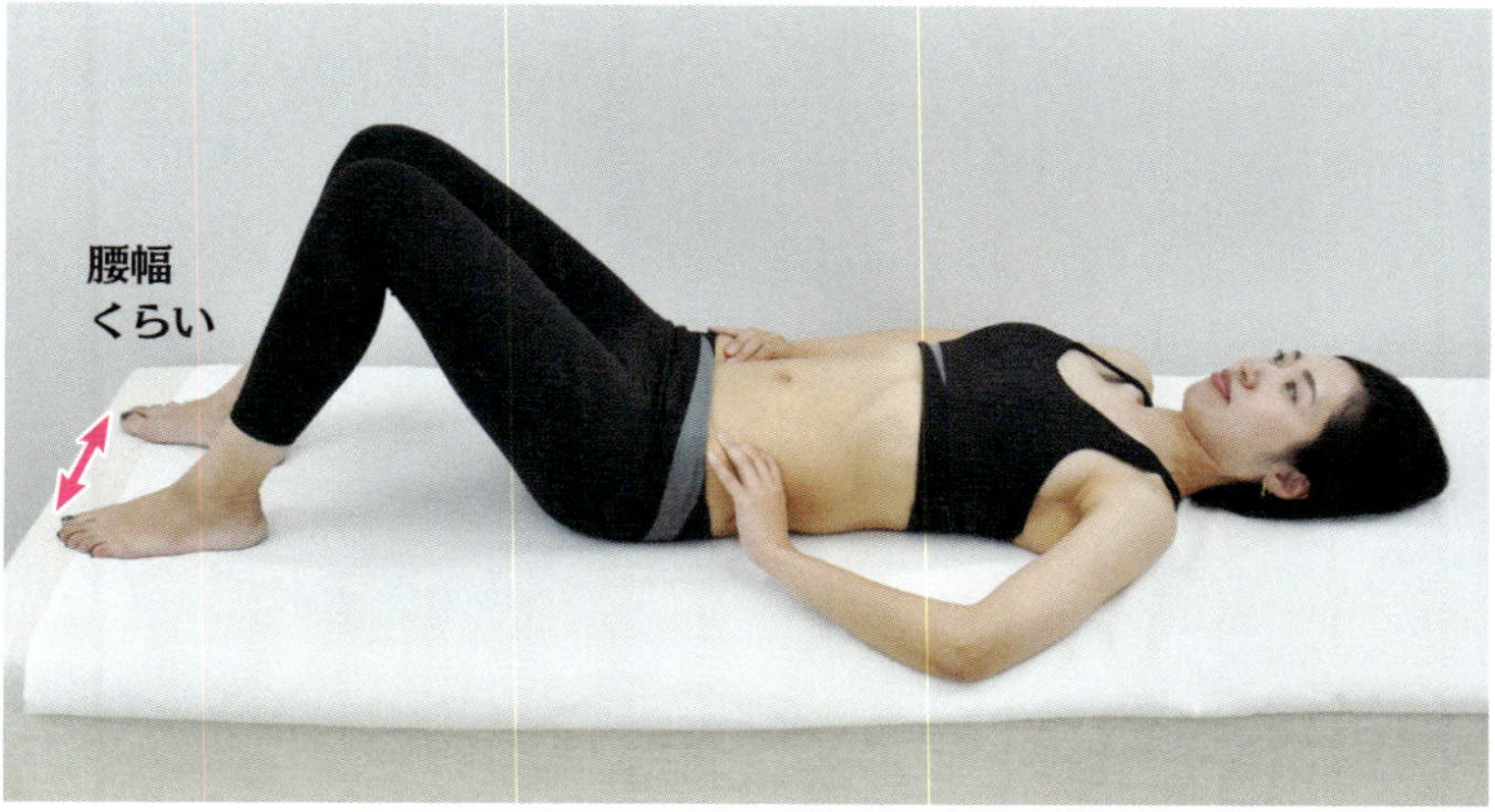

手順 3

▶「い〜ち」と声を出して、左側に両ひざをパタンと倒します。

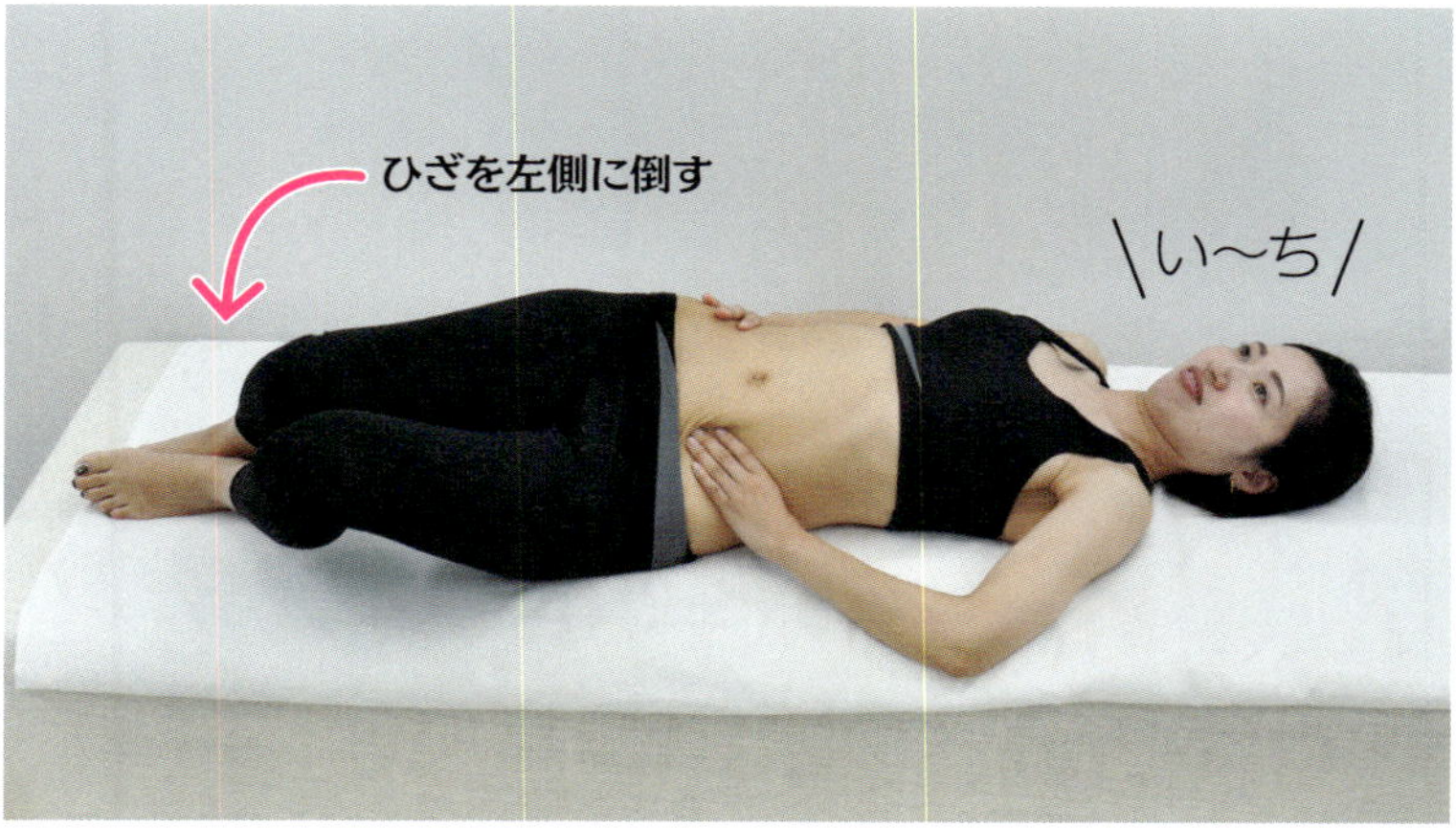

手順 4 ▶ 両ひざを左に倒したら、左のスリーピーポケットにセットしたスリーフィンガーは、スリーピーポケットの中に流れ込もうとしてくる腸を中央に戻すようなイメージで、指をまっすぐに伸ばします。

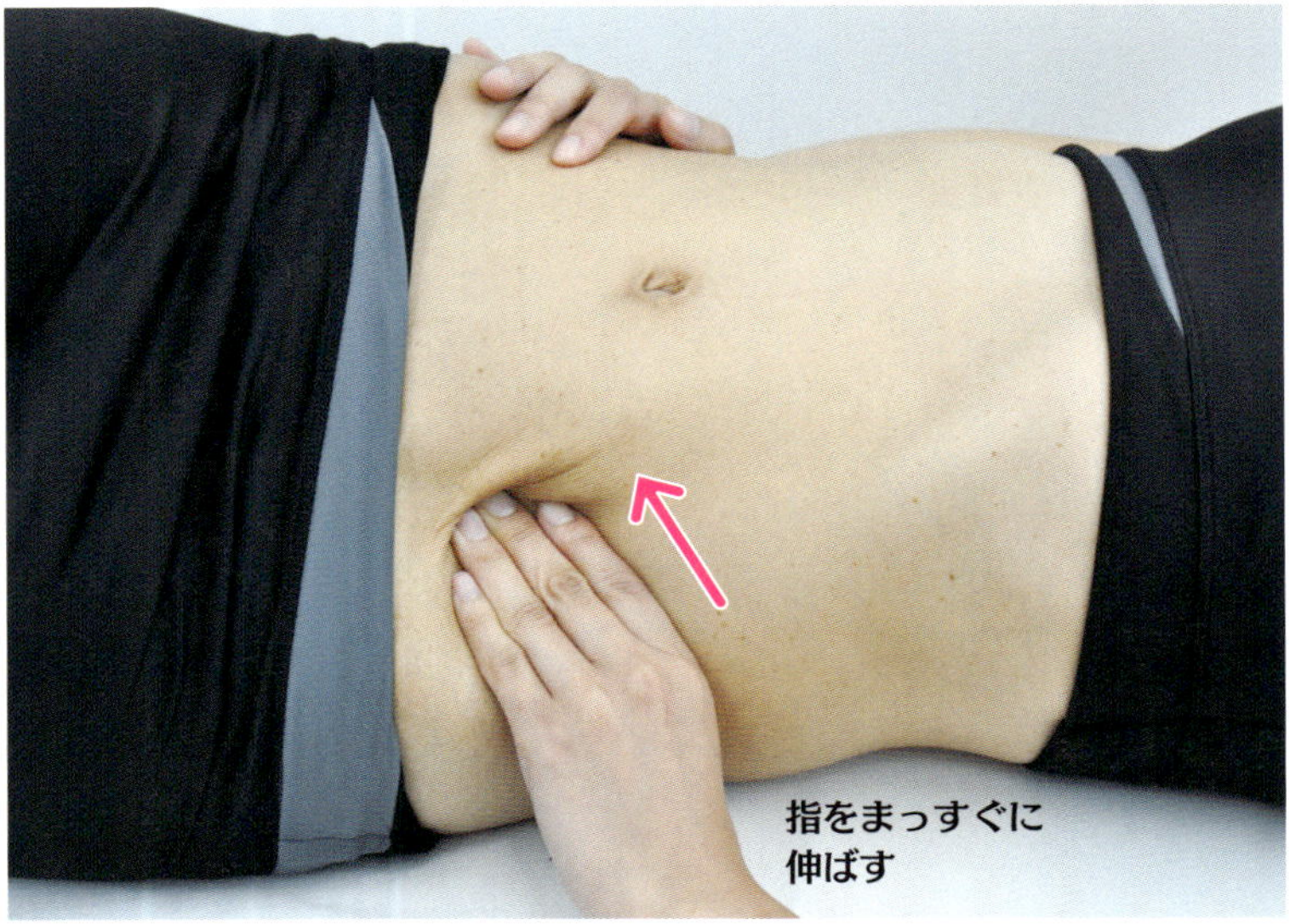

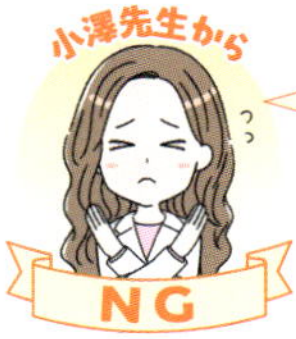

ここでは、次の３つの点に気をつけましょう。
①お腹を引っ張ったりしないこと。
②スリーピーポケットの位置をずらさないこと。
③両ひざを揃えて倒すこと。

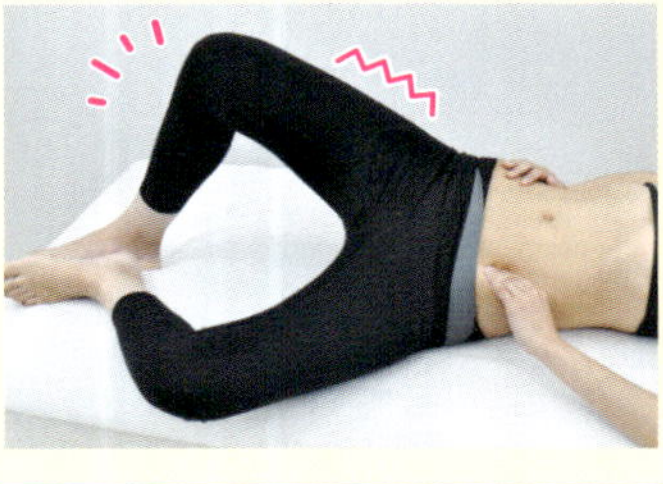

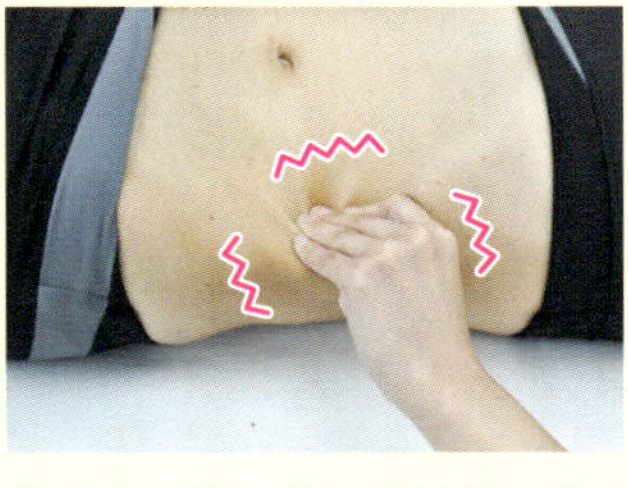

手順 5

- 次は、「に〜い」と声を出して、右側に両ひざをパタンと倒します。
- 倒したときに、右のスリーピーポケットの中に流れ込んでくる腸と逆行させて、スリーフィンガーをまっすぐに伸ばします。

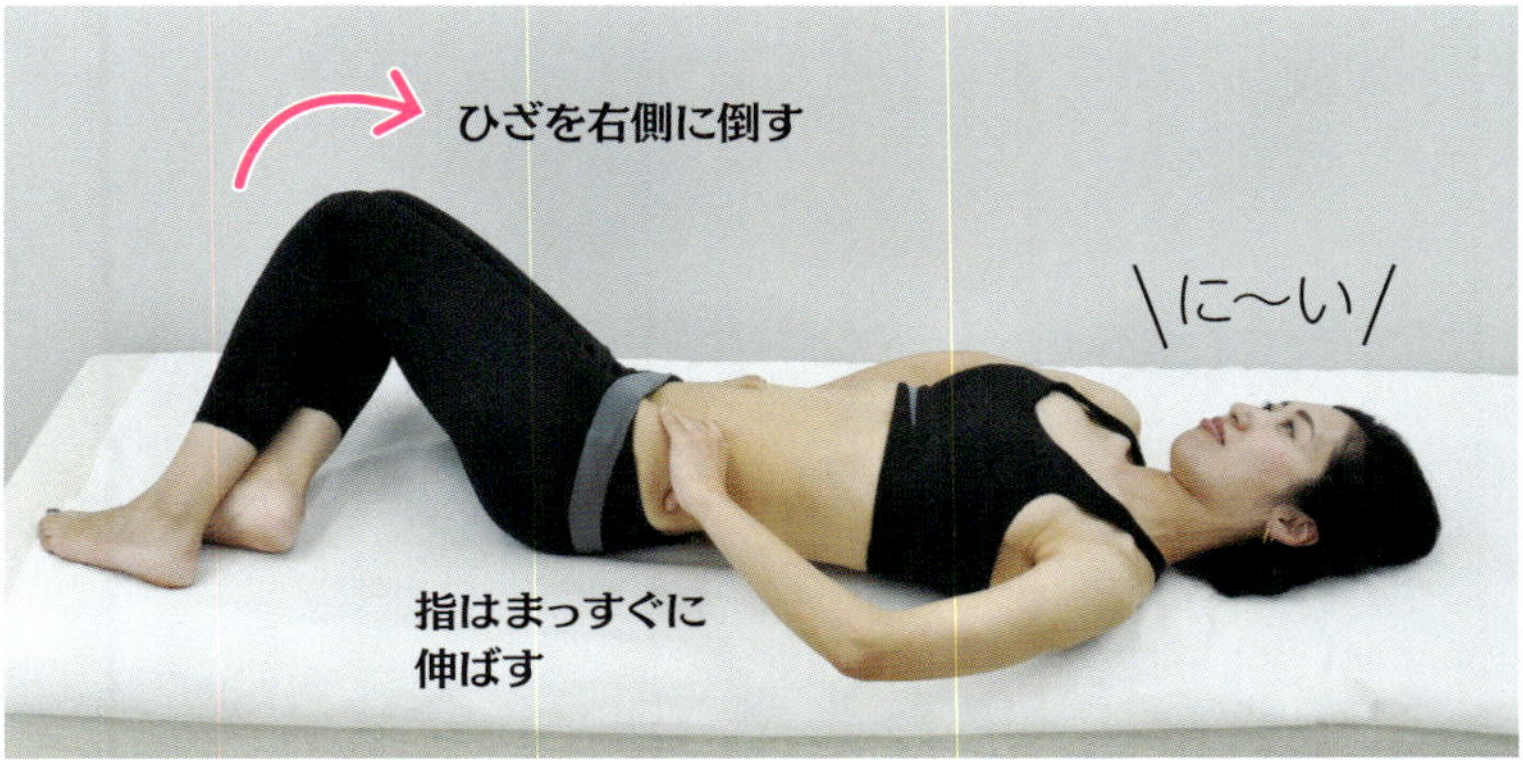
ひざを右側に倒す
＼に〜い／
指はまっすぐに
伸ばす

手順 6

- 両ひざを正面に戻し、ゆっくりと指を離します。
- 左右順番に5回ずつ、全部で10回倒したら終了です。

大事なポイント

両ひざをパタンと倒したときに、倒したほうの指でお腹をつつくのではなく、流れ込んでくる腸を中央に戻して支えるイメージで行います。決して、力を入れて強く押さないように！

ポケットの中に何も入れないようなイメージで行ってください。

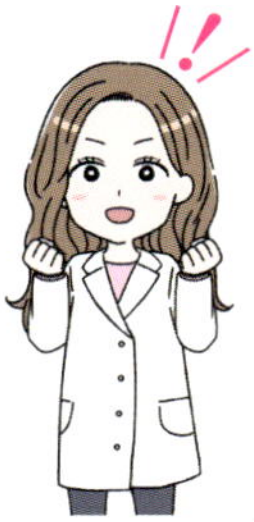

2 頻尿や尿もれを対策するアゲアゲ腸律

仰向けになった状態で腰骨より下腹部のほうが盛り上がっている場合、腸が下がっている可能性が高いです。落下した腸が骨盤内に落ちると、膀胱や子宮（女性の場合）、前立腺（男性の場合）に負荷をかけてしまい、頻尿や尿もれを引き起こします。

手順 1

- 仰向けになり、ひざを曲げます。
- 両足は、腰幅くらいに開きます。

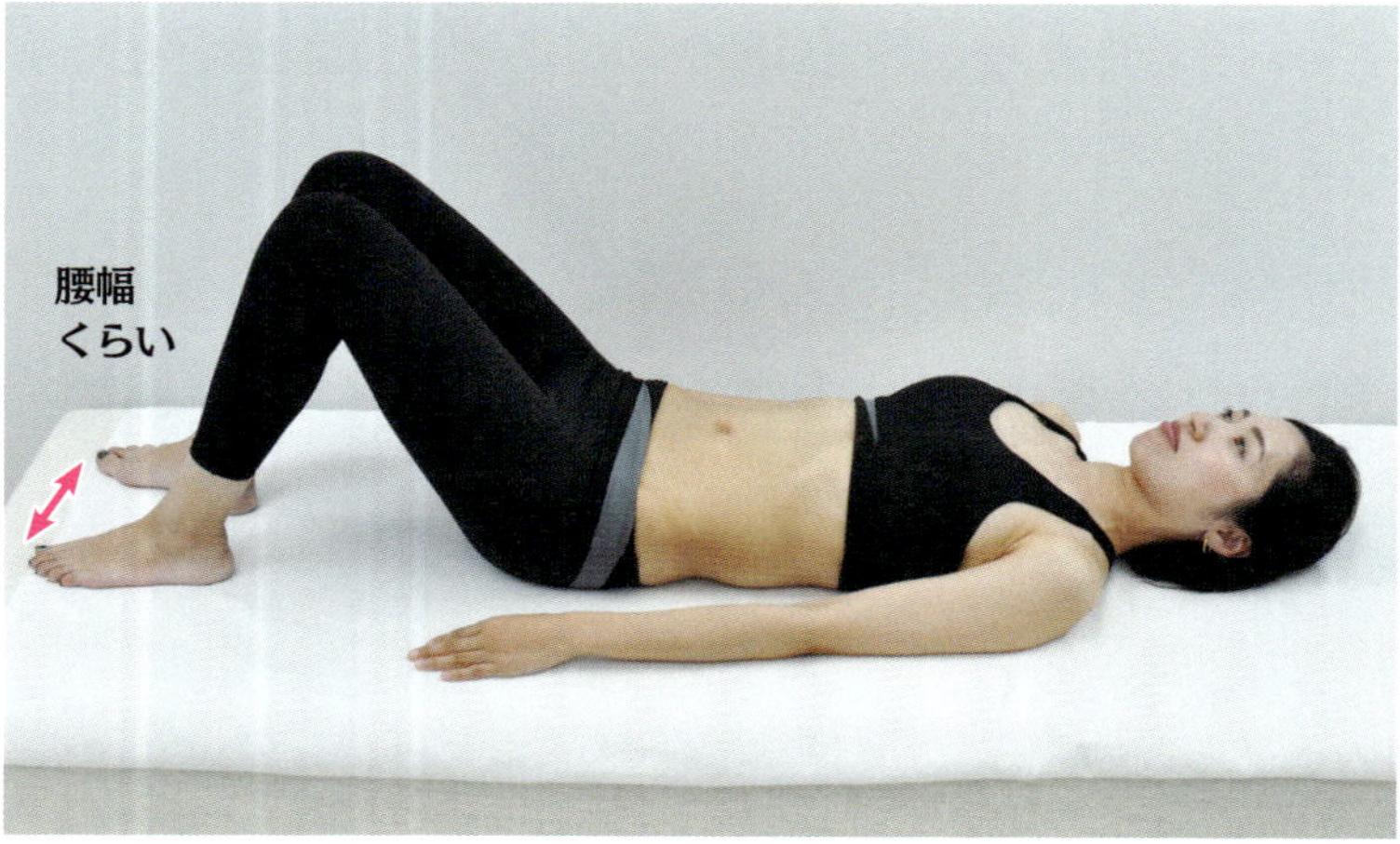

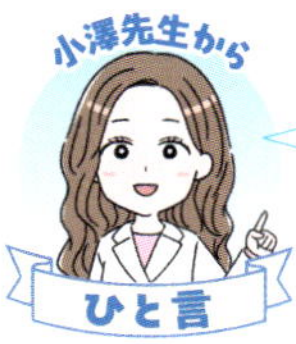

腸を正しい位置に戻すことで、頻尿や尿もれ、前立腺への負荷が軽減され、生活の質（QOL）が向上します！

※この腸律は、ベッドや布団、ヨガマットなど、すべりにくいものの上で行ってください。

手順 2

- 左右のスリーピーポケットの部分に、片手ずつペタルプレス(手刀《しゅとう》)の形でセットします。
- 指先は恥骨の上あたりで、左右の指先が軽く触れ合うくらいの距離が理想的です。

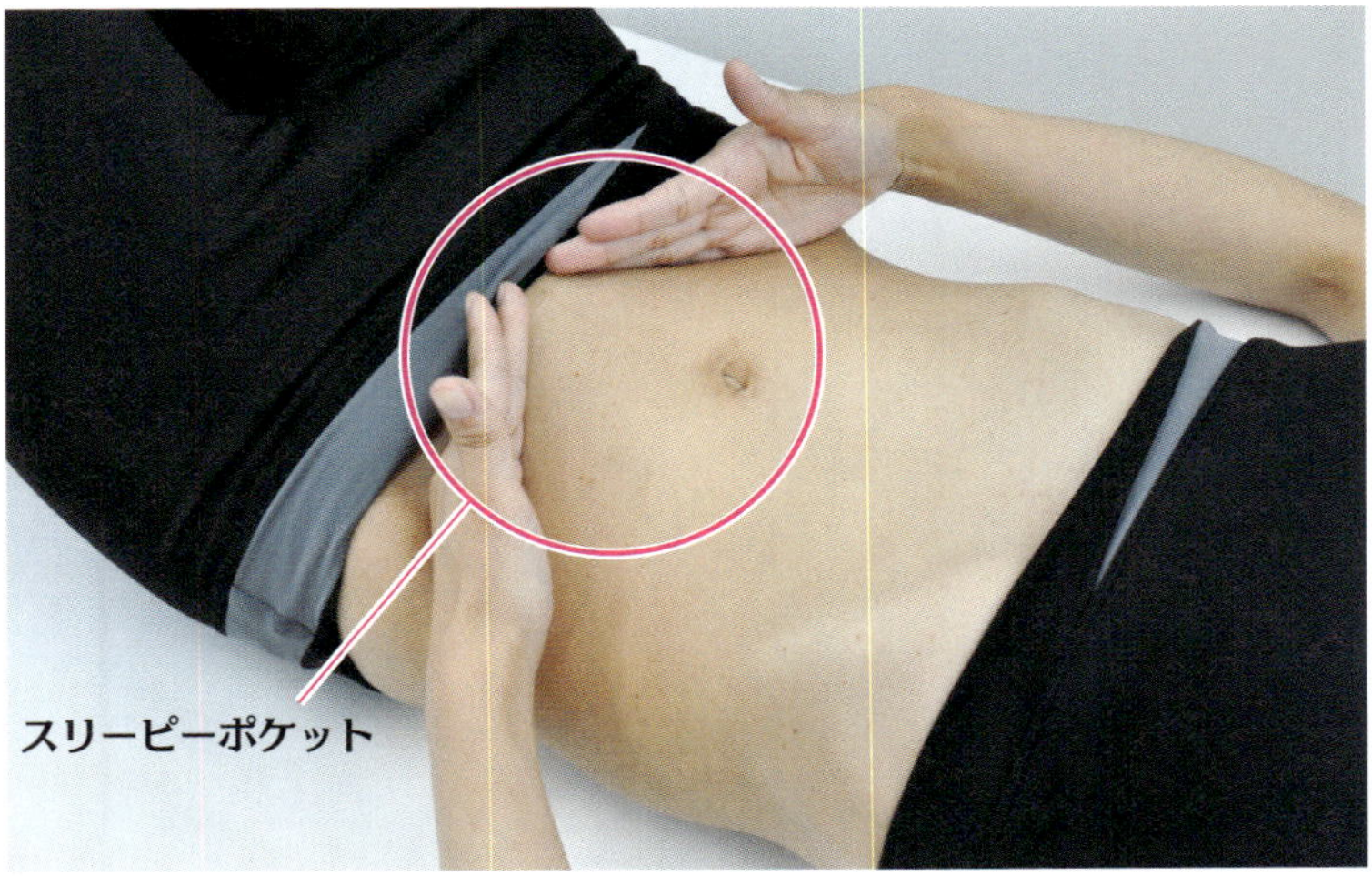

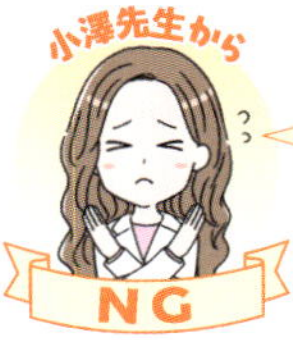

スリーピーポケットの場所は、骨盤の中のくぼんだ場所です。股関節ではありませんのでご注意を。そけい部をペタルプレスしても腸を上げることはできません。

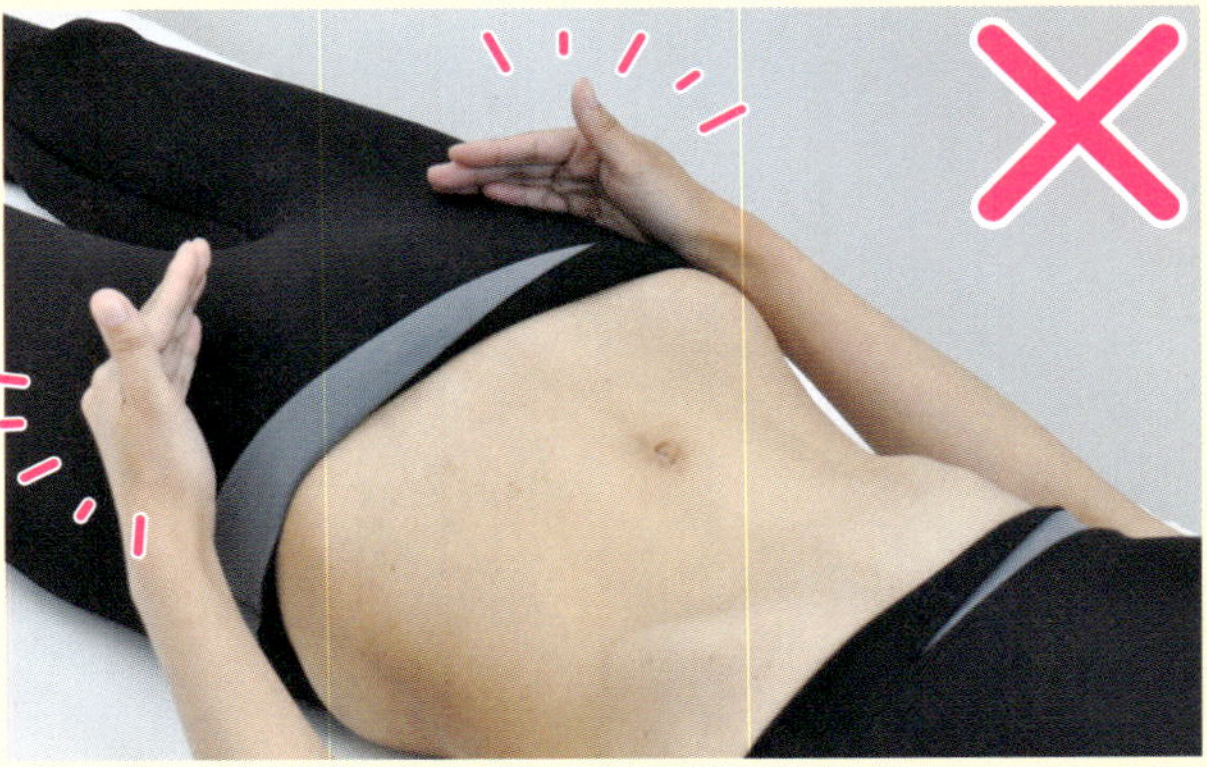

手順 3

- 両手でペタルプレスし、お腹の肉を引き上げるようなイメージで行います。
- 両足の裏に力を入れて、お尻を高く持ち上げます。

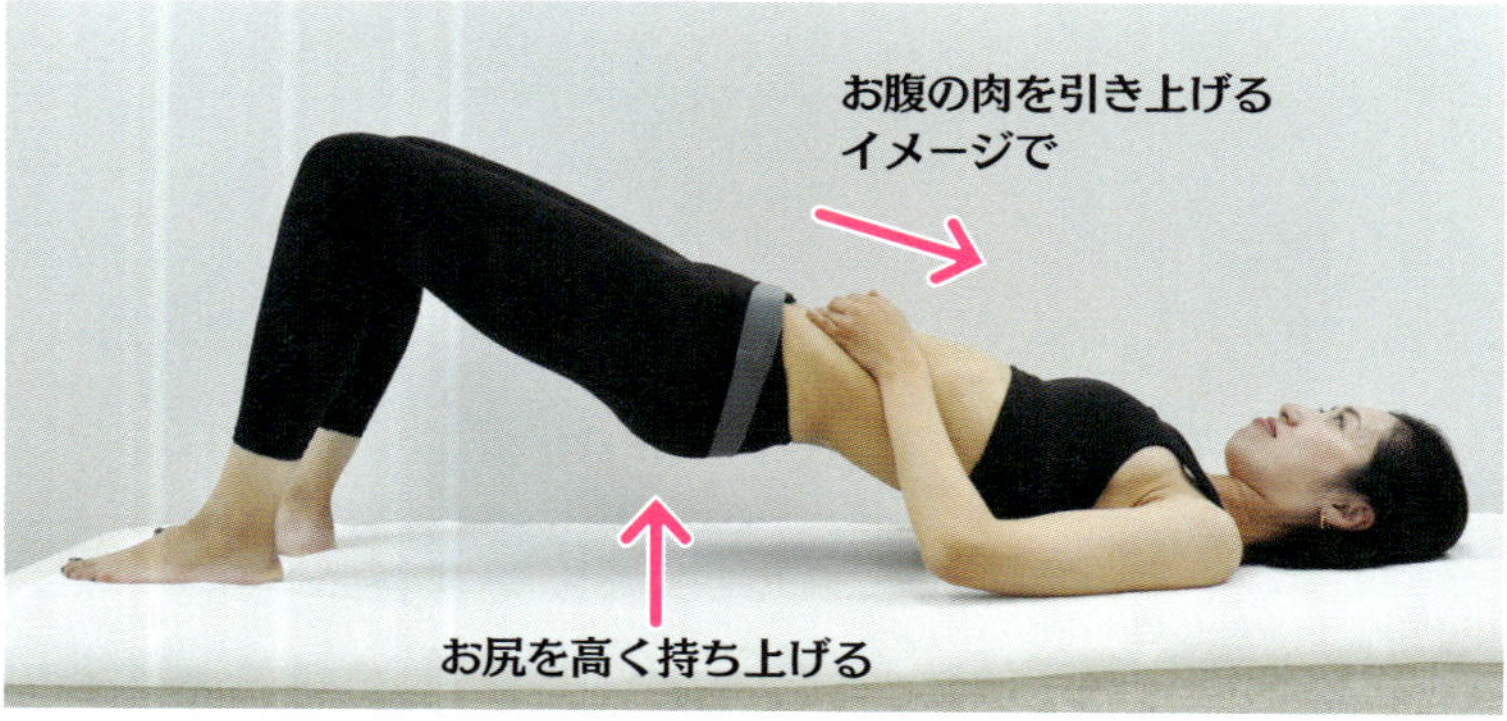
お腹の肉を引き上げる
イメージで
お尻を高く持ち上げる

小澤先生から
NG

足は腰幅くらいに開いた状態でお尻を持ち上げましょう。足を閉じたままだと、お尻を持ち上げにくくなります。

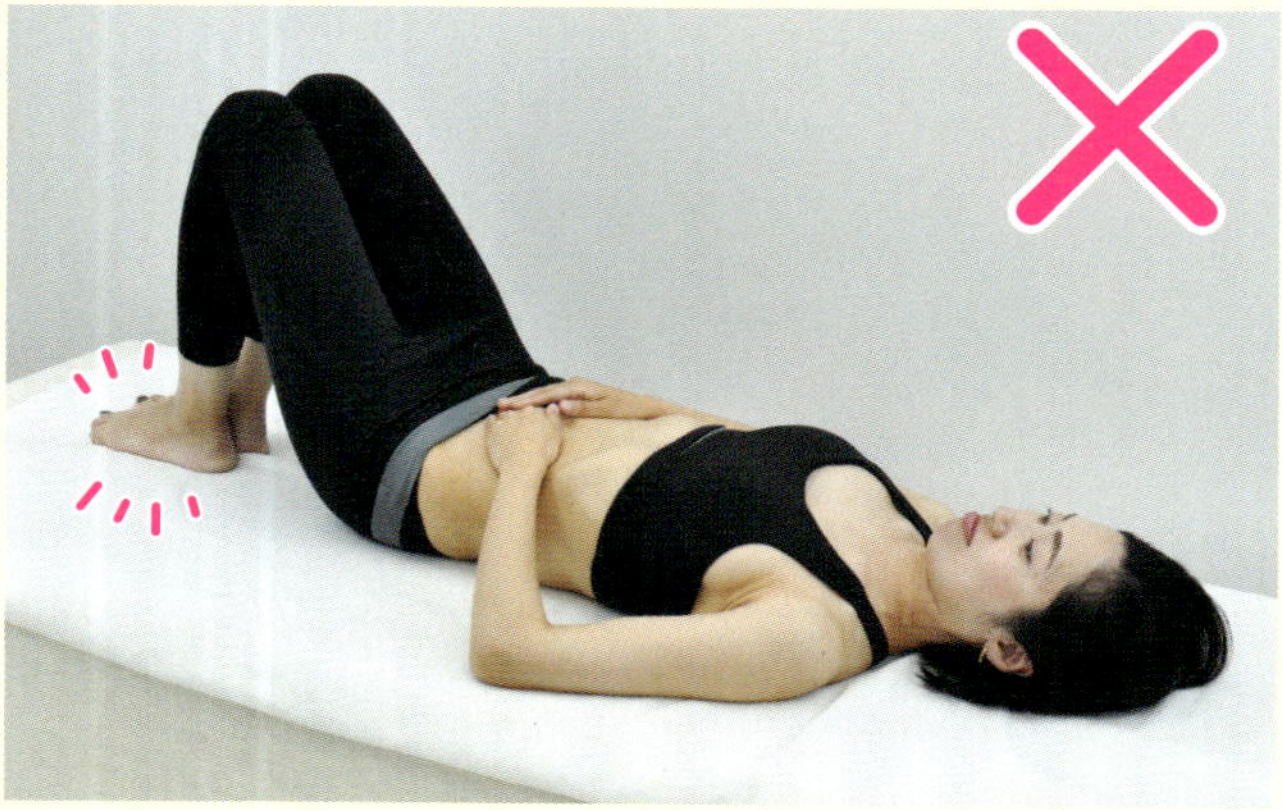

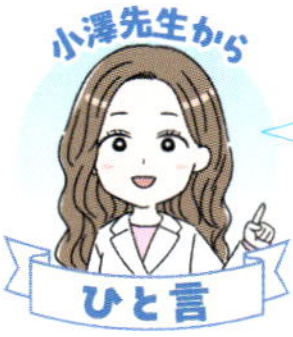
小澤先生から
ひと言

腰や肩、首などに痛みがある方は、お尻を持ち上げなくてもかまいません。

手順 4

▶ 手順 3 の姿勢を保ちながら、手で押さえたお腹を膨らまさずに、胸を膨らませるイメージ（胸式呼吸）で、ゆっくりと5回呼吸します。

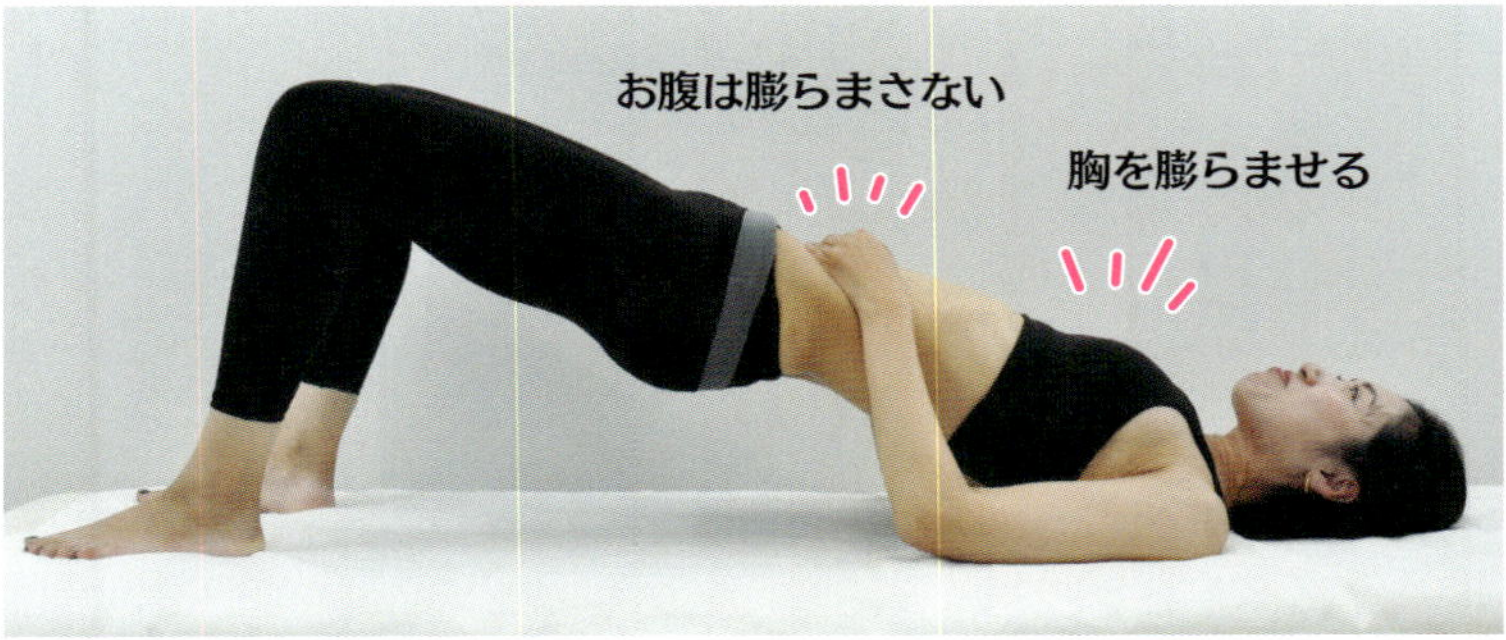

手順 5

▶ 引き続き、手はペタルプレスしたまま離さずに、ゆっくりとお尻を下げていきます。

▶ 床にお尻がついたら、胸式呼吸を5回行います。

▶ 息を吸うタイミングで、ゆっくりと手を離したら終了です。

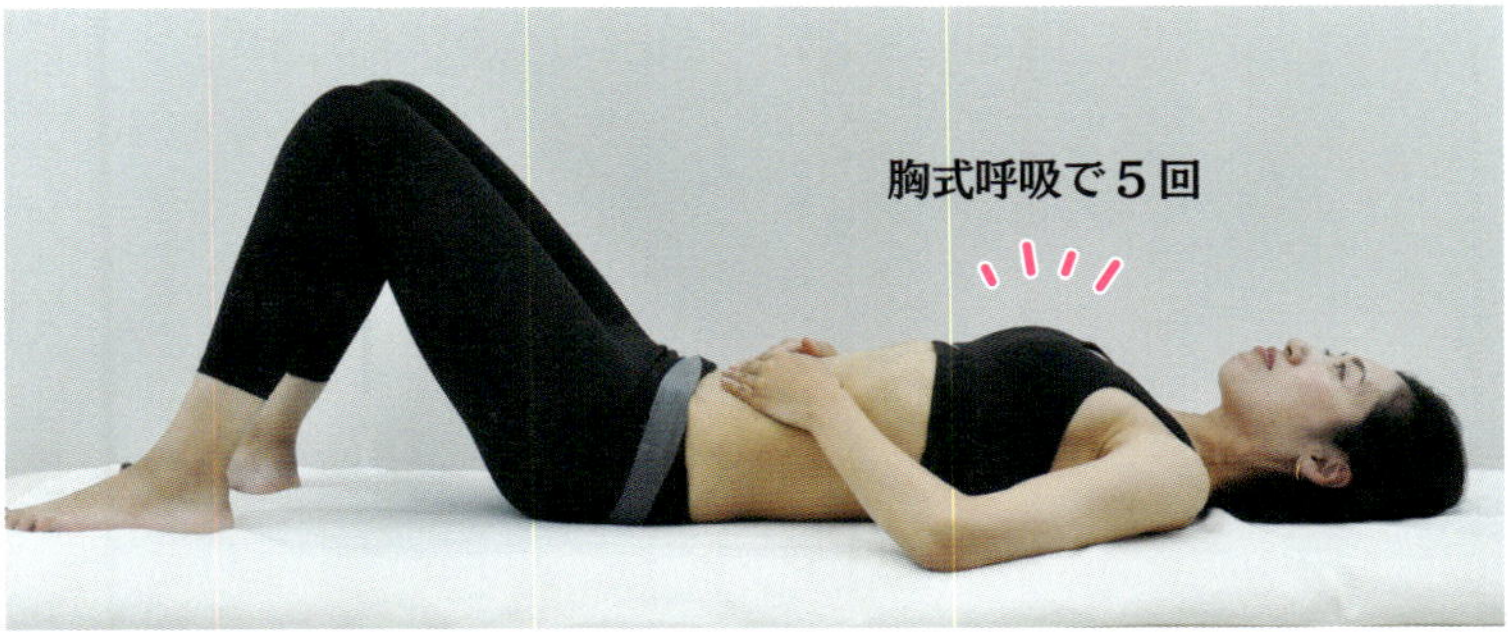

大事なポイント

呼吸は、胸式呼吸で行います。聞き慣れない言葉かもしれませんが、お腹を膨らませずに胸を膨らませる呼吸法です。腹圧がかかりすぎると、腸は下がってしまいます。

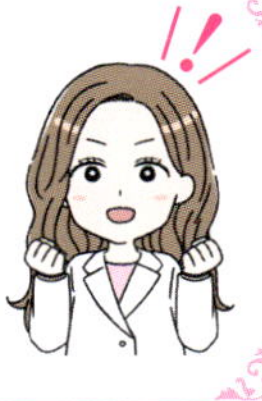

3 腰痛や背中の張り、肩こりを改善するアゲアゲ腸律

腸の位置が下がると腹部が前に突き出るようになり、反り腰や猫背、巻き肩の姿勢になりがちです。これにより、背中や腰に不自然な負荷がかかり、肩周囲の筋肉や関節にストレスがかかってしまい腰痛や背中の痛み、肩こりを引き起こします。

手順 1

▶ 仰向けになり、両ひざを曲げます。
▶ 左足を右足の上に組みます。

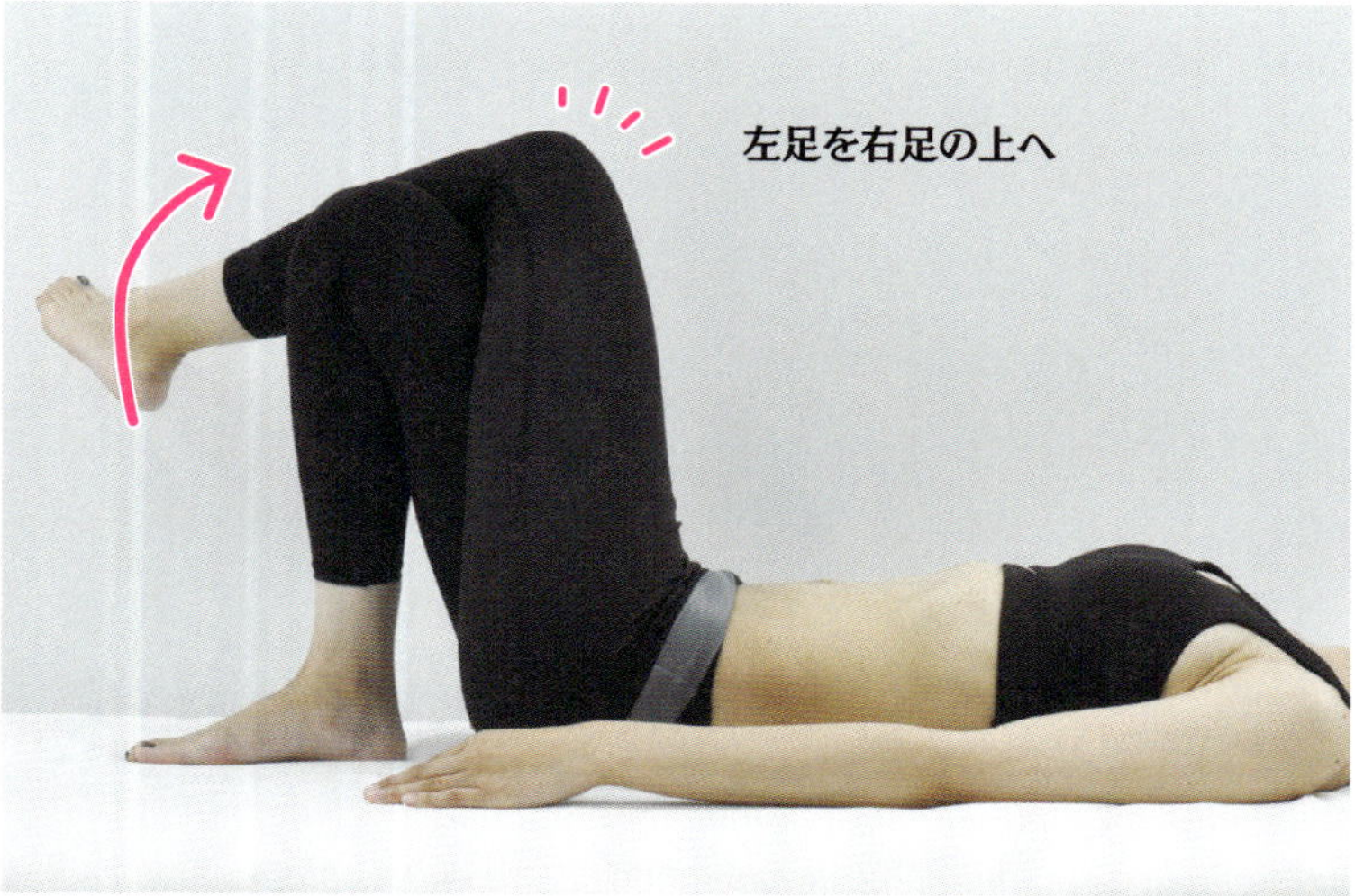

※この腸律は、ベッドや布団、ヨガマットなど、すべりにくいものの上で行ってください。

手順 2

▶右手でウエストの一番くびれている部分から、自律神経ライン（91ページの下図参照）の中段から下段にスリーフィンガー（3本の指）をセットします。

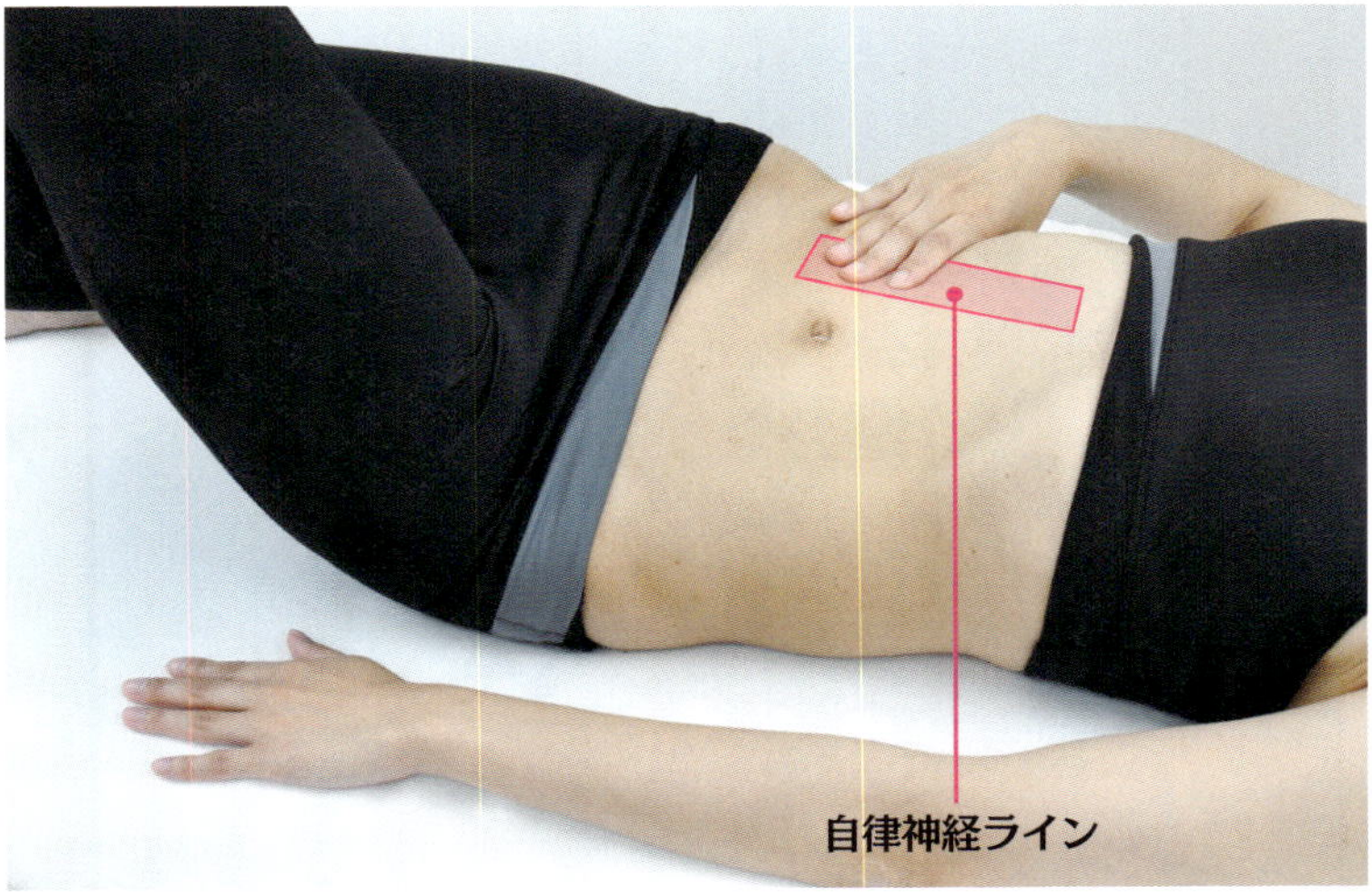

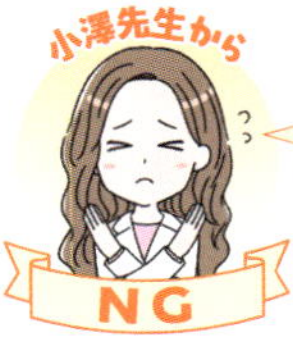

お腹にあてる手と位置を間違えないように！　左足が上のときは、右手を右のウエストのくびれにセットします。反対にすると、上手に腰をひねることができなくなります。

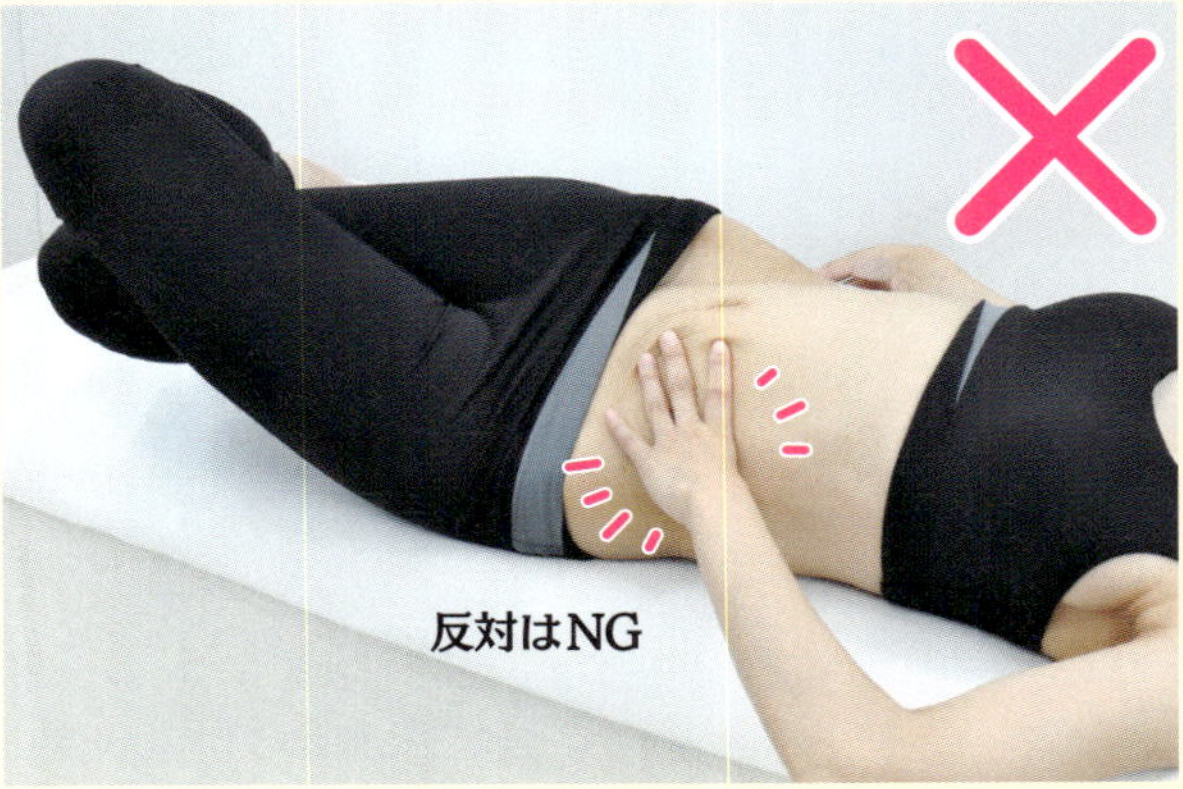

手順 3

▶ 左足に体重をかけながら、腰を左側にひねります。

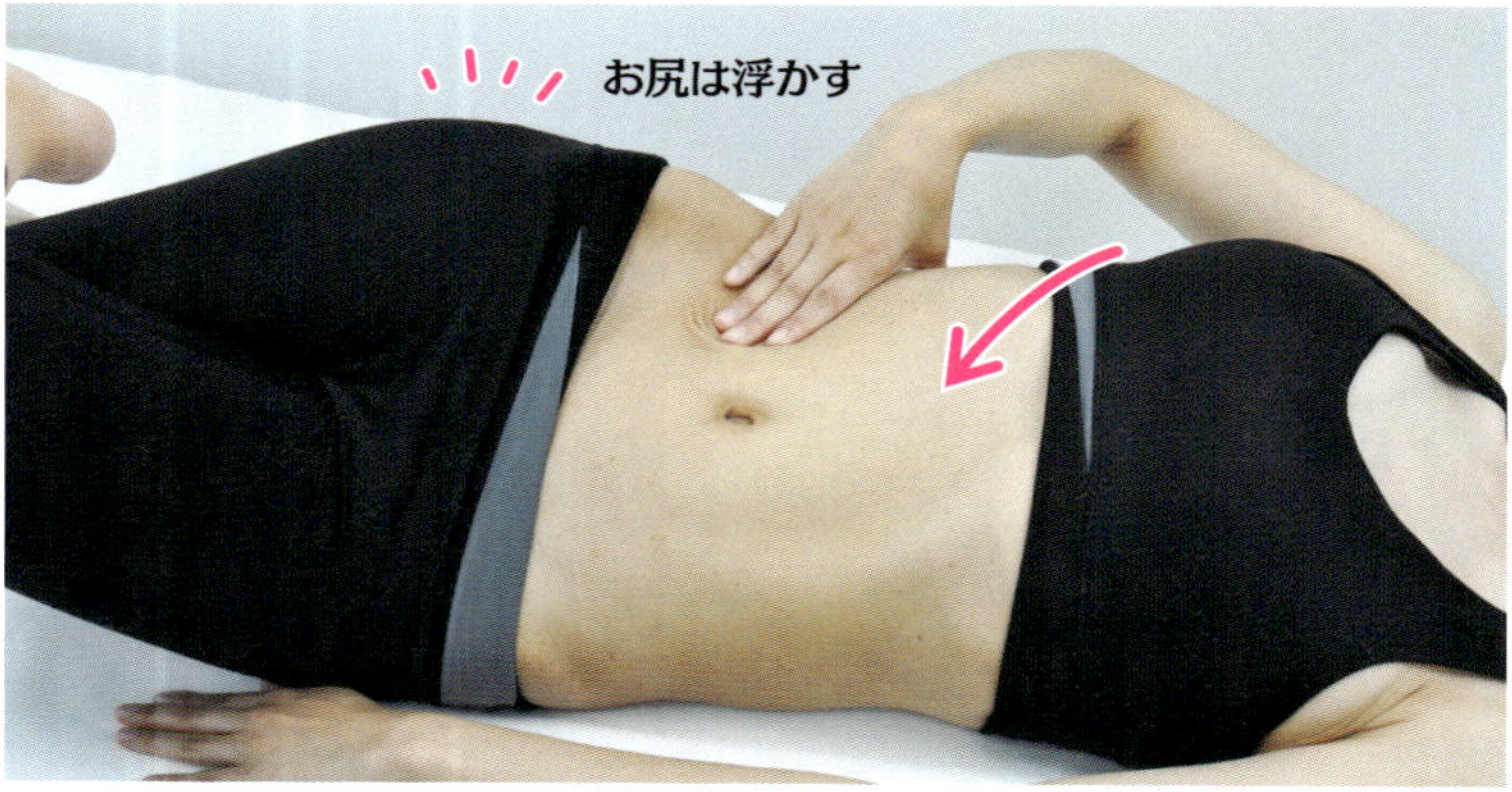

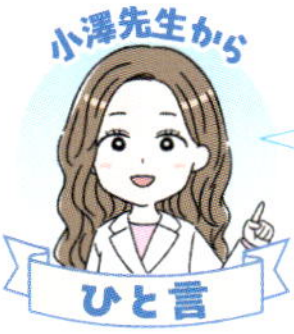

腰をひねるときに、脇腹の肉をスリーフィンガーで中心（おへそ側）に寄せるようにするのがポイントです。

手順 4

▶ 左手で右手の指の位置を固定し、その姿勢のまま胸式呼吸を３回繰り返します。

▶ 息を吸うタイミングでゆっくりと手を外して、仰向けに戻し、組んでいる足を下ろします。

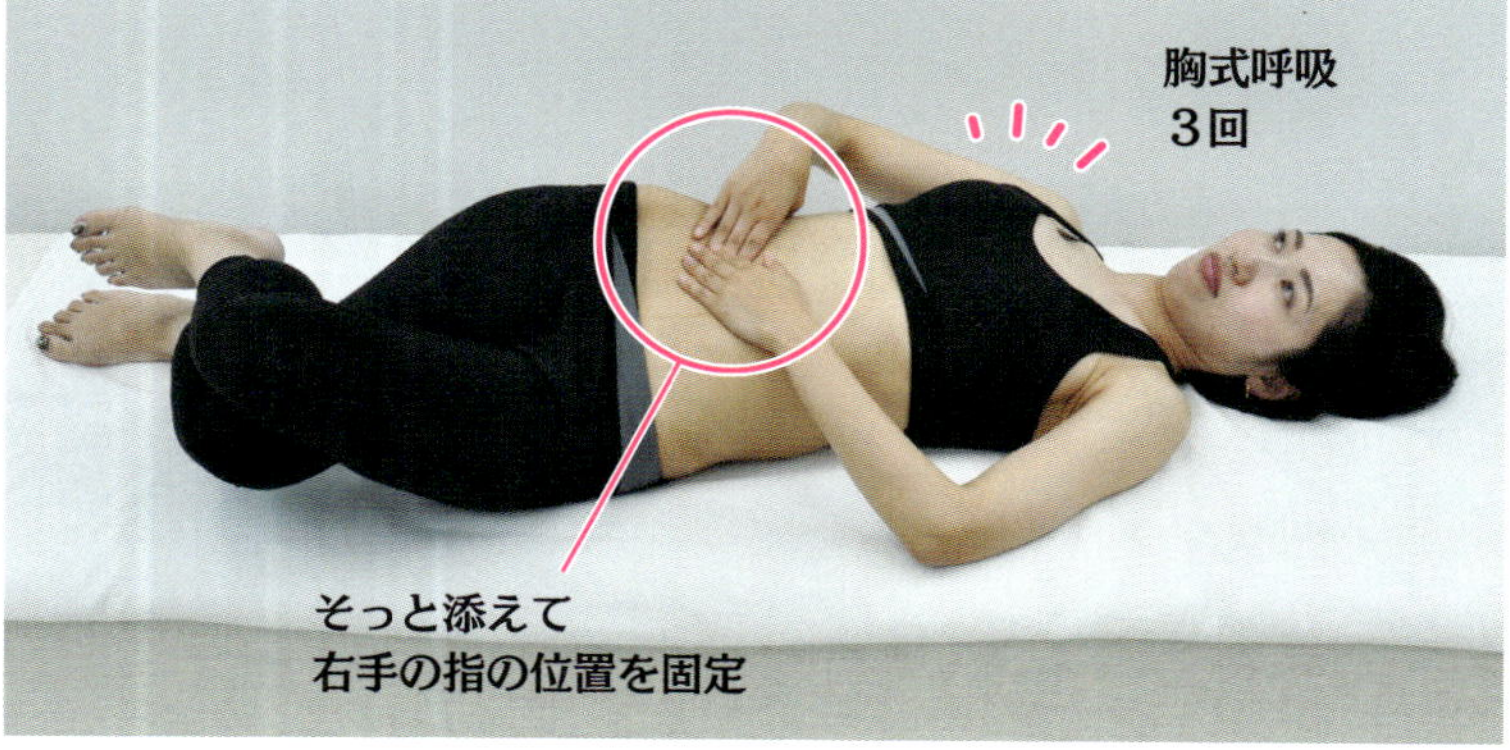

手順5

▶右足を左足の上で組み、右側に倒します。

▶左のウエストのくびれの部分から、自律神経ラインの下段にスリーフィンガーをセットします。

▶右手で左手の指の位置を固定し、お腹を膨らませないように胸式呼吸をゆっくりと３回繰り返します。

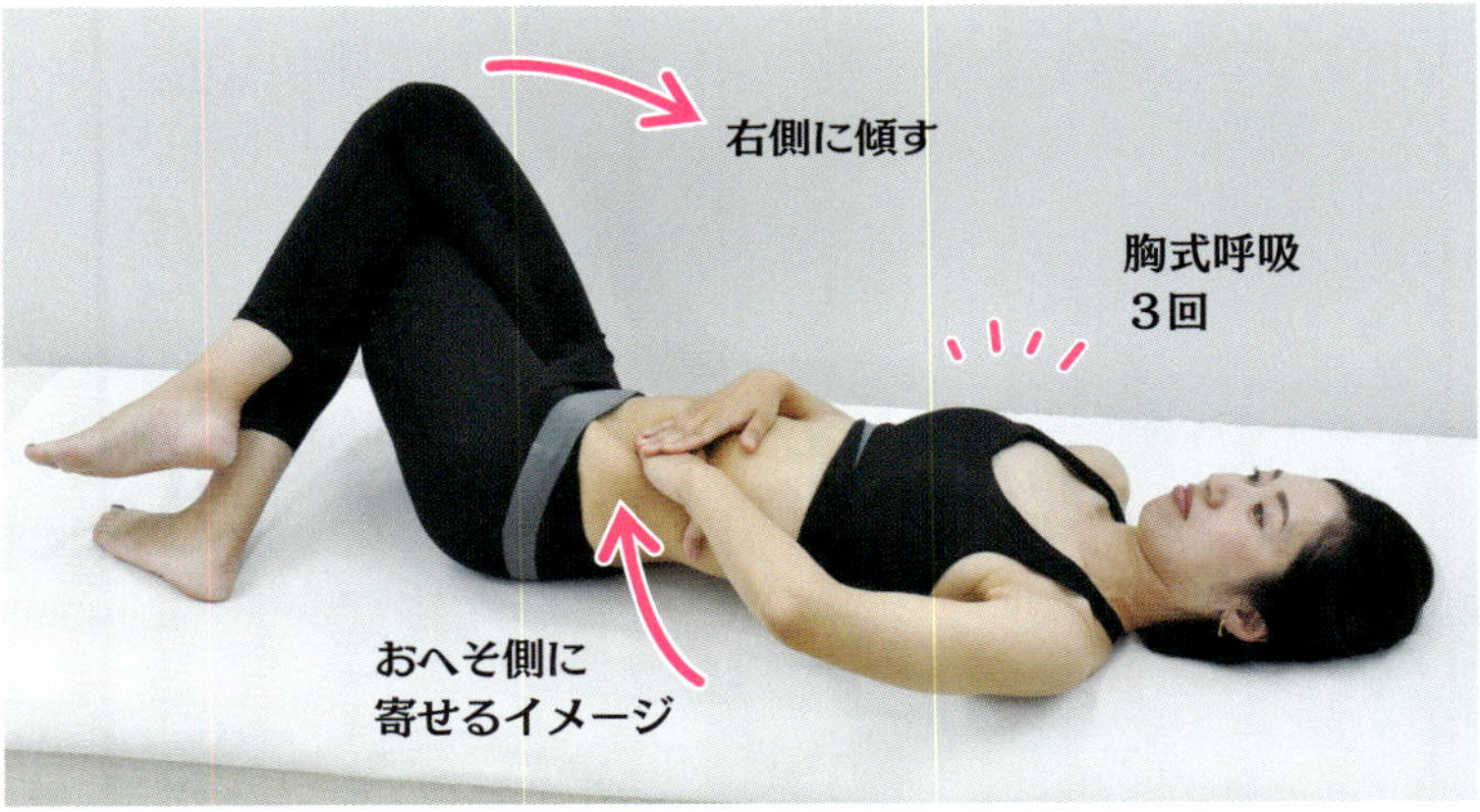
右側に傾す
胸式呼吸
3回
おへそ側に
寄せるイメージ

手順6

▶これらの動きを、左右５回ずつ行ったら終了です。

大事なポイント

スリーフィンガーがあたる場所の奥のほうに、硬さを感じる部分があります。その部分が体の左右にズレると、筋肉が引っ張られて痛みが生じます。この部分の腸を中心（おへそ側）に寄せる（中心に上げていく）ことで、筋肉が緩み、血流がよくなり、楽に動けるようになります。

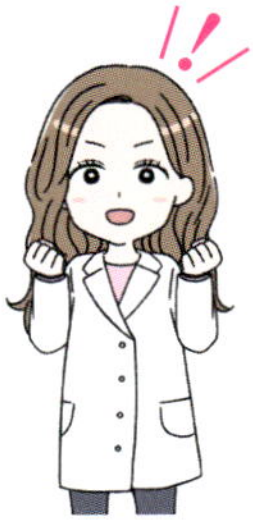

4 足のむくみや冷えに効くアゲアゲ腸律

落下腸は、足のむくみにつながります。腸がスリーピーポケットに入り込むと、腸内の内容物が周囲の血管やリンパ管を圧迫し、血液の流れを悪化させます。血流やリンパの流れが滞ることで、冷えが生じやすくなり、周辺の筋肉が影響を受けます。

冷えた筋肉は代謝が低下しやすく、結果として、脂肪が蓄積されやすくなってしまいます。

手順 1

▶ 仰向けになり、片方のひざ（写真では左足）を立てて、かかとをお尻に近づけます。

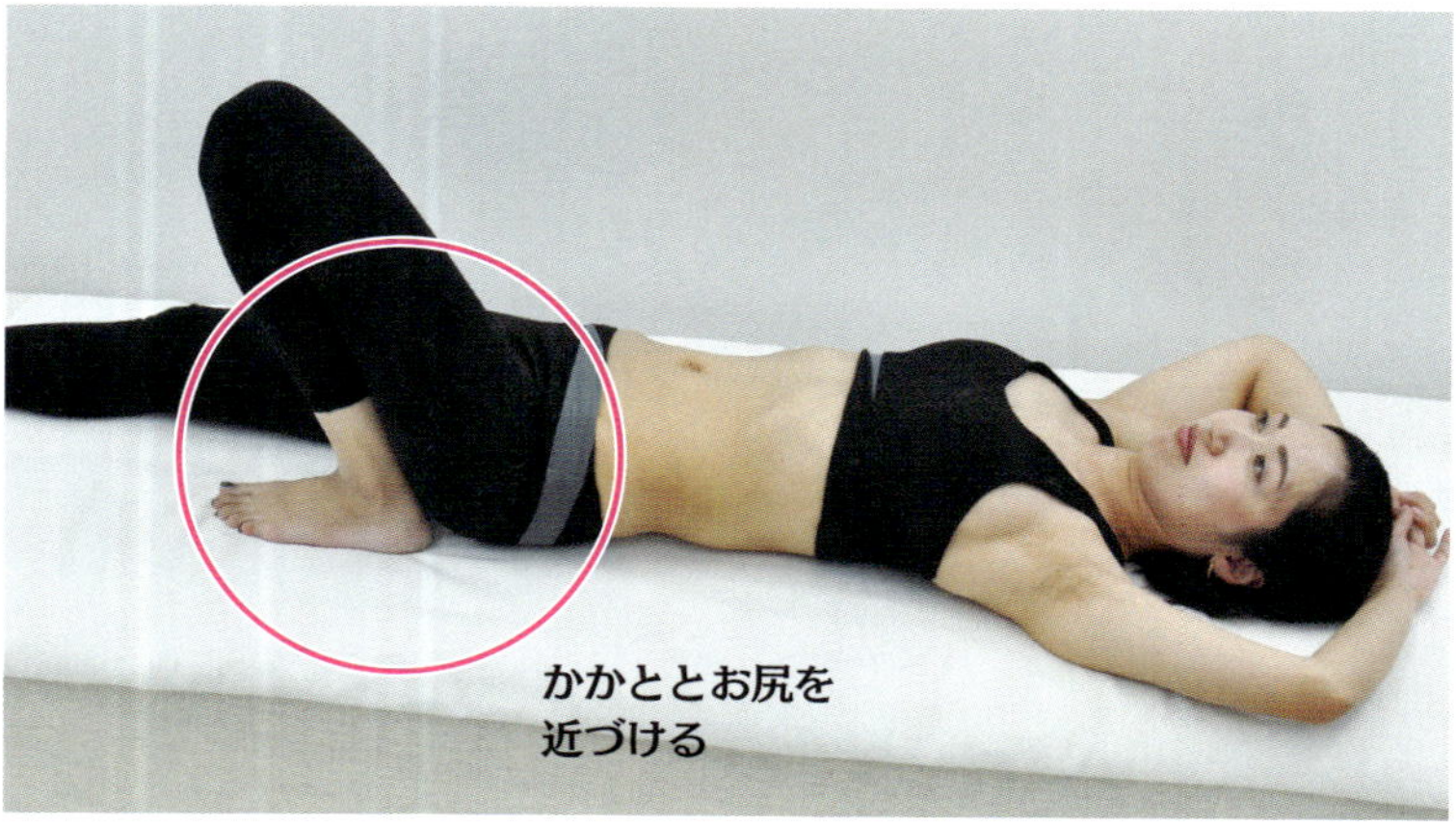
かかととお尻を
近づける

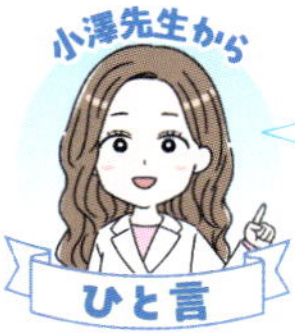
小澤先生から
ひと言

ひざに痛みがある人は、無理をせず、できるだけ近づけるぐらいのイメージで行ってください。

※この腸律は、ベッドや布団、ヨガマットなど、すべりにくいものの上で行ってください。

手順 2

▶ 立てている左足のひざを前方に伸ばします。
▶ 足の付け根（そけい部）が伸びて、お尻も自然に少し上がってくることを確認します。

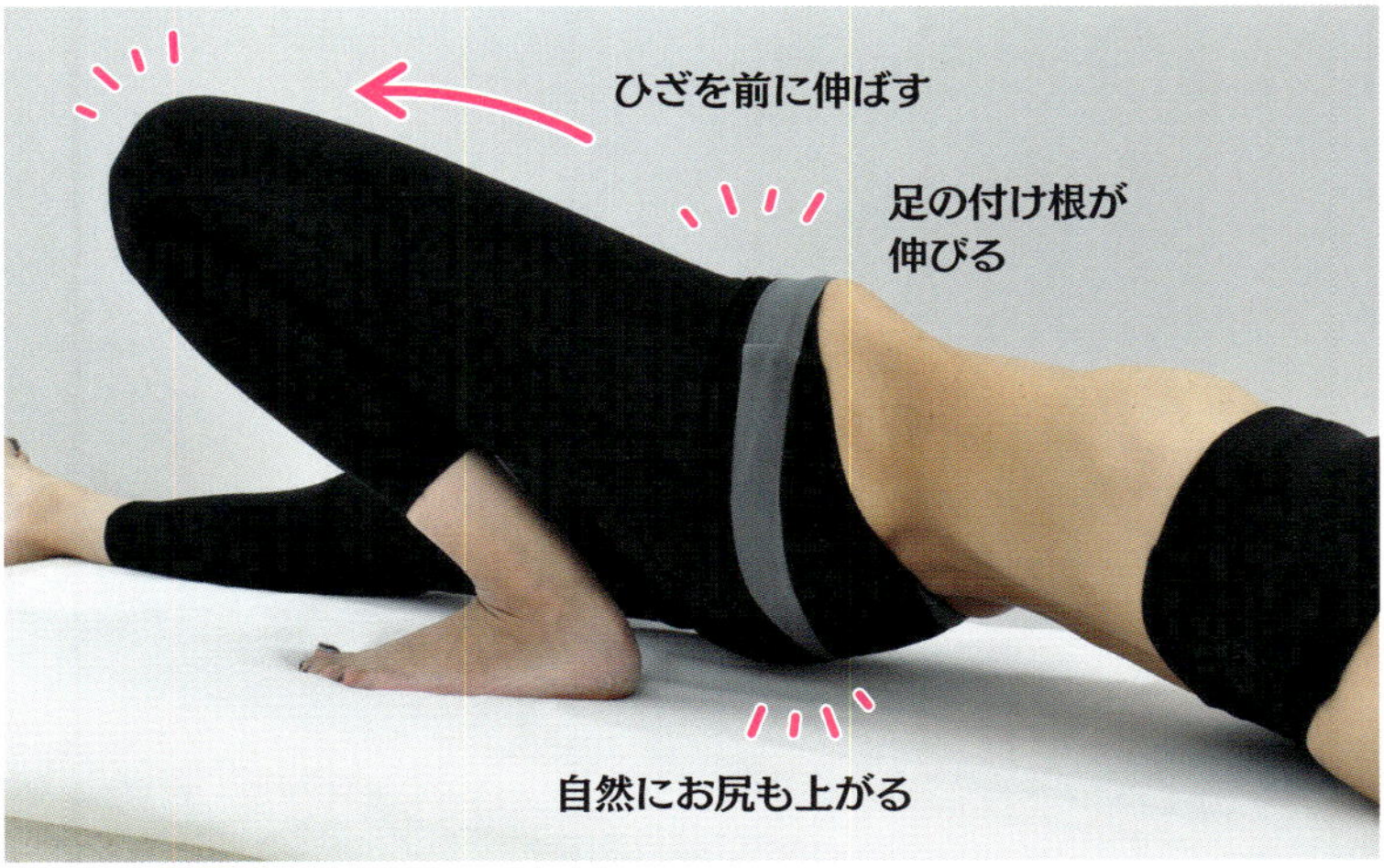
ひざを前に伸ばす
足の付け根が
伸びる
自然にお尻も上がる

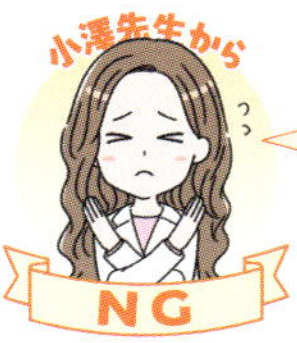
小澤先生から
NG

かかとをお尻に近づけない状態でひざを前方に伸ばしても、足の付け根は伸びません。

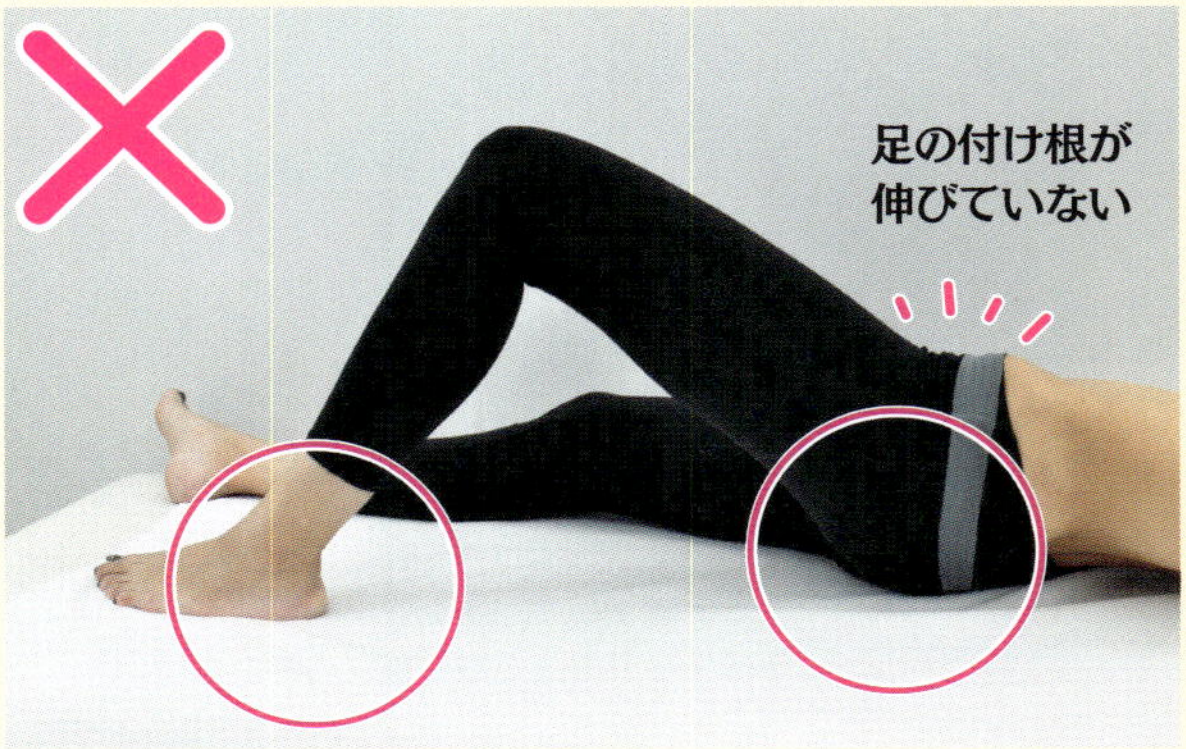
足の付け根が
伸びていない

手順 3

▶ ひざを前方に伸ばした状態で、左のスリーピーポケットに、左手でペタルプレスします。

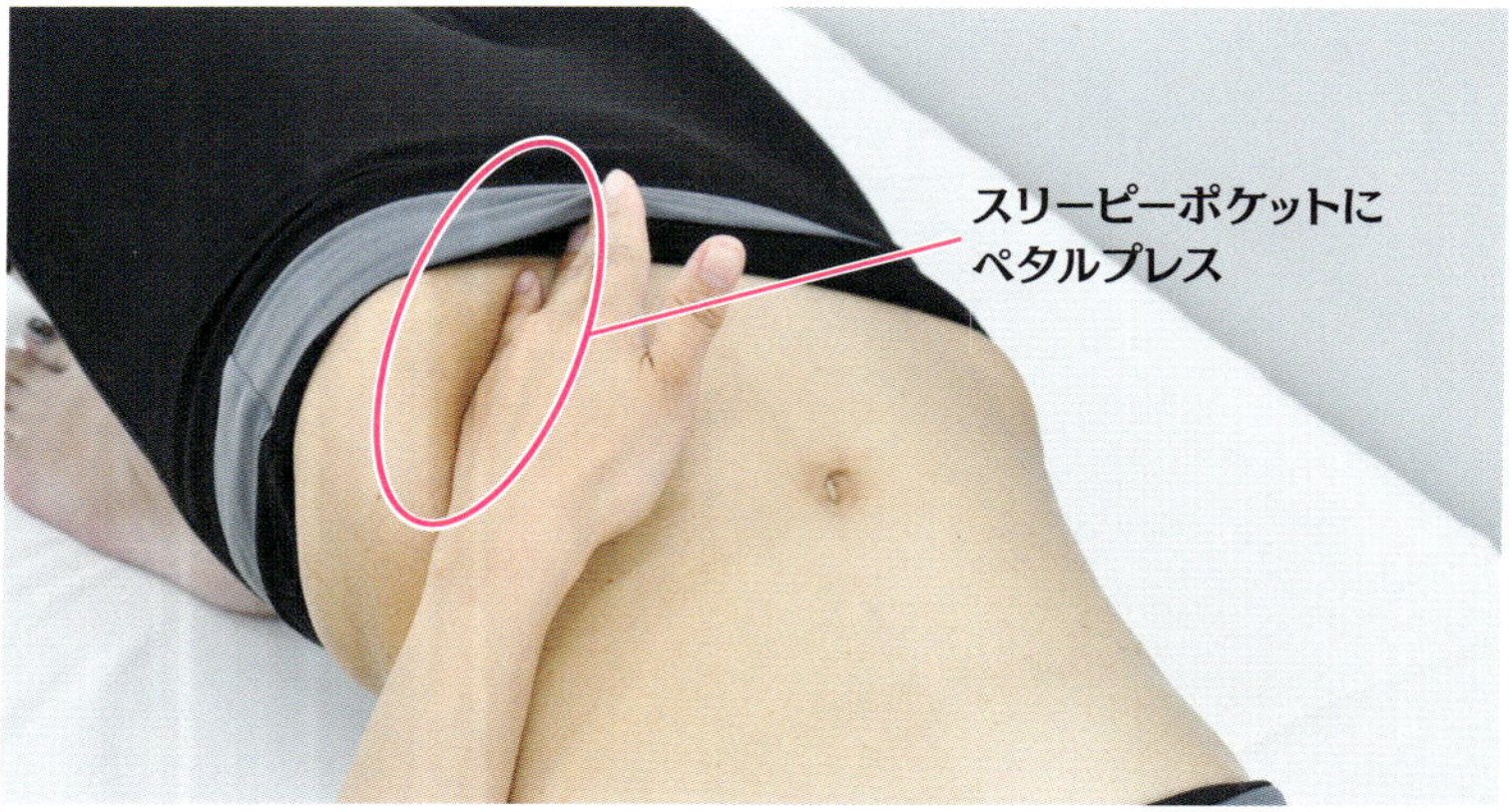

手順 4

▶ 右手を左手に添えて、ひざを前に倒してお尻を上げ、ペタルプレスでお腹の肉を上げていきます。お腹の肉をおへそ側へ引き寄せるイメージで行います。

▶ お腹の肉を引き寄せ終わったら、ゆっくりとお尻を下ろします。

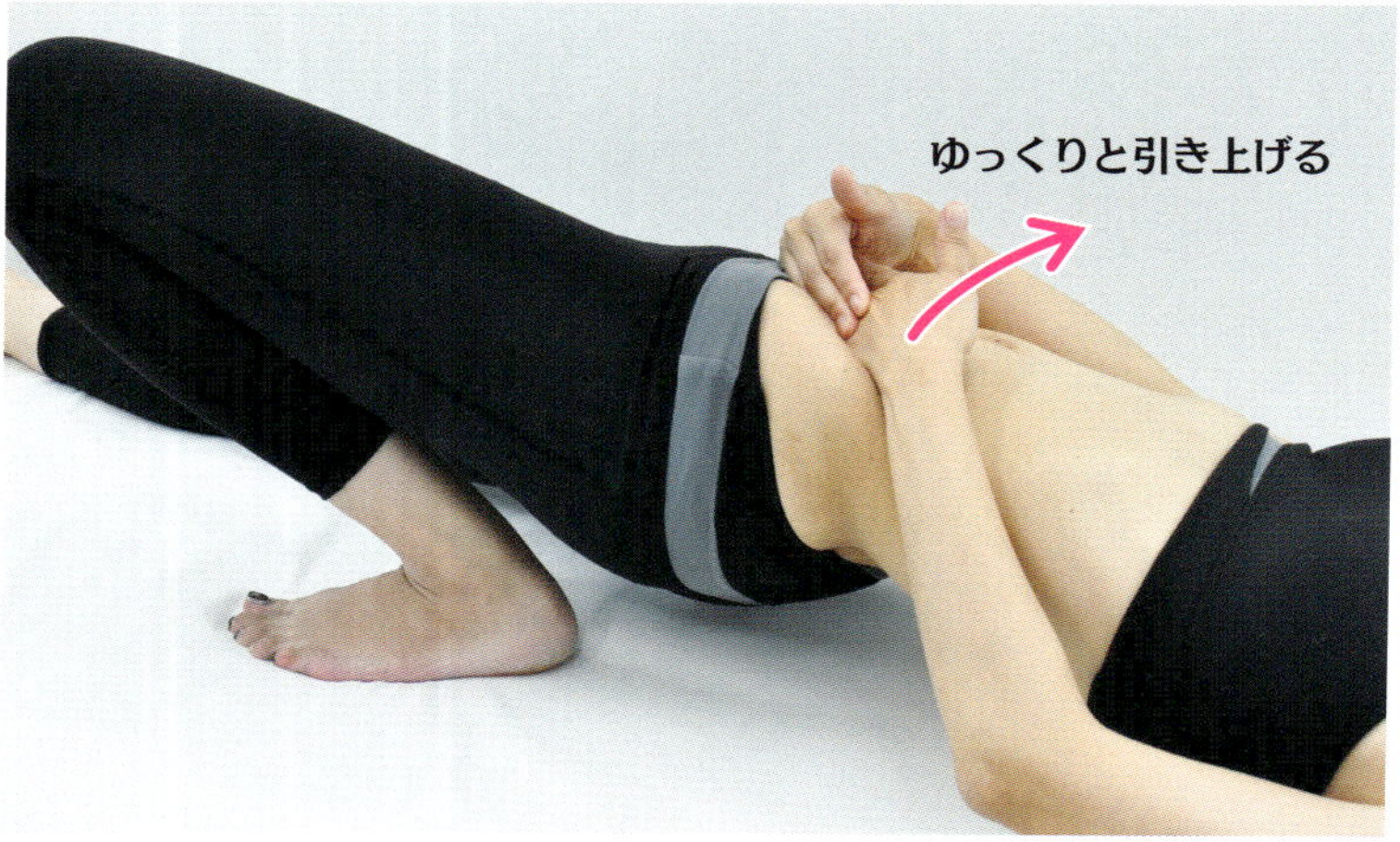

手順５

▶ 右側も同じように行います。

▶ これらの動きを左右５回ずつ行ったら終了です。

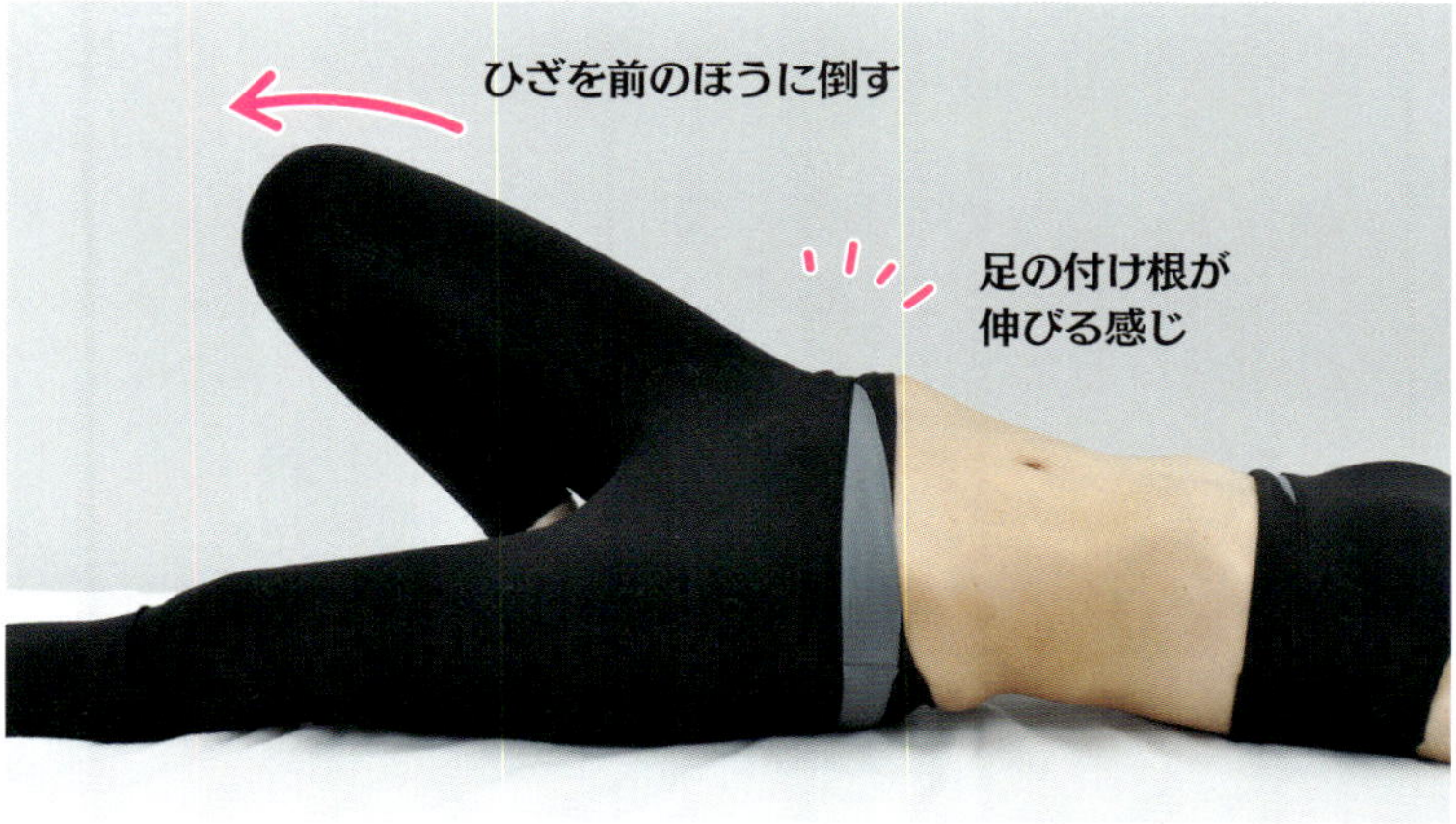
ひざを前のほうに倒す
足の付け根が
伸びる感じ

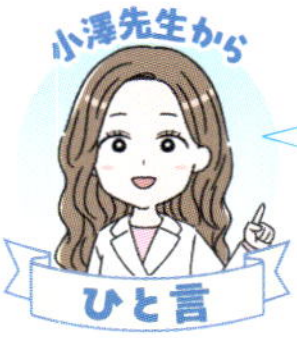
小澤先生から
ひと言

ペタルプレスからおへそ側へ引き寄せる際、反対の手を添えると上げやすくなります。

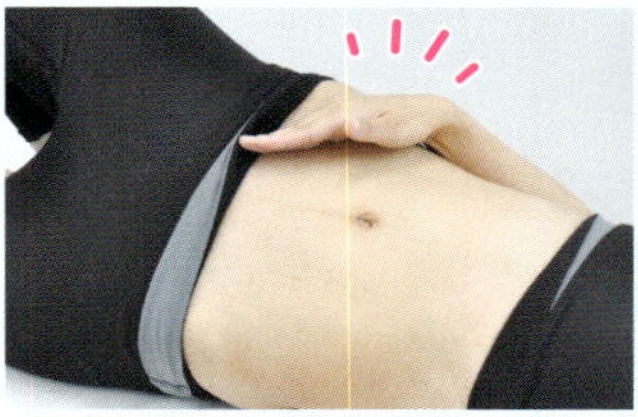

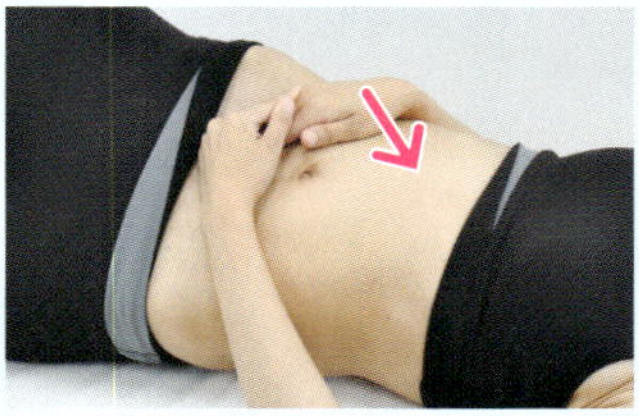

大事なポイント

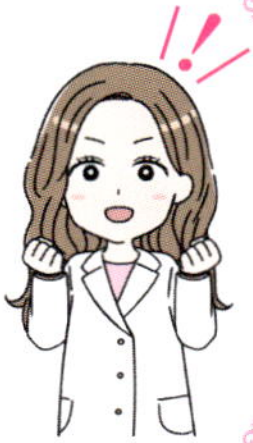

ここではひざを前方へ倒すことにより、足の付け根部分（そけい部）に隙間を開けるイメージです。隙間が開くことで血液やリンパなどの流れが促進され、めぐりがスムーズになり、むくみや冷えが改善されます。

5 頭がさえて物忘れが減るアゲアゲ腸律

腸が下がるとその重みで腸の動きが鈍くなり、血流が悪くなって消化・吸収力が低下します。その結果、体に必要な栄養や酸素が行き届かなくなり、特に脳への供給が減ることで認知機能に悪影響を及ぼしてしまいます。

手順 1

- 正座、またはイスに腰掛けます。
- 両方のスリーピーポケットに、ペタルプレスをセットします。

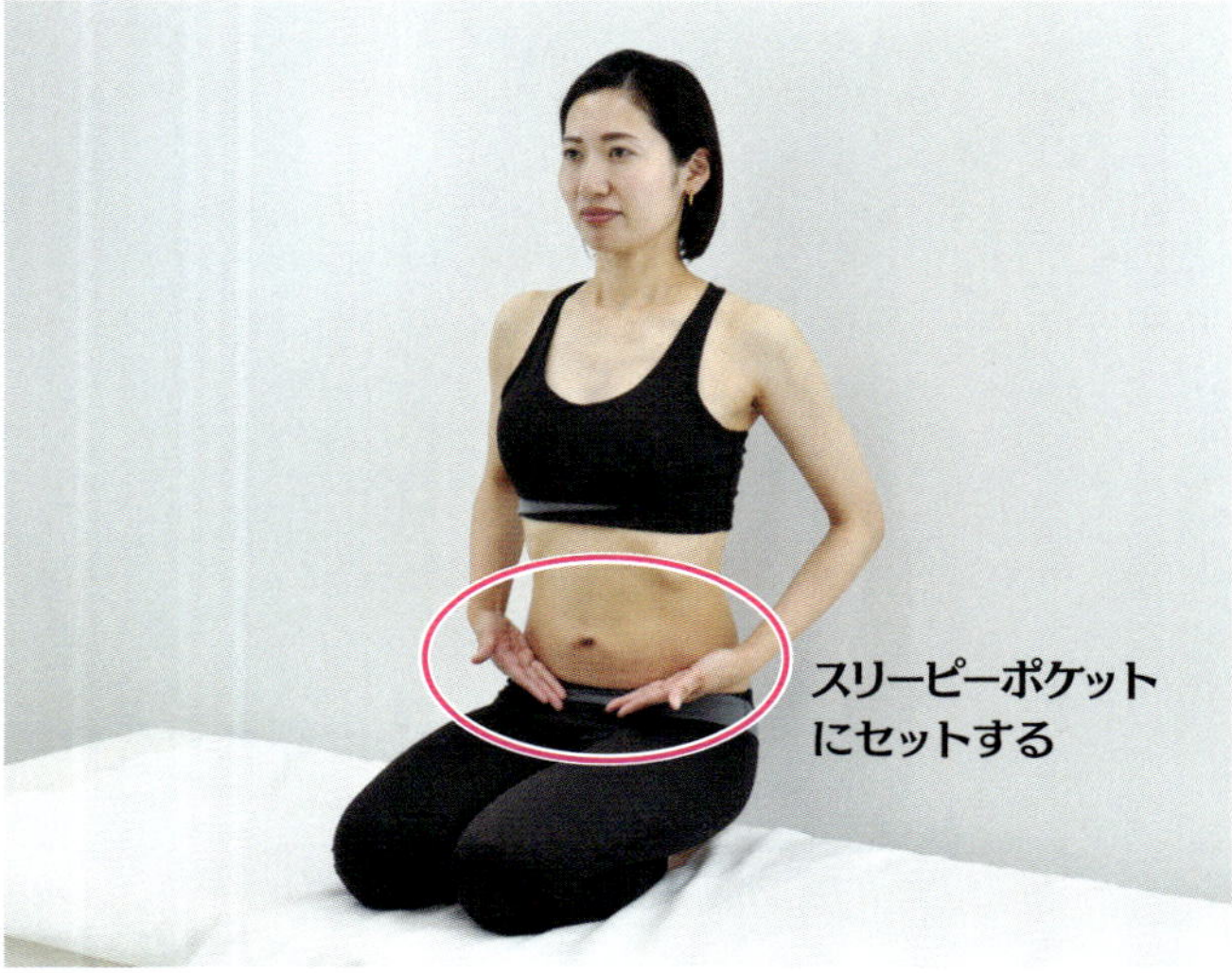
スリーピーポケット
にセットする

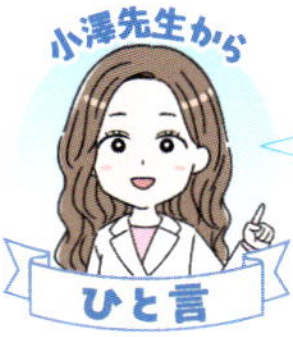
小澤先生から
ひと言

腸が上がるのはもちろんですが、腰や背中の筋肉も一緒に動かすので、体全体が緩みやすくなり、深い呼吸を意識することで酸素が脳までしっかりと運ばれて、集中力もアップします。

※この腸律は、ベッドや布団、ヨガマットなど、すべりにくいものの上で行ってください。

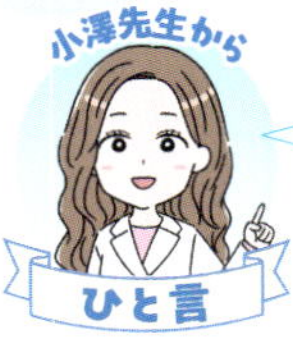

腸の内容物には、血管が通っていないのでそもそも冷たいものです。その冷たい内容物が停滞することで、周辺の臓器も冷えてきます。横行結腸に内容物が溜まると、横隔膜も冷えて硬くなり、呼吸がしにくくなり、肺に負荷がかかります。そうすると、脳の酸素が足りなくなり、集中力の低下や物忘れが多くなってきます。

横行結腸に内容物が停滞

↓

横隔膜が冷える

↓

呼吸がしにくくなり肺に負荷がかかる

↓

脳の酸素が足りなくなり集中力が低下。物忘れも多くなる

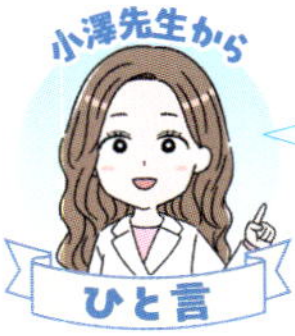

イスに座って行う場合は、低くて動かないイスを使ってください。座面が不安定だと、ペタルプレスがスリーピーポケットからズレてしまいます。正座ができない人は、あぐら座りでもOKです。

また、フローリングのような硬い床に直接正座をすると足を痛めることがあるので、ヨガマットや座布団の上で行うと安全です。

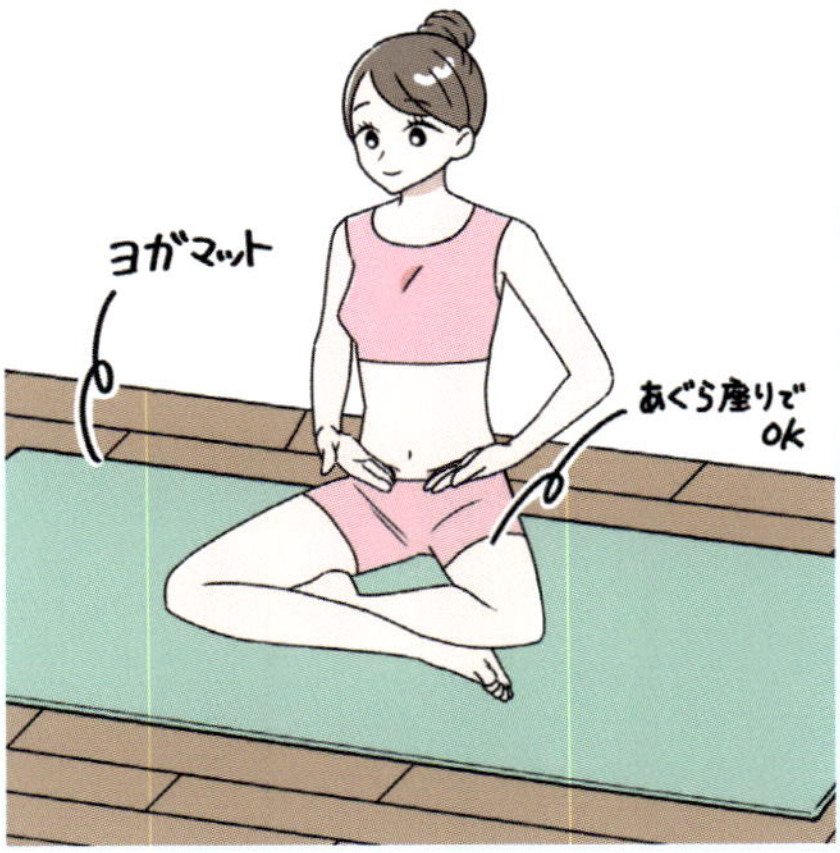

手順 2

- ペタルプレスの圧は、小指がスリーピーポケットに1cm くらい入る程度です。
- そのままゆっくりと息を吐き、お腹と太ももがつくまで体を倒していきます。

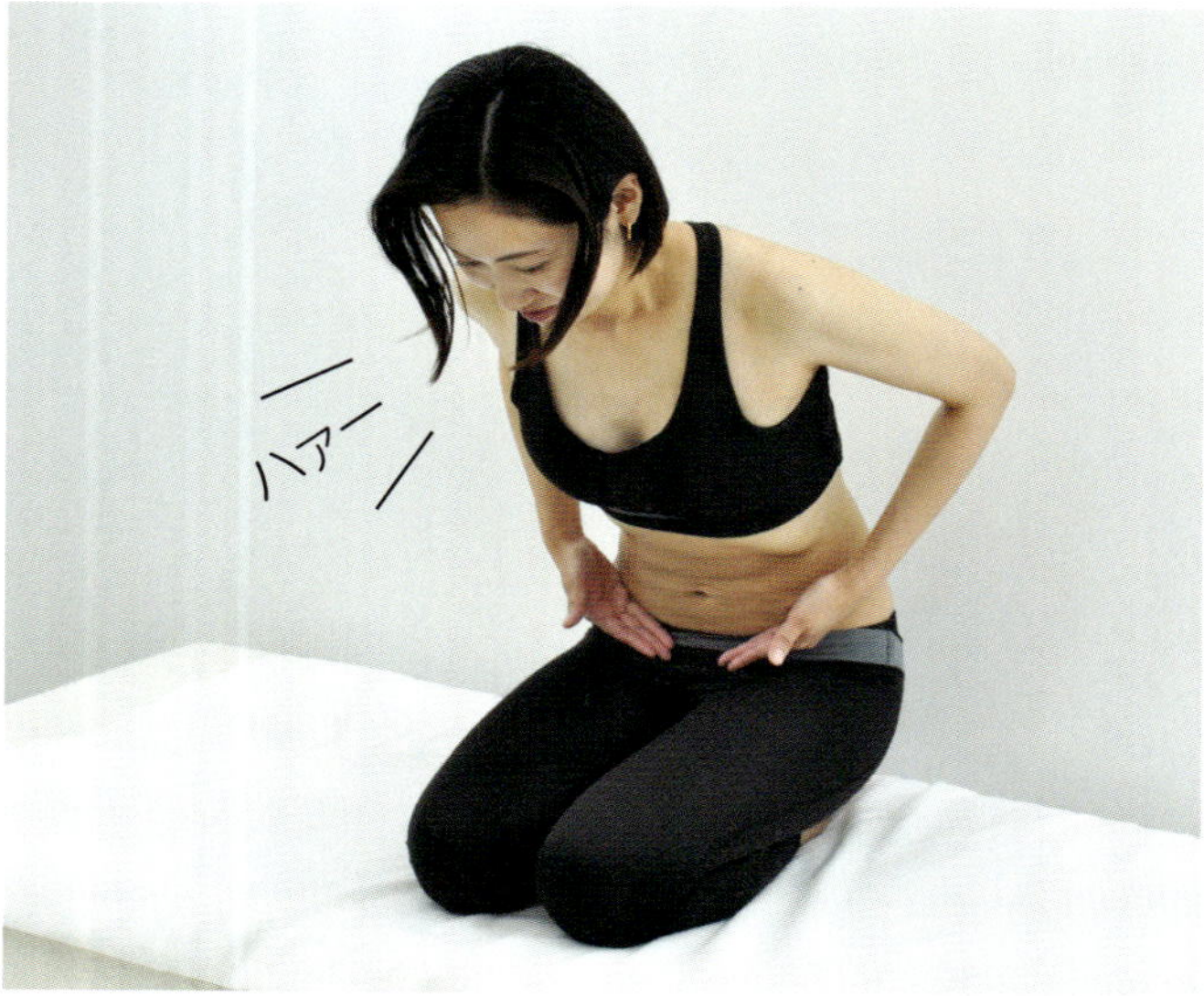

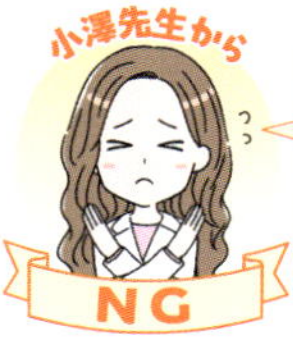

足を片側に崩して座って行うと、偏った部分に圧がかかってしまうので危険です。

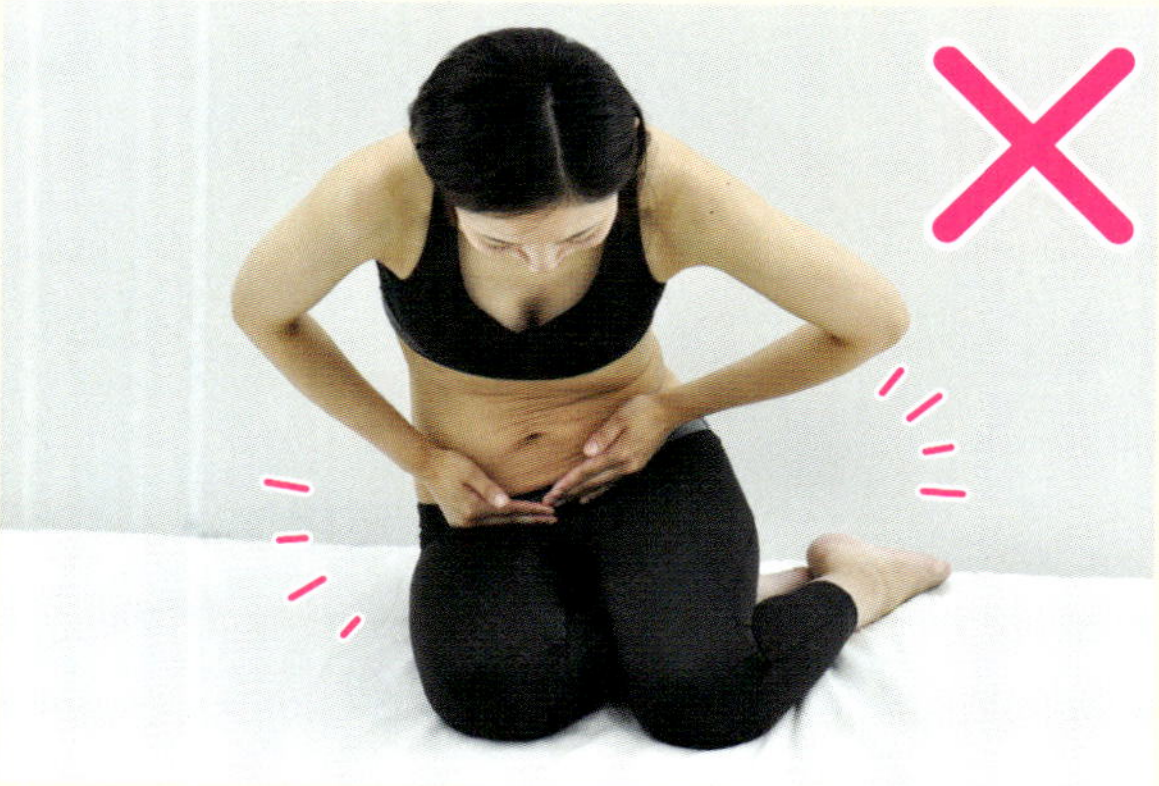

手順 3

- お腹と太ももがついたときに息を吐き切り、そのまま胸を膨らませるイメージで胸式呼吸を行います。
- 息を吸うときに、胸が膨らむのと同時に背筋も伸びます。
- ５回ほど胸式呼吸を繰り返したら、息を吸うタイミングでゆっくりと上体を起こします。

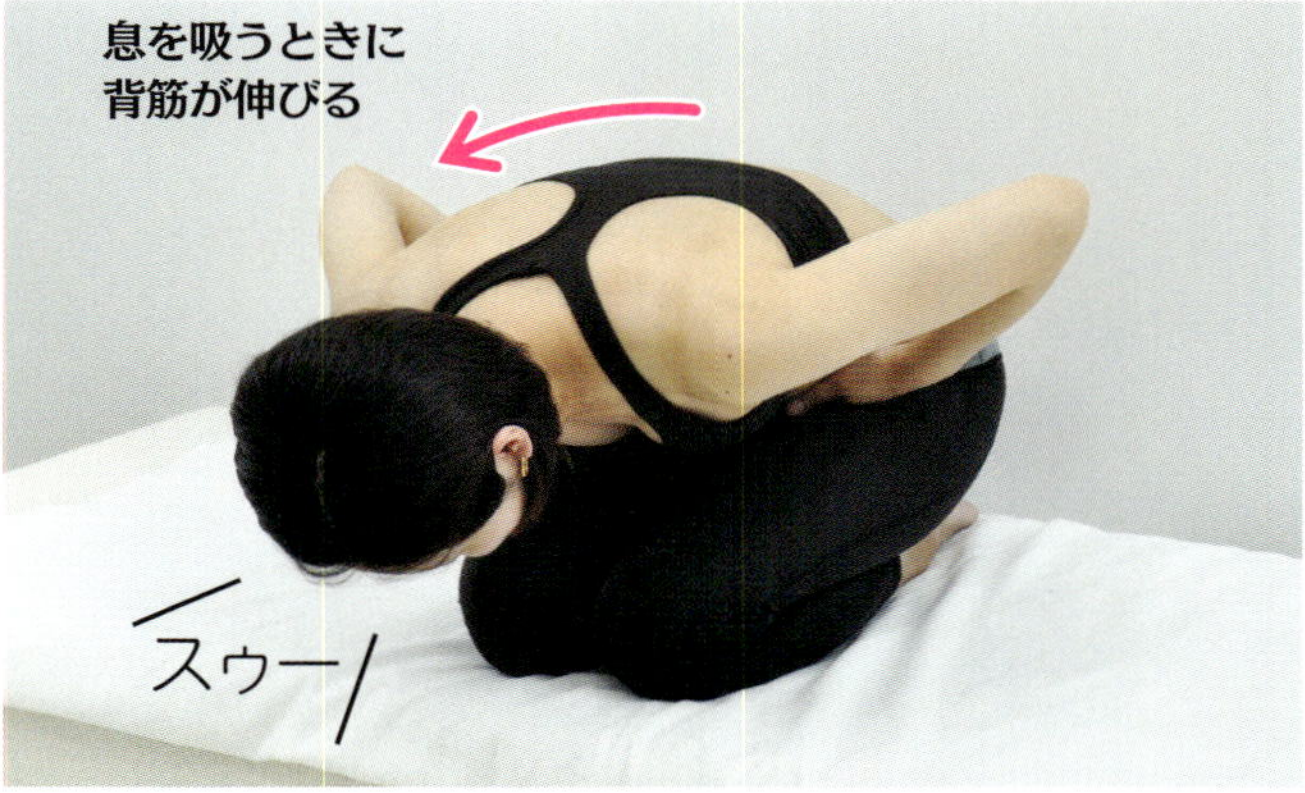

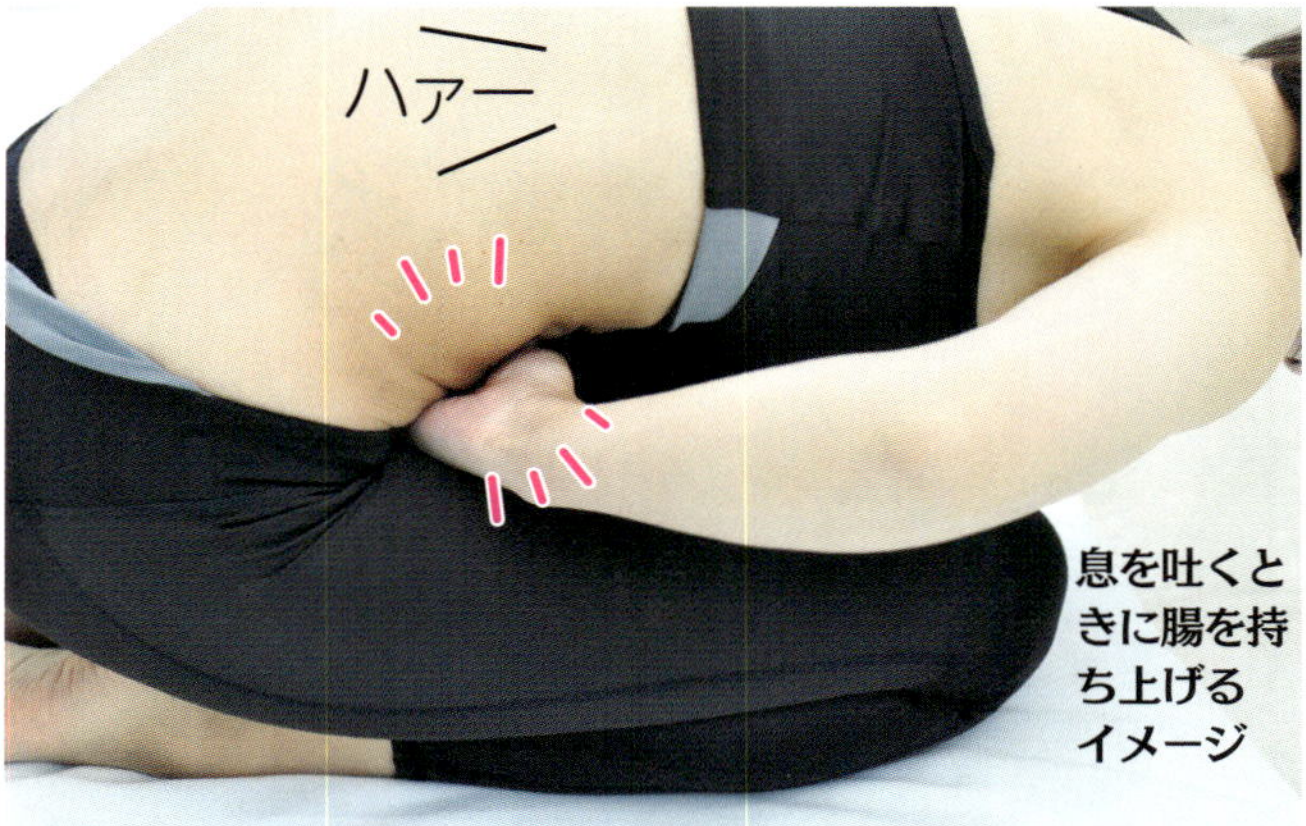

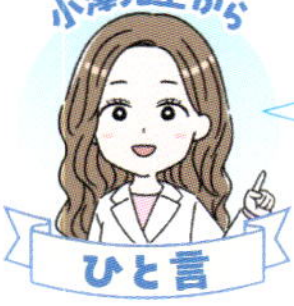

胸と太ももがついた状態で、息を吸うときはグンと背筋が伸びる感覚です。顔はなるべく床と平行にしてください。

手順 4

▶ 手順1～手順3では、両手をスリーピーポケットにセットしましたが、ここからはおへその高さでペタルプレスをセットします。

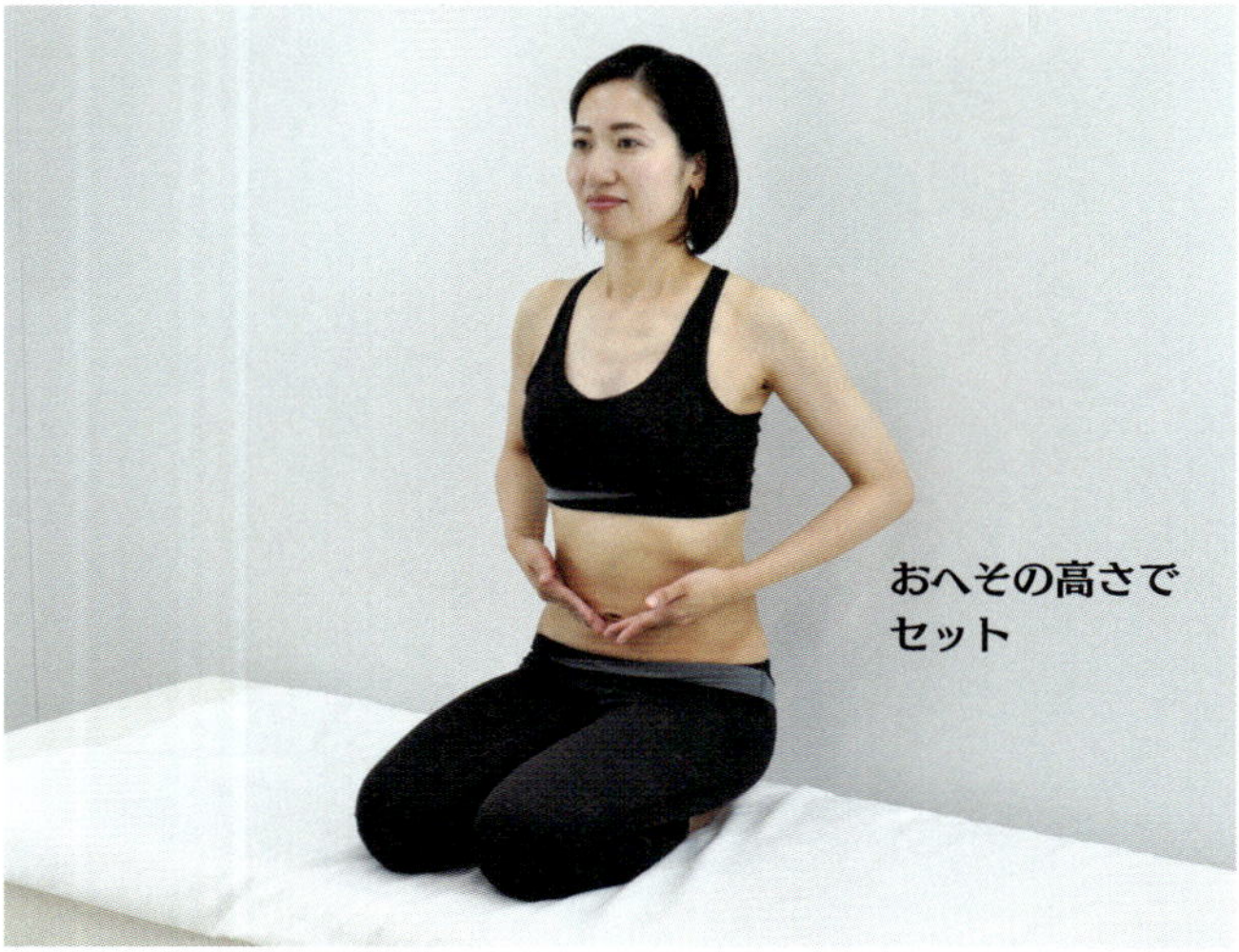
おへその高さで
セット

手順 5

▶ 手順2と同じように、上体を前に倒すときに息を吐き、お腹と太ももがついたときに息を吐き切ります。

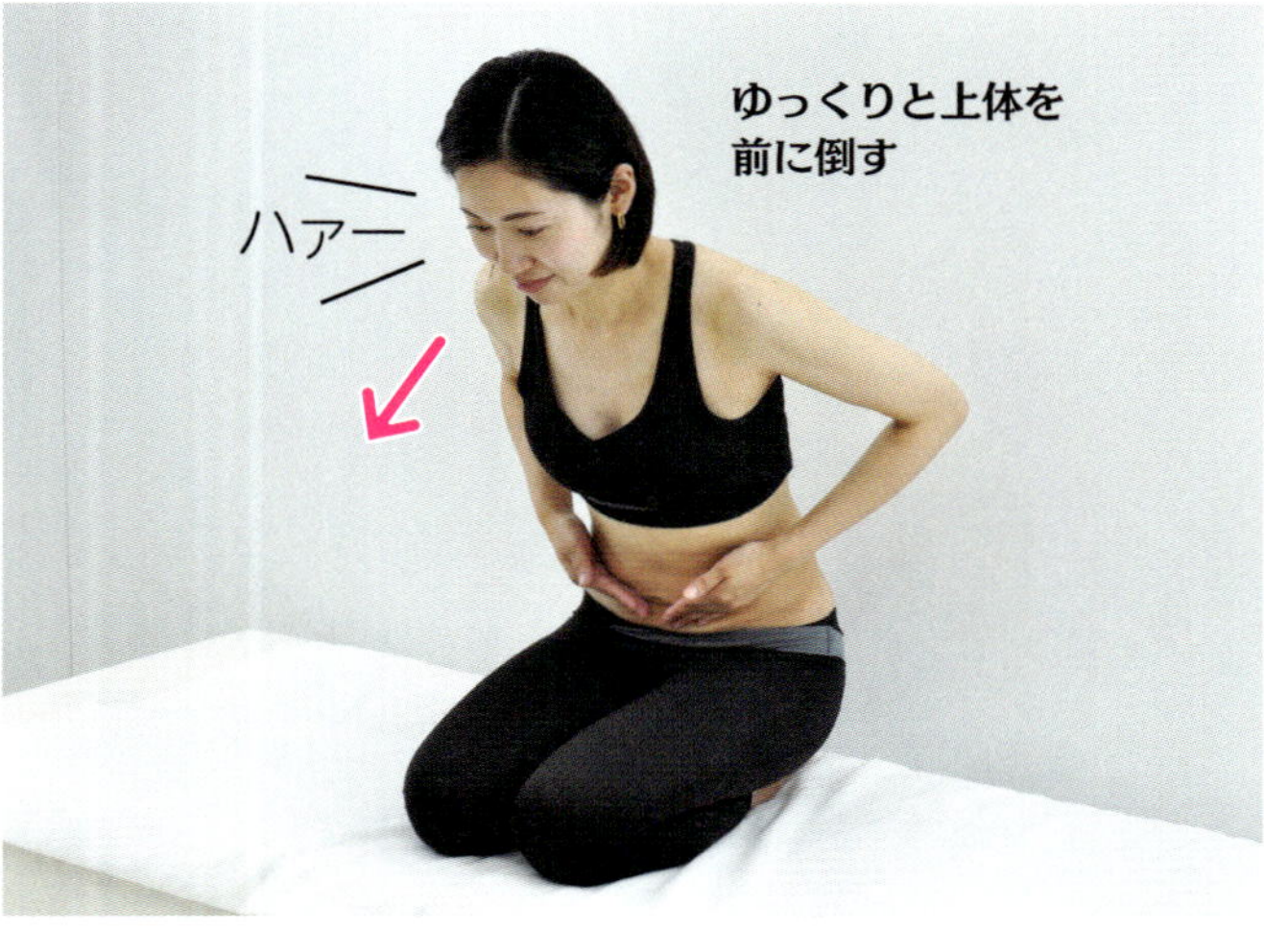
ゆっくりと上体を
前に倒す
ハァー

手順 6

▶ 息を吸うタイミングでゆっくりと上体を起こします。

▶ 胸式呼吸で深く、ゆっくりと呼吸します。

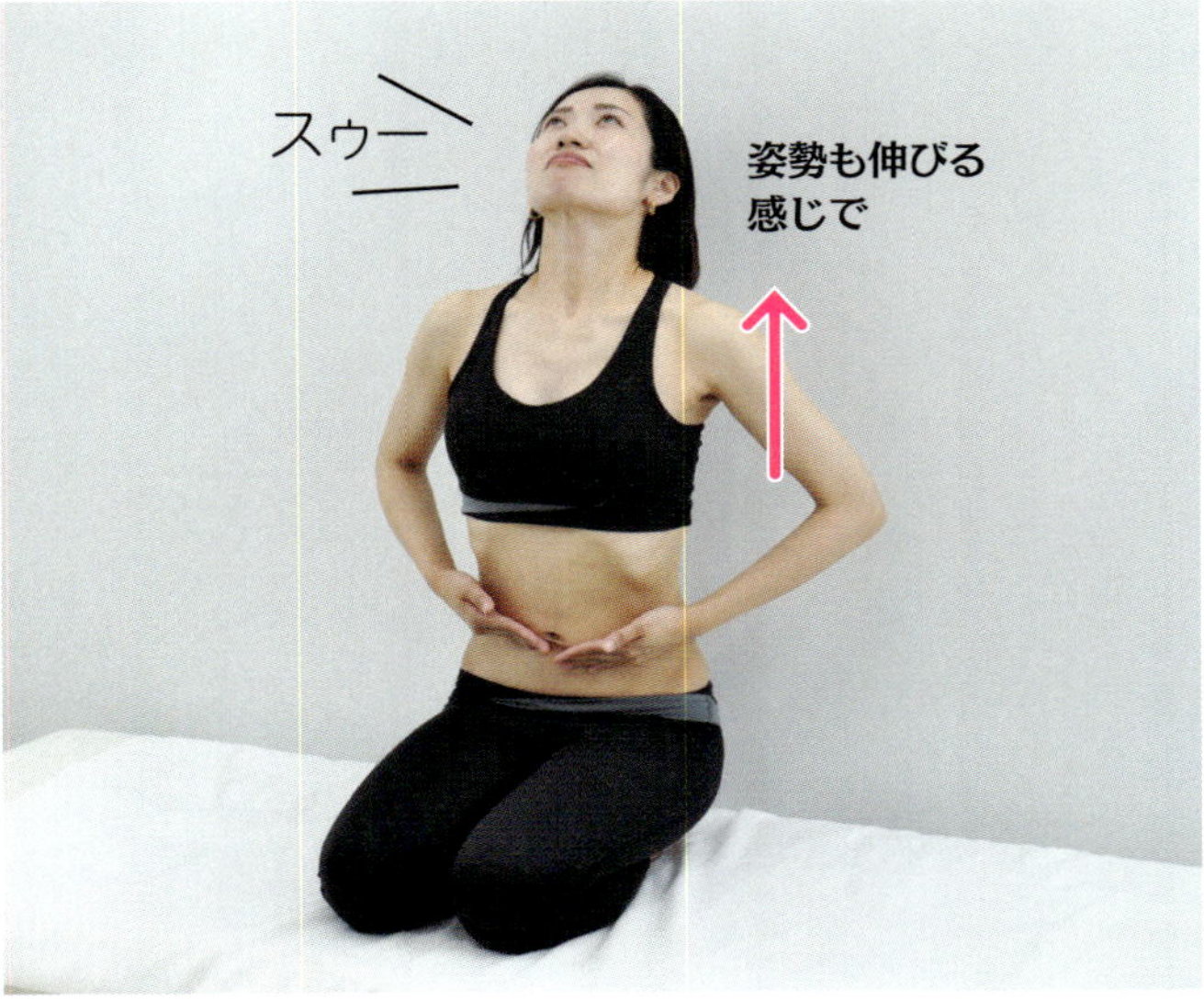

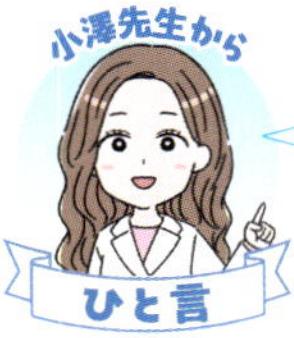

手の温かさを十分に感じながら行うことがポイントです。また、背筋が伸びてくることを感じながら行いましょう。

大事なポイント

胸式呼吸で、胸をひざに押しつけるようなイメージで息を吸い込みます。その時に、背筋が伸びて、腹腔に隙間ができる感覚です。吐く息のタイミングで、下がってくる腸をペタルプレスでせき止めているイメージで行ってみてください。

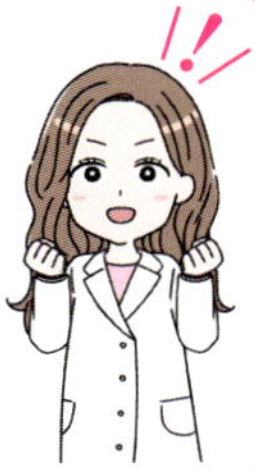

腸律施術ケース④

頻尿・尿もれの新たな解決法を発見！　紙パンツが不要に

Dさん（女性・50代　経営者）

自称健康オタクのDさんは、ヨガやピラティス、食事療法など、体に良いことはなんでも取り入れてきましたが、50代後半から頻尿と尿もれに悩まされ、骨盤底筋体操にも取り組みましたが効果はなし。紙パンツの着用を検討していたほどでした。

Dさんのお腹を施術してみると、驚きの原因が明らかに。食物繊維の摂りすぎで消化・吸収が追いつかず、腸に残った内容物で腸が下がり、膀胱を圧迫していたのです。腸を元の位置に戻す施術とセルフ腸律、腸に負荷をかけない食物繊維の摂り方などをお伝えし、それを続けてもらうことで、Dさんの症状は見事に改善！　今では海外旅行も楽しんでいるそうです。

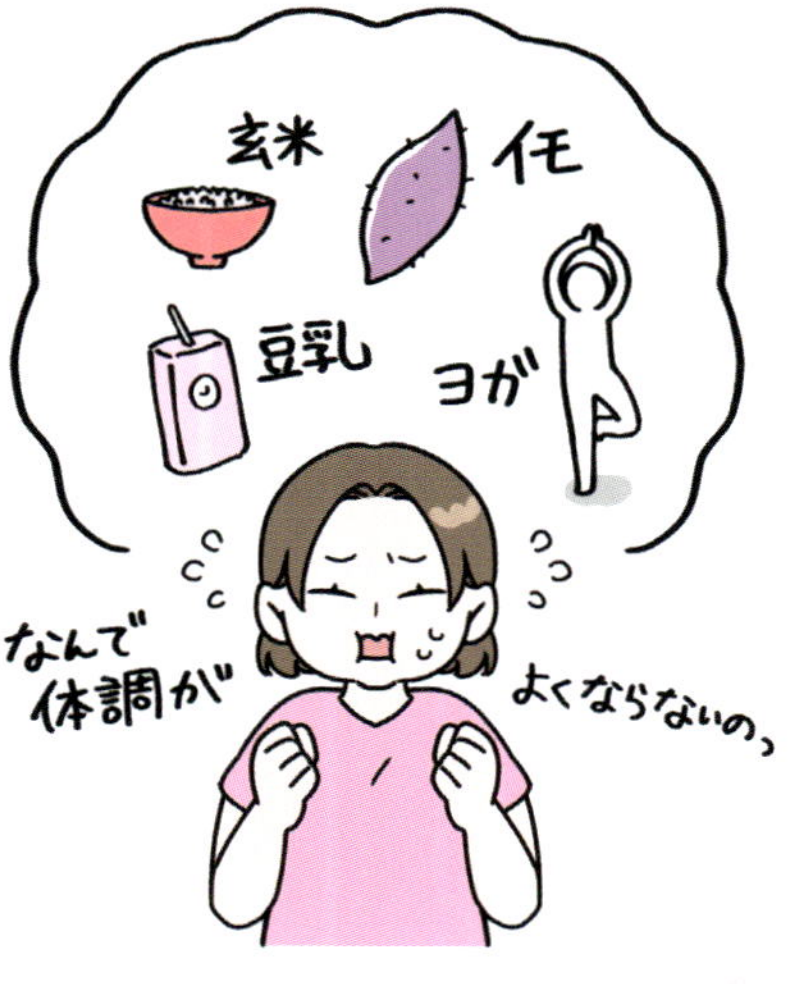
玄米
イモ
豆乳
ヨガ
なんで体調が
よくならないの…

第5章 「腸律的生活習慣改善」のススメ

1 症状別の「腸律的生活習慣改善」のアドバイス

私のサロンでは、腸律の施術をするだけではありません。まずは、お客様に「腸律ヒアリングシート」（157ページ参照）にご記入いただき、腸の状態をしっかりと把握します。それをもとに、一人ひとりに最適なカウンセリングとアドバイスを行っています。

ここでは、第4章で紹介した症状別の「アゲアゲ腸律」の際に、お客様にお伝えしているアドバイスをご紹介します。

✿頻尿や尿もれに悩む方への腸律的アドバイス

一般的に、尿もれ対策では骨盤底筋を鍛えていきますが、**腸が下がっていると、落ちた腸の重さで骨盤底筋はまた緩んでしまいます**。

腸律的には、アゲアゲ腸律を先に行い、腸をしっかりと上げてから骨盤底筋を鍛えていくと、より効果が感じられると考えています。

ただし、腸は重力でまた下がってきます。生活習慣改善のアドバイスとしては、アゲアゲ腸律を1日のどこかで**ルーティンとして必ず行う**ということです。

腸は、筋肉でできていますので、何歳からでも鍛えることはできます。でも、筋力トレーニング（筋トレ）は1日やったからといって筋肉がつくわけではありません。

腸律も毎日の積み重ねが大切です。重力で下がりやすかった腸も、毎日しっかりと緩ませて上げていくと、次第に下がりにくい腸になっていきます。「**コツコツ続けることが一番のコツ！**」ということです。ちなみに、私は毎日寝る前と起きた直後に行っています。

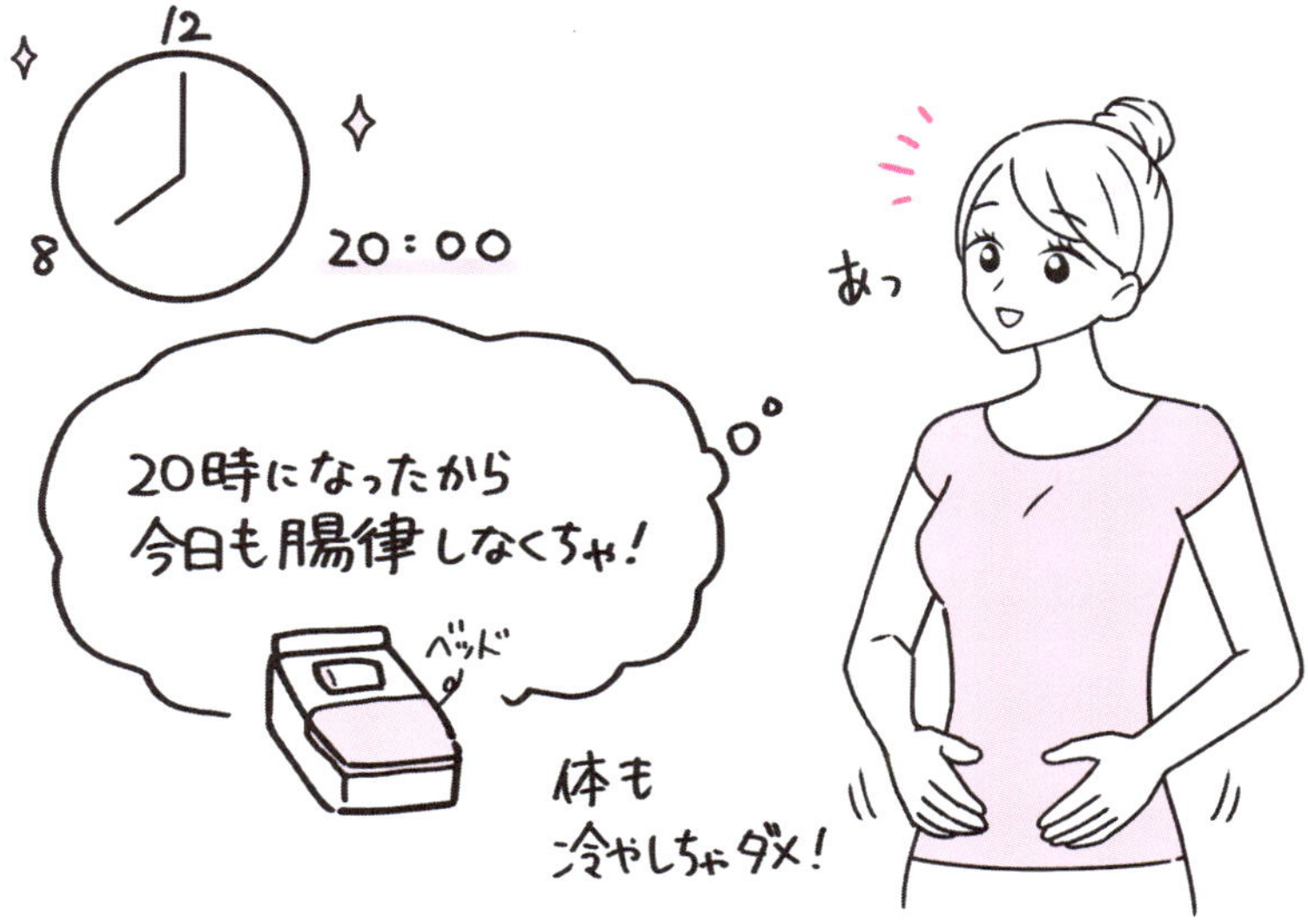
12
8
20：00
あっ
20時になったから
今日も腸律しなくちゃ！
ベッド
体も
冷やしちゃダメ！

毎日のルーティンとしてコツコツ続けることが大切です。

反り腰や猫背、巻き肩に悩む方への腸律的アドバイス

まずは、平らな場所で仰向けになってください。腰と床の間に手のひらが入る方は、反り腰です。また、肩が浮いている方は、猫背で巻き肩です。両手をあげても手が床につかず、お腹が引っ張られる感じがする場合は、腸の重さで体の前面の筋肉が引っ張られているかもしれません。

生活習慣改善の3つのポイント

①**歩く・座る時の意識**：スリーピーポケットあたりから腸を上げるイメージを持つ。
②**胸式呼吸**：スリーピーポケットにペタルプレスし、胸式呼吸を1日数回行う。
③**食事の工夫**：食べすぎによる腸の落下が反り腰の原因かもしれません。腹八分目を心がけ、よく噛んで食べる。

これらの3つのポイントを意識して、姿勢の改善と腸の健康を手に入れましょう！

足のむくみに悩む方への腸律的アドバイス

大量の水を一気に摂取するのではなく、少しずつ、こまめに摂取しましょう。

具体的には、**2時間おきにコップ1杯分の水分を摂るというのが理想的**です（できれば常温で）。また、炭酸水はお腹を張らせてしまい腸に負荷がかかりやすいので、お腹の張りが気になる方は、一時的に控えましょう。

物忘れや認知症を予防したい方への腸律的アドバイス

甘いものの摂りすぎは、腸を糖化させ、冷えや免疫力の低下につながります。これが腸の炎症を引き起こし、さらに脳の炎症へとつながることで、物忘れや認知症のリスクが高まるということが、最近の研究で報告されています。

生活習慣改善の2つのポイント

① 甘いものを控えること！
② よく歩くこと！

理想は1日30分間の歩行ですが、15分間でも効果があります。**歩く前に「アゲアゲ腸律」を行うと血流がよくなり、さらに効果的**です。健康的な生活習慣で、物忘れや認知症の予防に努めましょう！

2

生活習慣改善① お風呂が無理なら足湯も効果的

入浴で腸の温度を上げる

入浴は、寝る1～2時間前に行うのが最適です。温かいお風呂に入ると体の中心温度が一時的に上昇し、手足の血管が広がり、血液循環が促進されます。その後、体温は徐々に下がり始め、体の深部から末梢への熱の放出が進みます。この体温の低下が、自然な生理的反応として眠気を誘発するのです。腸律的には、**体の中心温度は「腸内の温度」**と考えています。

さらに、入浴中の水圧には素晴らしい効果があります。水圧によって、静脈に老廃物が押し戻され、血液循環が改善されます。これにより、肝臓や腎臓が老廃物を効率よく処理し、疲労感の軽減やむくみの改善につながります。また、**水圧は腸の蠕動《ぜんどう》運動を促し、腸内の老廃物を効果的に排出する手助けにもなります。**

足湯でお腹を温める

最近では、「忙しくてお風呂に入る時間がない」という方も増えています。そんな方には足湯をおすすめしています。バケツや桶にお湯を入れ、ひざから下、または足首から下をお湯に10分ほど浸けてみてください。

お湯の温度は45度です。「熱い！」と感じるくらいが目安です。この温度のお湯に足を浸けることで、足の骨から温まり、**その熱が筋肉へと伝わります**。

特に、**脚の大きな筋肉が温まることで下腹部、つまり腸も効果的に温められ**、体全体の血流が改善されます。

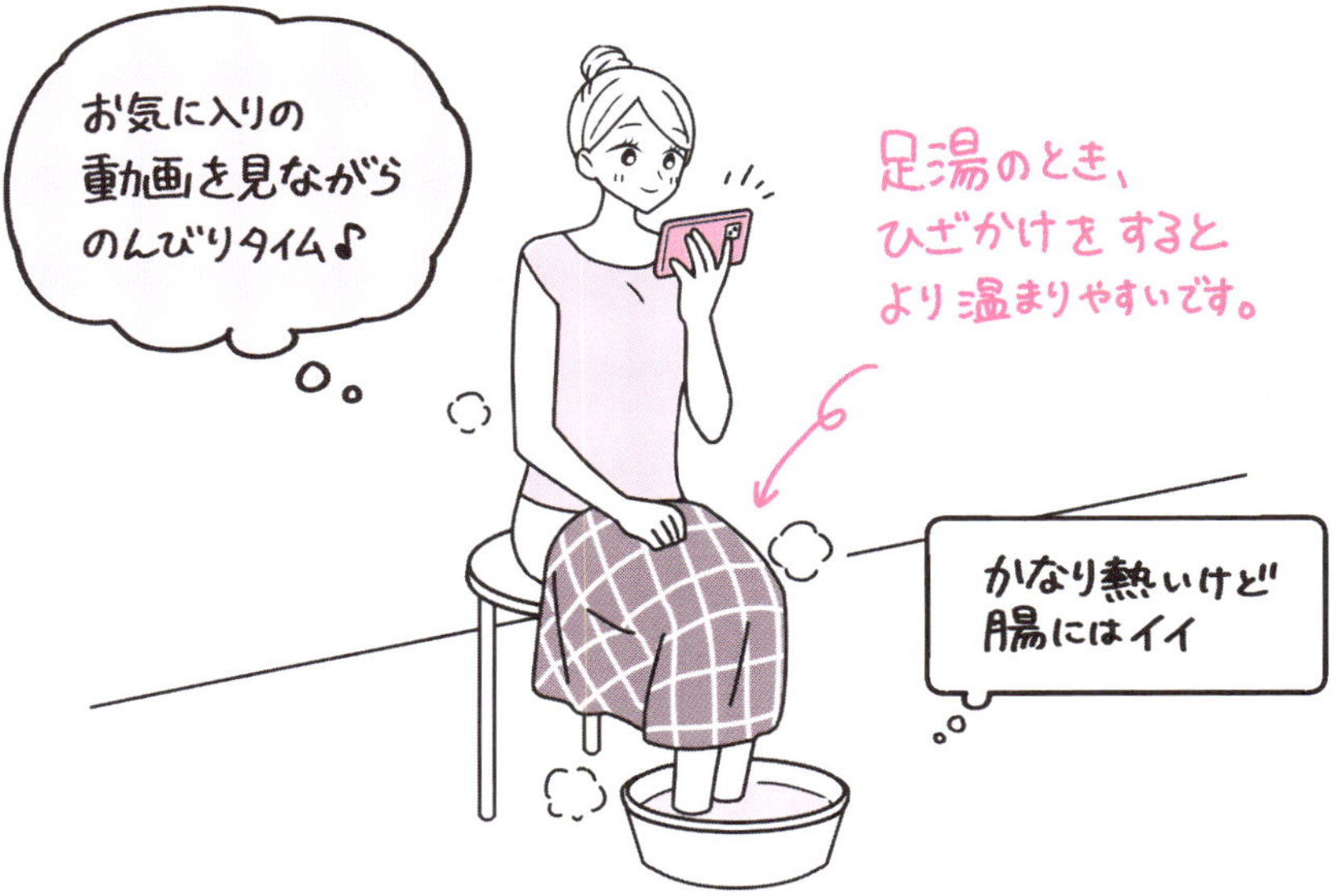
お気に入りの
動画を見ながら
のんびりタイム♪
足湯のとき、
ひざかけをすると
より温まりやすいです。
かなり熱いけど
腸にはイイ

足湯の理想は、ひざ下から、難しければ足首から下を45度のお湯に約10分浸けます。

3

生活習慣改善② 腸のお掃除！ 2つの腸内洗浄法

病院で大腸の内視鏡検査を受けたことがある方は、検査前に腸内を空っぽにするための洗浄を経験したことがあるでしょう。一般的には、薬品を溶かした水と普通の水を15分ごとに交互に飲む方法で行われます。これにより腸内の内容物が排出され、腸が軽くなります。しかし、**薬品を使わずに腸内洗浄を行うことも可能**です。

腸が軽くなると、背中や腰、股関節への負荷が軽減されます。お腹が重くて苦しいと感じる方には、月に1回、または2週間に1回行う腸内洗浄をおすすめします。**腸内がスッキリすると体が軽くなるだけでなく、心も軽やかに感じられますよ**。

ここでは、2種類の腸内洗浄の方法を紹介しますが、これらは**前日の夕食を抜き、次の日の朝に行ってください**。お腹の中に内容物がある場合、効果が出ないことがあるので注意が必要です。

なお、トイレに頻繁《ひんぱん》に行けるように、時間に余裕がある時に行ってください。

腸内洗浄法①：ソルトウォーターフラッシュ

腸内を洗浄するために、ソルトウォーター（塩水）を飲む方法です。**塩分濃度0.9％の塩水を1L飲みます**。この濃度は体液と同じで、体内に吸収されず腸を通過し、老廃物を自然に排出します。

● ソルトウォーター（塩水）の作り方

① 沸騰《ふっとう》したお湯200mLに、塩9g（小さじ2杯弱）を溶かす。
② 常温の水800mLを加え、40度前後にする。

できたソルトウォーターは、**20分以内に一気に飲み干してください**。最初は、通常の便が出ることがありますが、すぐに液体の便へと変わります。便が透明に近づいてきたら腸内がきれいになった証拠です。

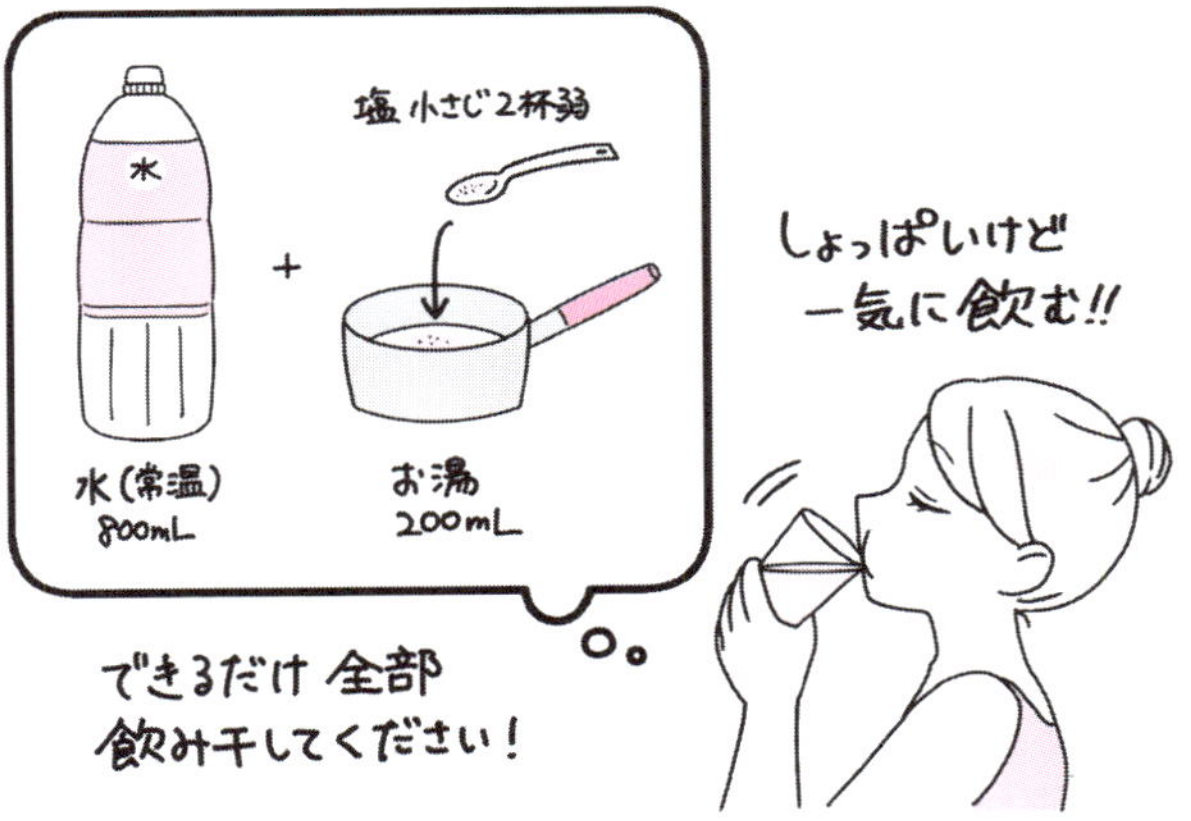
塩 小さじ2杯弱
水
＋
水（常温）
800mL
お湯
200mL
しょっぱいけど
一気に飲む!!
できるだけ 全部
飲み干してください！

どうしてもすべて飲み干せない場合は、残して様子を見てください。この方法が難しい場合は、130ページの梅流しをトライしてみてください。

✿腸内洗浄法②：梅流し

ソルトウォーターフラッシュは塩水を一気に飲むので、「しょっぱくてちょっと無理」という方もよくいらっしゃいます。そんな方におすすめしているのが、「梅流し」です。

これは、**梅干しと大根を煮た汁を飲む**ことによって行う腸内洗浄です。

◆材料

- **水**……………1.5L
- **梅干し**……2〜3個（中くらいの大きさ。梅と塩だけで作られたもの。塩分濃度が高いもの）
- **大根**………1／2本（500g程度。なるべく皮つきのままで）
- **味噌**………大さじ1（オプション。あると飲みやすい。出汁入りではないもの）

●梅流しの作り方

①水を鍋に入れ、沸騰させる。
②大根を1.5cmの厚さで銀杏《いちょう》切りし、①に入れて中火で10分間ゆでる。
③梅干しの種を取り除いて実を潰し、細かく刻む。
④大根がやわらかくなったら火を止め、梅干しを加えてゆっくりと混ぜる。
⑤最後に、お好みで味噌を入れ、全体になじませたら完成。

できた梅流しは、煮汁をゆっくりと半分飲んだ後、梅干しを食べてください。大根も食べられるだけ食べます。その後、残った煮汁をすべて飲み干します。大根は食べ切れなくても、**煮汁はすべて飲み干してください**。冷めたら温め直しましょう。

梅流しも、必ず**空腹時**に行ってください。腸の中に内容物があると、水分が内容物に吸収され、効果が出ないこともあります。

梅流しの材料の大根には多くの食物繊維が含まれており、利尿作用があるカリウムも豊富です。また、梅干しのクエン酸は、**腸の蠕動運動を促す働き**があります。この組合わせで腸内をリセットしてみましょう。

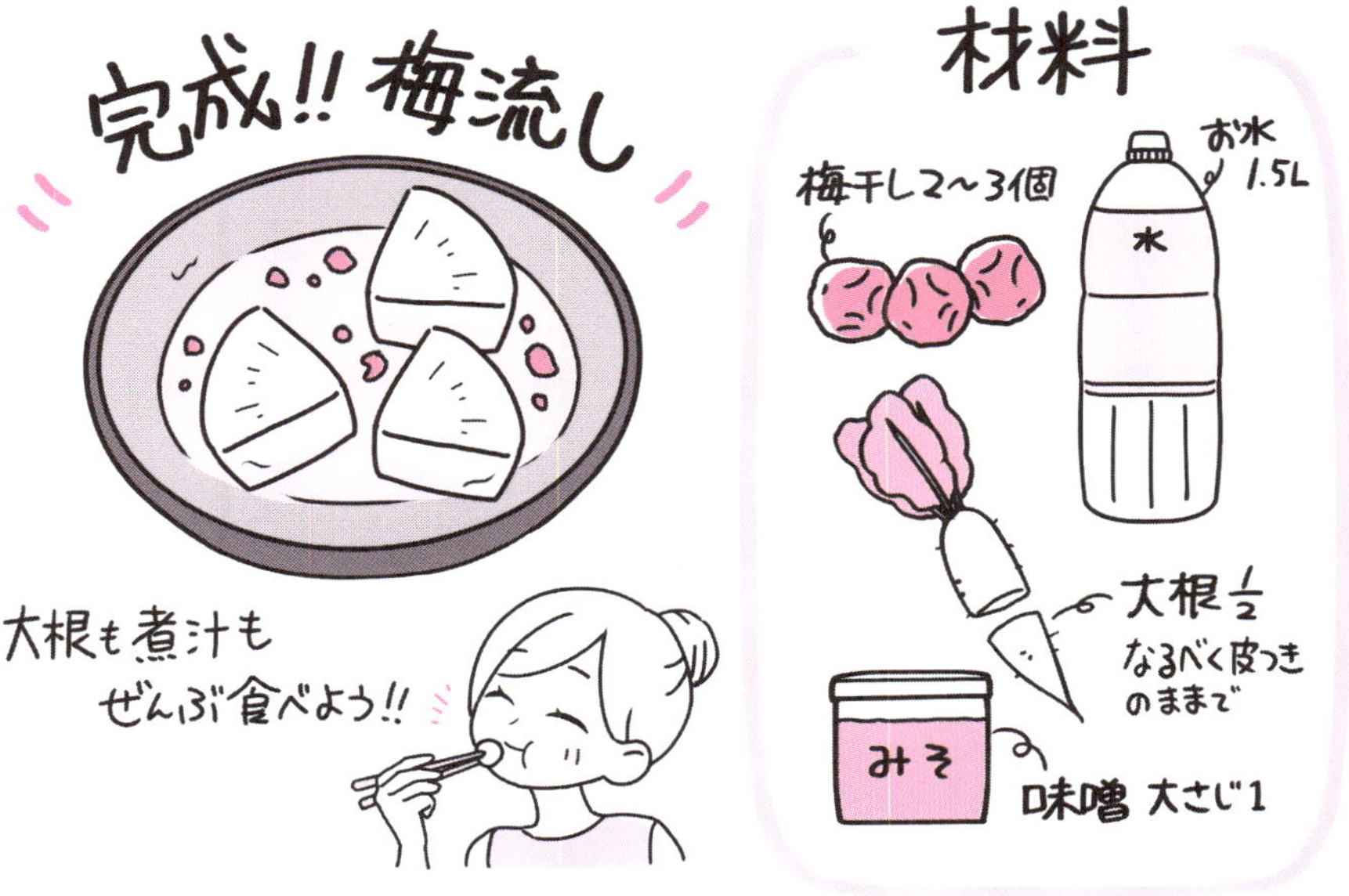
完成!! 梅流し
大根も煮汁も
ぜんぶ食べよう!!
材料
梅干し2~3個
お水
1.5L
水
大根1/2
なるべく皮つきのままで
みそ
味噌 大さじ1

4

生活習慣改善③

床で寝て体を整えよう

布団やマットレスの落とし穴

一見、体にフィットした布団は体にいいように思えますが、実は、**ゆがんだ体にもそのままフィットしてしまう**という欠点があります。特に、厚みのある布団やマットレスを使うと、腰が沈み込み、腸も下がりやすくなります。その結果、**腸が下がり、正しい位置に戻りにくくなってしまう**のです。

そこで、落下腸でゆがんでしまった体を元に戻すために取り入れると良い生活習慣の一つに、「床に寝る」という方法があります。

とはいえ、「床にそのまま寝るのはちょっと…」「硬すぎて眠れない」という方もいるでしょう。そんな方には、ヨガ用の薄くて大きめのヨガマットがおすすめです。ほどよい硬さがあり、ゆがんだ体を自然に整えてくれます。

ヨガマットの上で寝る効果

私もヨガマットの上で寝ていますが、ベッドで寝ていた時よりも姿勢が良くなり、目覚めると体がとても軽く感じられ、すぐに動き始められます。さらに、**寝返りを打つ回数が増えるため、正しい姿勢に矯正されます。**寝返りは、眠っている間に体のゆがみを自然に直す重要な動作です。

私自身も睡眠の質が向上し、寝違えも激減しました。やわらかい布団やマットレスのほうが心地よく感じられるのは確かですが、昔の硬くて薄いせんべい布団のほうが、体には良かったのかもしれませんね。

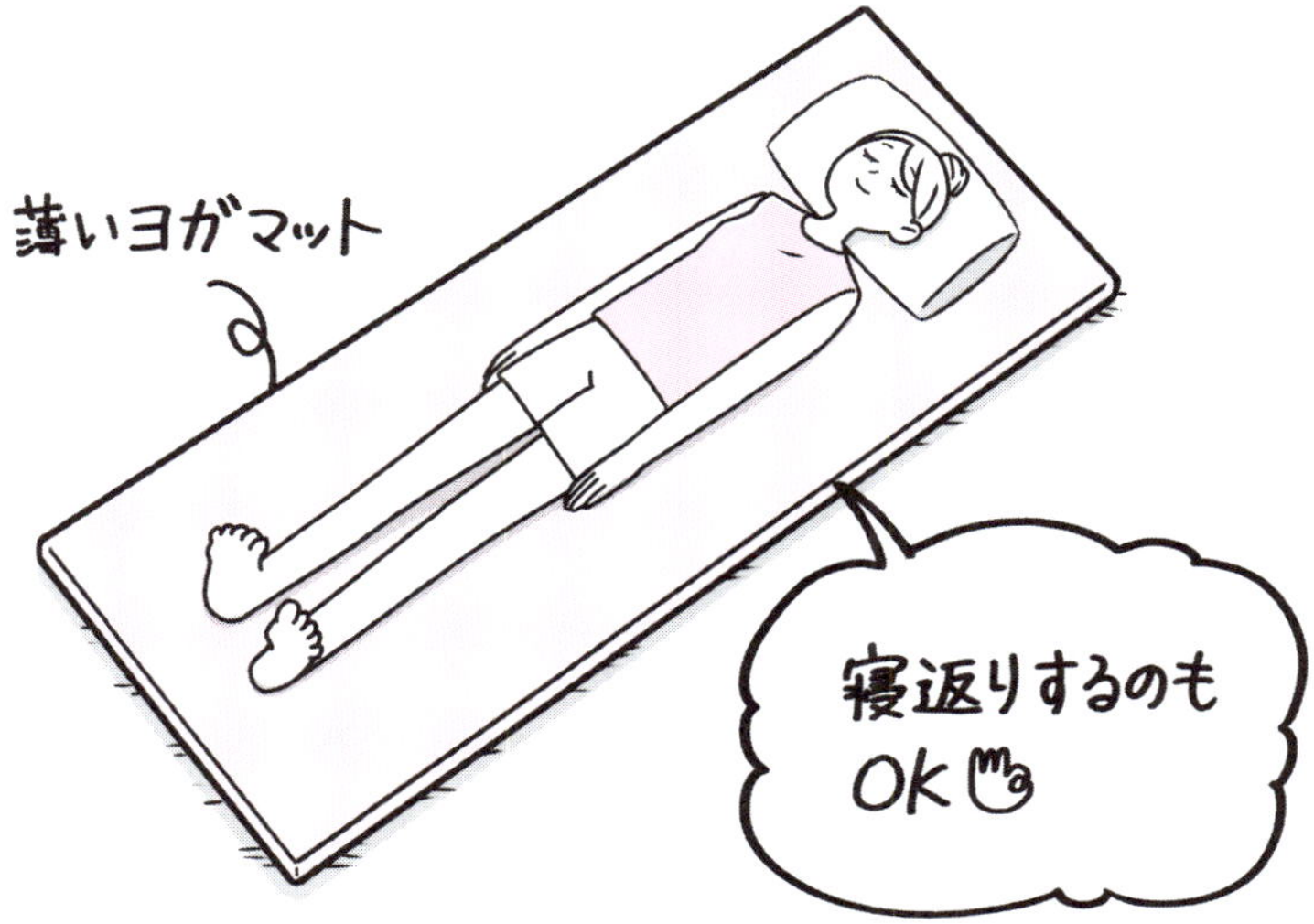

床（薄いヨガマットの上）で寝て、落下腸でゆがんだ体を整えます。
枕やかけ布団などは普段使っているものをお使いください。

5 生活習慣改善④ ひと口食べたら箸を置く

よく噛むことのメリット

よく噛むことには、消化酵素を多く含む唾液と食物を混ぜ合わせる効果があります。これにより、消化が効率化され、栄養の吸収もよくなります。よく噛むことで、唾液がたくさん出て、炭水化物を消化し、胃では胃酸が適切に分泌され、食物をさらに分解します。そして、十二指腸で消化酵素と混ざり合い、その結果、小腸で栄養が効率よく吸収される準備が整います。

また、よく噛むことで満腹中枢が刺激され、少量の食事でも満腹感を得られ、過食を防ぐので、ダイエットにもなり一石二鳥です。

私がお客様に提唱しているのは、「**ひと口食べたら箸を置いて、最低でも30回は噛む**」という方法です。食べ物は飲み物になるくらいまで、逆に飲み物も食べ物のように噛んで味わってください。

早食いは万病の元

「時間がなくて30回も噛めない」という方も、まずは夕食だけでも実行してみてください。それだけでも腸への負荷が軽減されます。**最初は10回噛むことから始めて、徐々に回数を増やしていく**と良いでしょう。最終的には、ひと口30回以上噛むことを習慣にしましょう。

口は、腸の入り口です。しっかりと噛むことで、腸が連動して動き出して適切に機能し始め、早食いも改善されます。体はすべてつながっていますので、しっかりと噛むことが健康への第一歩です！

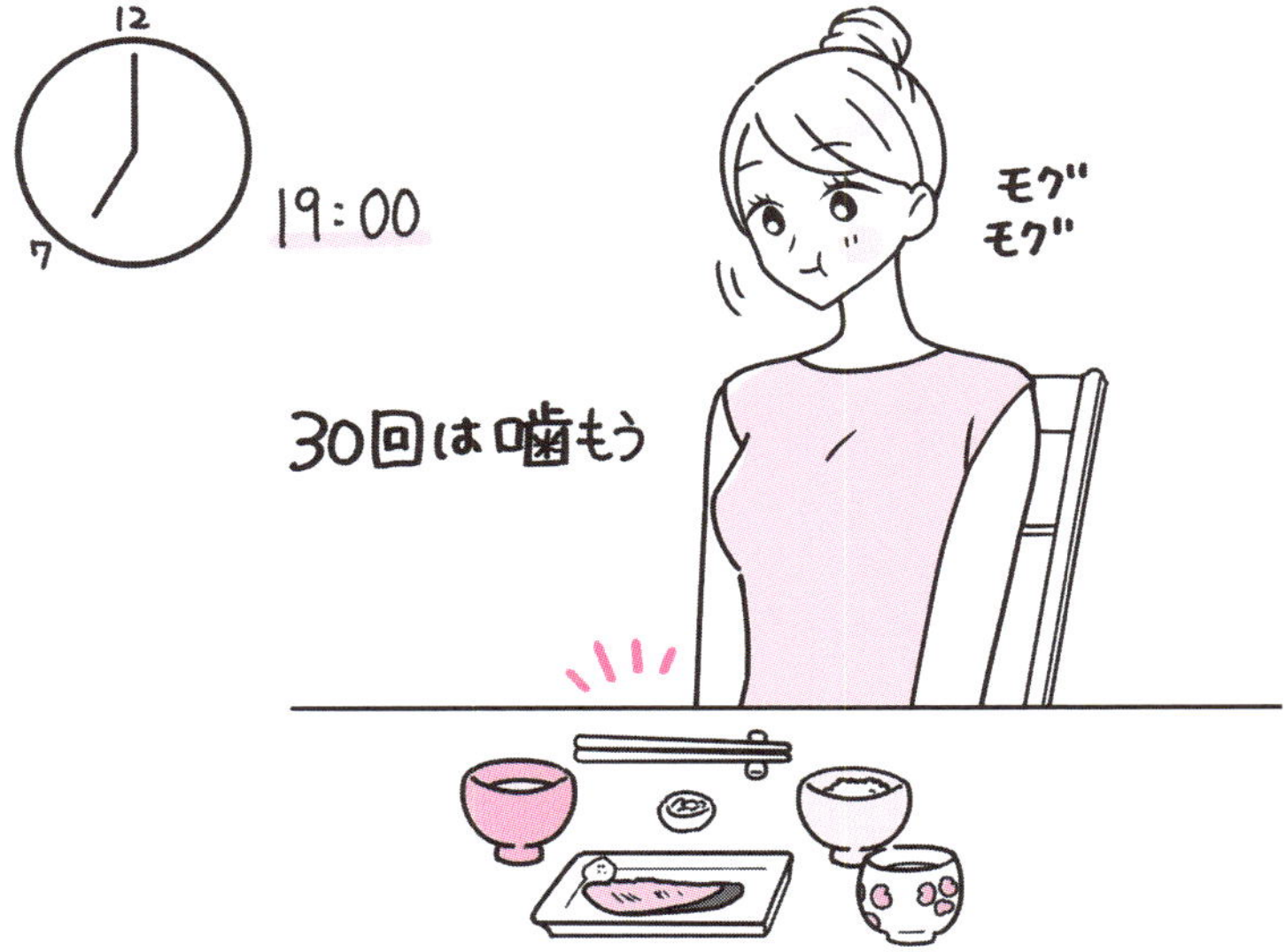

ひと口食べたら30回噛み終わるまで箸を置くことにしましょう。

6

生活習慣改善⑤

腸を守る間食のコツ：控えたい2つのもの

サロンに来られるお客様からよく聞かれる質問の一つに、「間食にはどのようなものを食べたら良いですか？」というものがあります。でも、実はこの質問、ちょっと視点を変えると答えやすくなります。**「何を食べる？」よりも「何を避ける？」に着目しましょう。**

腸律的には、腸の健康を守るために控えたい2つのものがあります。それは、「**小麦粉**」と「**砂糖**」です。

小麦粉が体に与える影響

小麦粉を含む食品は、消化に負担がかかります。小麦粉にはグルテンが含まれており、これが**腸の炎症を引き起こすきっかけになっている**ということもわかってきています。

小さい時計の6時あたりに硬さがあり、冷たい人は、消化に負担がかかり、小麦粉の影響を多く受けている可能性があります。

砂糖が体に与える影響

砂糖の過剰摂取は、体温の低下や代謝の悪化につながります。特に、腸は糖化することで柔軟性を失い、冷えや動きにくくなることから、便秘などにつながりやすいのです（62ページ参照）。

私は、お客様に「全く食べないで！」ではなく、「**今の半分、または3分の1に減らすように**」とアドバイスしています。また、「自分へのごほうびは毎日ではなく、たまの楽しみにして」ともお伝えしています。そして、**自分がいつ、何を食べたのかをメモしておく**ことも重要です。それだけで間食を減らすという意識が高まります。

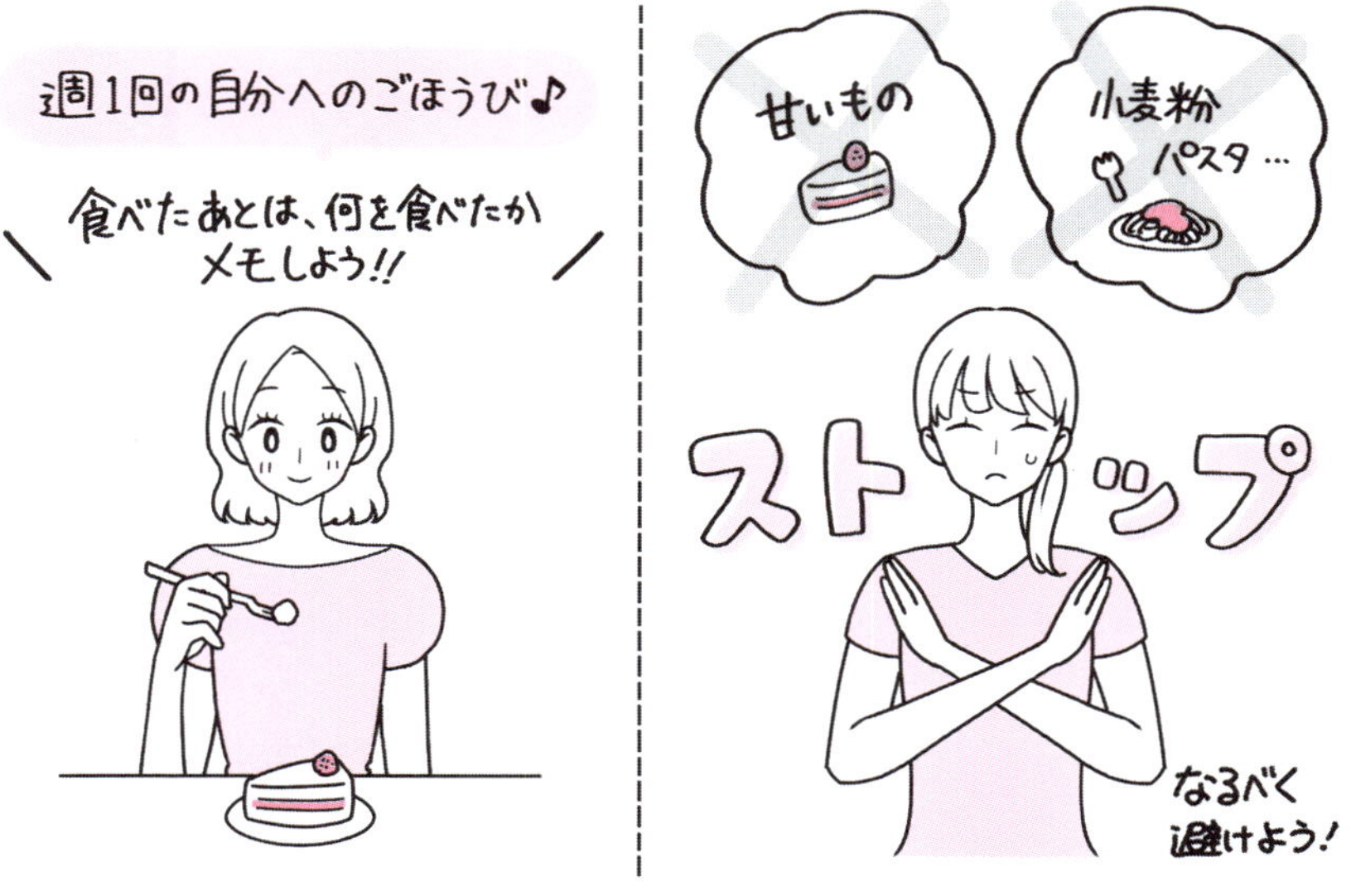
週1回の自分へのごほうび♪
食べたあとは、何を食べたかメモしよう!!
甘いもの
小麦粉
パスタ…
ストップ
なるべく避けよう！

たまには自分へのごほうびに少しだけ食べてもOKにしましょう。

腸律施術ケース⑤

アゲアゲ腸律でむくみ改善！　ハイヒールを履ける足に

Eさん（女性・20代 フリーター）

Eさんは、夕方になると足がむくんでしまい、靴が入らなくなると悩んでいました。その原因は、仕事のストレスで寝る直前までお腹いっぱい食べてしまう習慣にありました。食べすぎが原因で落下した腸がスリーピーポケットに入り、下半身への血流を阻害していました。

そこで、夕食時には「ひと口ごとに箸を置くこと」「ひと口30回以上噛む」「高タンパク質、低糖質」の食事を心がけてもらいました。咀嚼《そしゃく》が増えることで満腹感が得られ、食事の量が減少。1か月で3kg減量し、また、朝晩に「アゲアゲ腸律」を行うことで下半身への血流が改善され、足のむくみも改善。Eさんは自信を取り戻し、ハイヒールに挑戦するまでに変わりました。

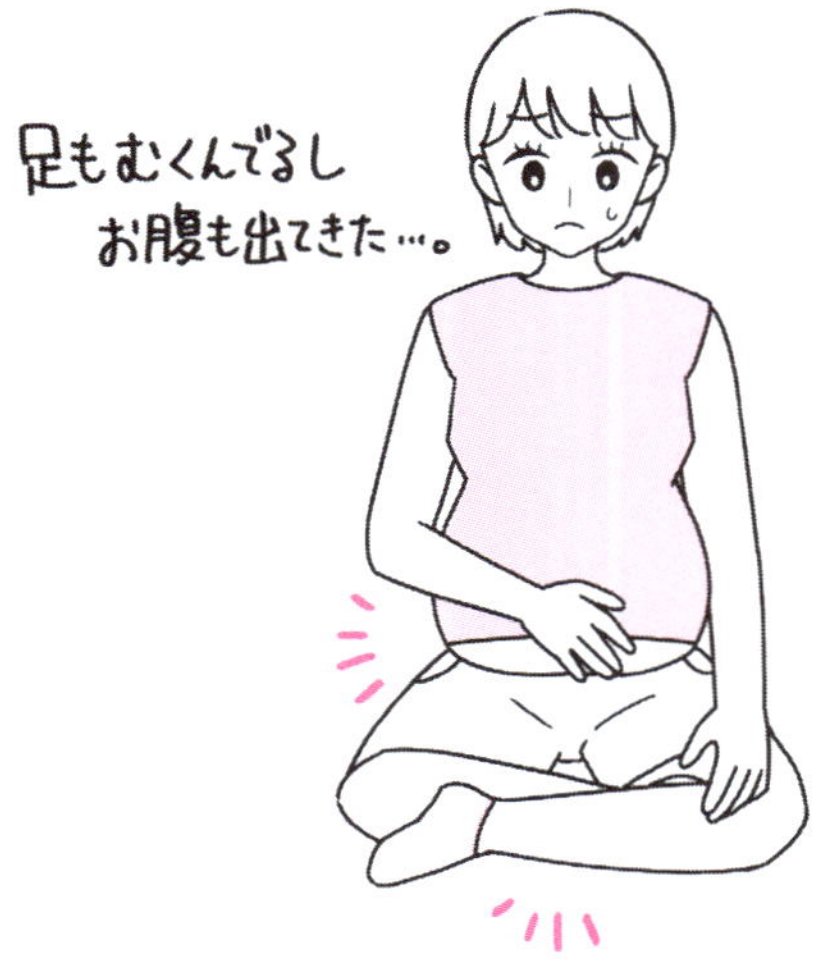

第6章

腸でお悩みのあなたへ、腸律的Q&A

Q1 腸に良い食べ物は何ですか？

A 腸に良い食べ物は、引き算とバランスが鍵！腸と心に優しい食生活の習慣も忘れずに。

腸に良い食べ物は、一概には決められません。なぜなら、その方の**体質や年齢、職業、その時の気候やストレスの多さなどによって変わってくる**からです。

腸律の考え方では、特定の食品を「足していく」よりも、**腸に負荷をかけているものを「引いていく」ことが重要**だと考えています。食事の時も満腹まで食べるのではなく、腹八分目に抑えることも「引く」考え方になります。このように、腸の負荷を減らしていくことによって、腸が本来の機能を最大限に発揮できるようになります。

腸の負荷を減らすことで、蠕動運動が正常化し、便秘や下痢の改善が期待できます。

また、自律神経も整いやすくなるため、精神的な疲れも取れやすくなります。

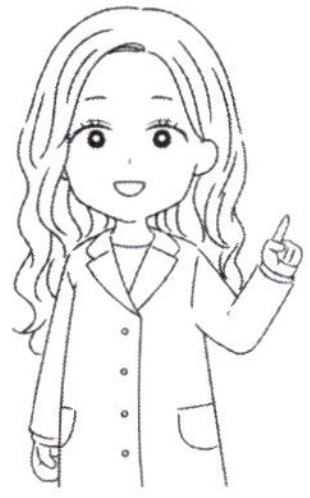

腸の消化・吸収力を上げることが大切

腸に良い食べ物にこだわりすぎると偏食になりがちです。たとえ体に良いとされる食べ物でも、同じものを摂りすぎると腸内のバランスが崩れ、かえって健康に悪影響を及ぼすこともあります。それよりも重要なのは、**食べた物を腸がきちんと消化・吸収できているかどうか**です。

栄養価の高い食べ物や、高価なサプリメントを取り入れるよりも、それを効果的に消化・吸収できる**腸の状態を整える**ことに目を向けてみましょう！　何かに頼る前に、腸を整えることが先なのです。

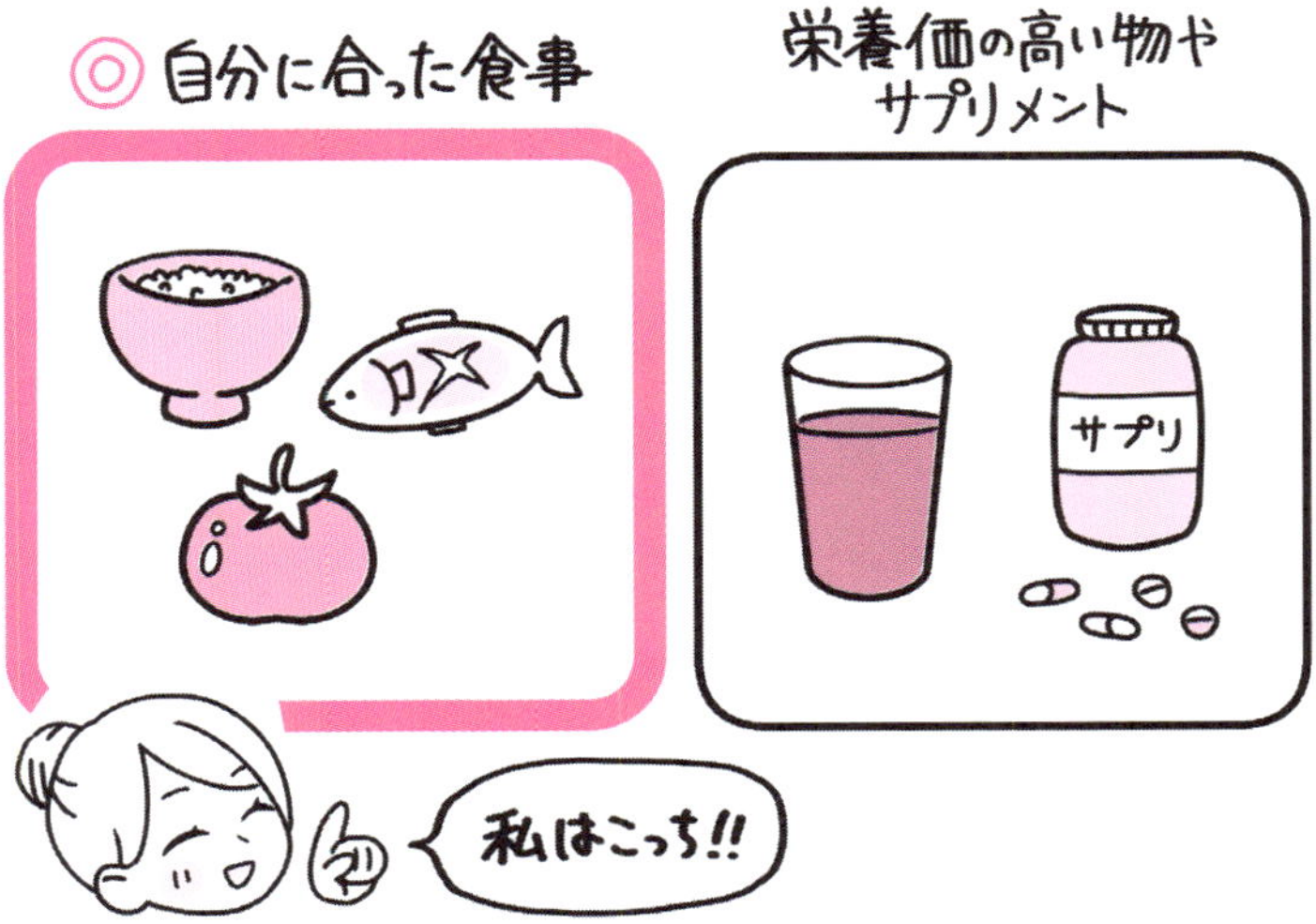

大切なことはバランスと消化・吸収力です。

Q2 便秘や下痢を改善するには、どうすればよいですか？

A 生活環境のリズムを整えることで改善します。腸はルーティンが大好きです。

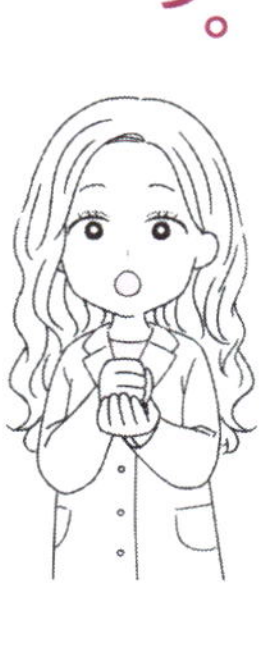

まず、**便秘や下痢がいつから始まったのか、そしてその時にどのような変化があったのかを振り返る**ことが重要です。

腸は、日常の規則正しい**「ルーティン」を好む臓器**です。逆に言えば、**腸は「変化」が苦手**なのです。便秘や下痢になったときに「不規則な食生活」や「生活環境の変化」、「ストレスの増加」、「人間関係のストレス」など、通常とは異なる変化があったかどうかを思い出してみましょう。

特に、引っ越しや入学、就職といった大きな生活環境の変化は、腸のバランスを崩す原因になります。私の知人の作家さんは、セミナーやインタビューの時に必ず下痢になるそうです。大きなイベントや精神的なプレッシャーは、腸にストレスを与え、消化・吸収や排泄を乱してしまうのです。

また、急に外食が増えたり、食べる時間が不規則になったりすると、腸はその変化に対応しきれなくなり、バランスを崩すことが多いのです。

便秘や下痢に対してただ薬に頼るのではなく、これらの症状を引き起こしている根本的な原因を理解し、それに対処していくことが重要です。**リラックスできる時間を増やしたり、ストレスの管理方法を見直したり**、そして**自分の生活をもう一度見直す**ことによって新しい発見があるかもしれません。その一歩が、腸の健康を取り戻す鍵となるでしょう！

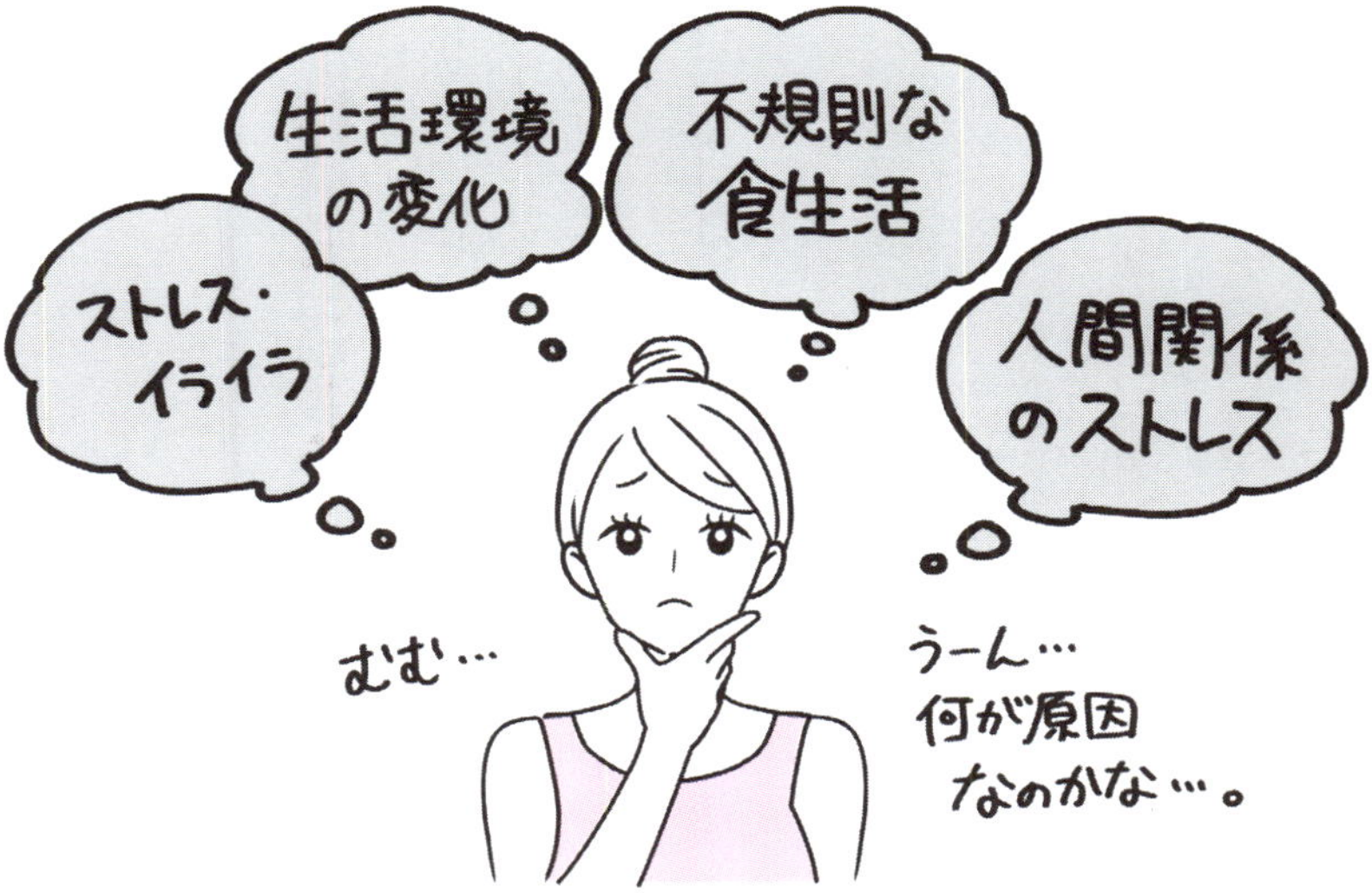

いつものルーティンとの大きな変化は何かを探してみましょう。

Q3 腸が弱くて薬を飲み続けています。腸律を続けることでやめられますか？

A 腸は諦めない臓器です。コツコツ続けることで薬を減らしていけます！

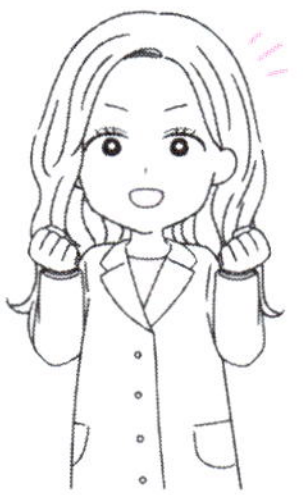

お客様のなかには、セルフ腸律を実践し、長年飲んでいた腸の薬をやめることができた方がたくさんいます。ただし、これは腸律の力だけではなく、**ご本人の腸の健康を根本から改善しようとする決意と生活習慣の見直し、それを継続する努力から生まれた成果**だと感じています。つまり、腸律によって薬とさよならするコツは、**「コツコツと続けることがコツ」**というわけです。

ただし、腸律を始めたからといって、長年服用していた**薬を突然やめることはおすすめしません**。薬をやめることに対する不安が、腸に精神的なプレッシャーや恐怖を与えてしまうからです。理想的には、**医師と相談しながら薬を段階的に減らし、生活習

慣を改善していくことです。こうして、心理的な安全を確保しつつ、毎日のセルフ腸律を続けることで、腸は本来の機能を取り戻し、薬に頼らずに済むようになります。

腸は、常に「良くなろう」と働いている臓器です。諦めているのは実は「脳」のほうかもしれません。でも、大丈夫！ いつからでも、何歳からでも始められます。まずは、食べ物や生活習慣を見直し、セルフ腸律をコツコツと続けていき、腸の健康を取り戻しましょう。あなたの腸は、変わる準備ができています。信じて努力を続けることで、必ず良い結果が得られます。だからこそ、今日からその最初の一歩を踏み出してみましょう。

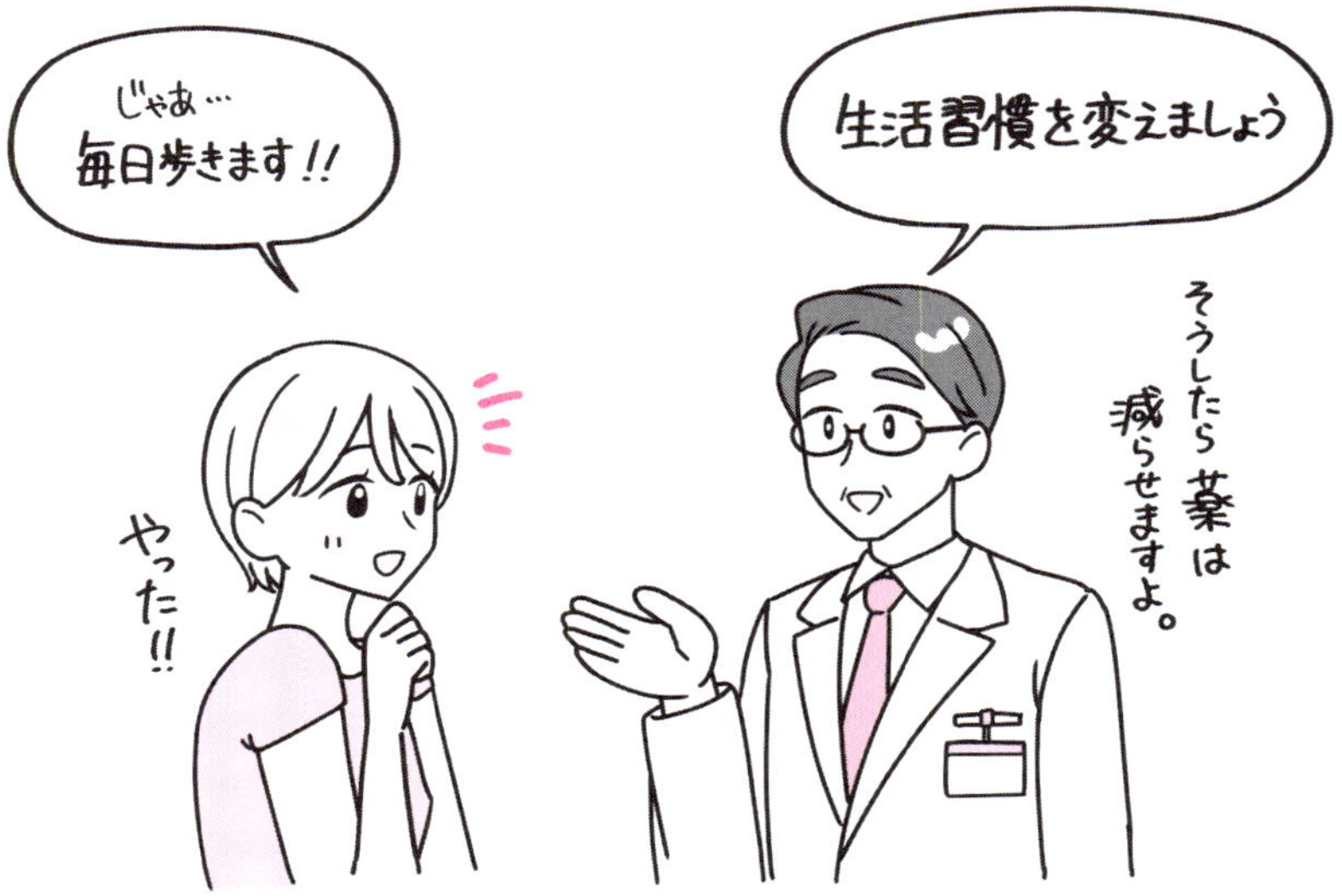

生活習慣を変えましょう
そうしたら薬は減らせますよ。
じゃあ…
毎日歩きます!!
やった!!

医師と相談しながら少しずつ薬を減らしていきましょう。

Q4 アレルギーと腸は関係があると聞きました。本当ですか？

A 本当です。腸に内容物が溜まると腐敗し、代謝が落ちて免疫力が下がりアレルギーが強まります。

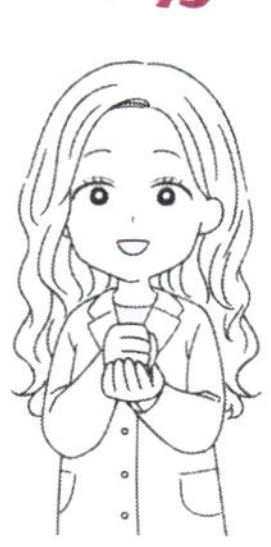

私たちの体には、細菌やウイルスから体を守る「免疫システム」という重要な機能があります。しかし、アレルギーは、この免疫システムが誤って無害な物質（花粉、卵など）を有害な物質と認定してしまい、過剰な反応を引き起こしてしまいます。これにより、くしゃみや鼻水、かゆみなどの症状が現れ、場合によっては、命にかかわる深刻な症状を引き起こすこともあります。

腸律では、この**アレルギーが腸（小腸）と深く関係している**と考えています。特に、おへその下の丹田《たんでん》部分の小腸の動きが重要です。腸の動きが弱まると、小腸の絨毛《じゅうもう》（細かい突起物）に内容物が付着し、長く停滞します。腸の中は、36度～37度に保たれているので、**内容物が長時間停滞してしまうと腐敗を起こしてしまい**、それが小腸の腸壁から吸収されてしまいます。体はそれを異物とみなし、アレルギー反応を引き起こします。

さらに、**落下腸が腸の動きを悪化**させ、腸の代謝が低下すると体温も下がり、免疫力も弱まり、アレルギー症状が強くなることもあります。

そのためにも、「**自ら動く腸**」を作ることが大切です。下がった腸を上げ、蠕動運動を促すセルフ腸律を行うことで、腸に停滞している内容物を流し出します。腸が動くことで代謝や基礎体温も上がるので、免疫力もアップしてアレルギーのリスクを減らすことができます。

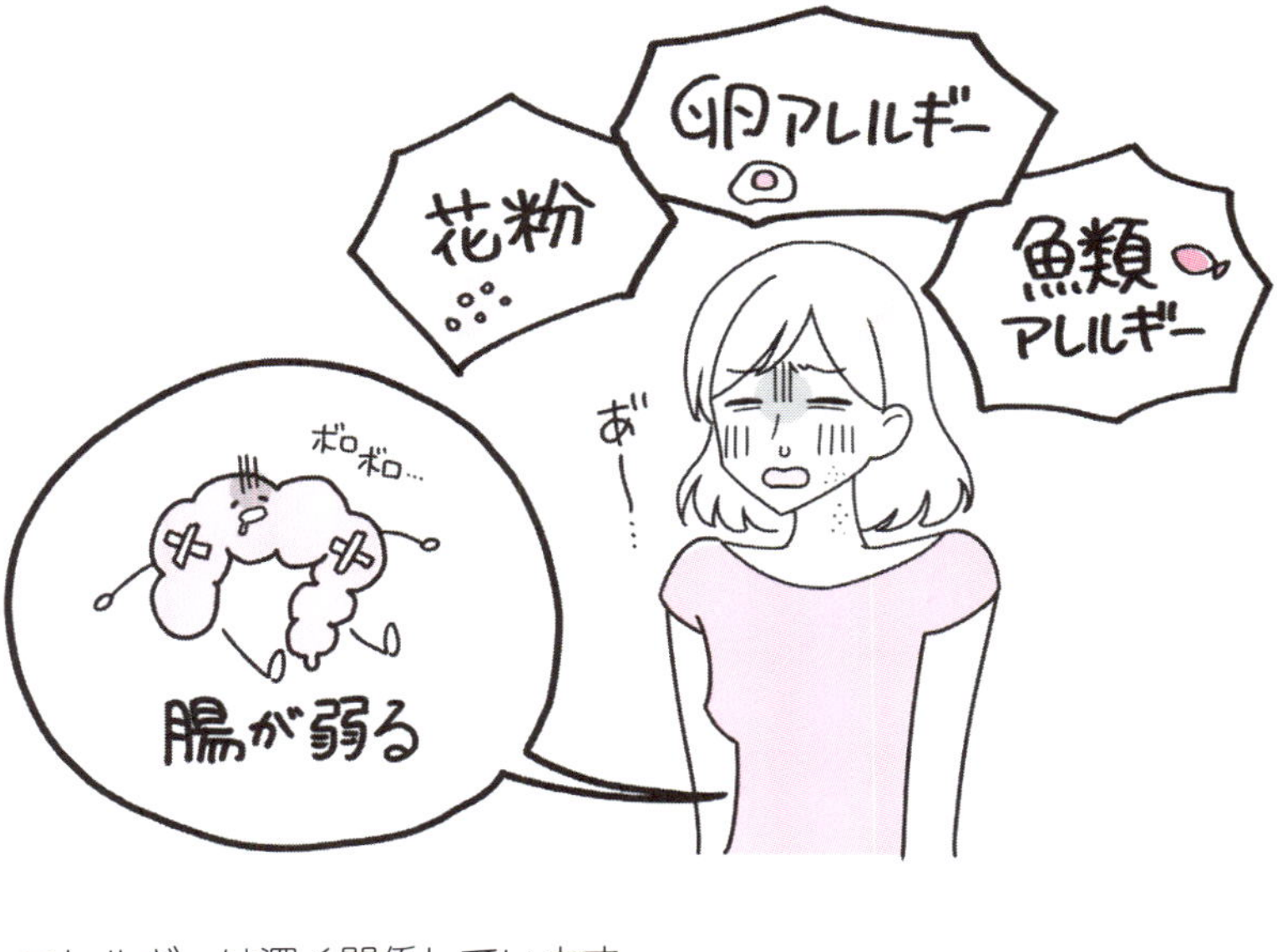

腸とアレルギーは深く関係しています。

Q5 肩こりがつらいです。腸律でなんとかなりますか？

A 「アゲアゲ腸律」で腸の位置を変えると、肩こりや猫背も改善できます。

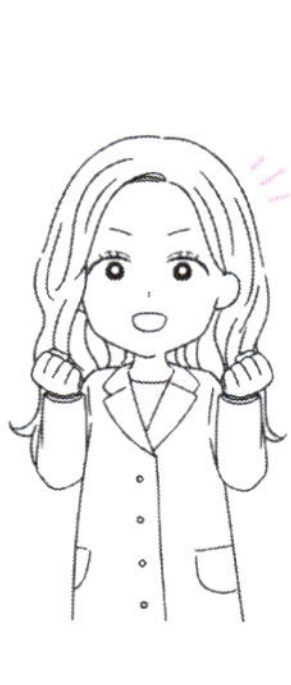

肩こりに悩む人は、**猫背や巻き肩になっている**ことが多いです。猫背や巻き肩の姿勢が、肩こりの原因の一つになっています。例えば、反り腰になることで腰が前に反り、背骨がバランスを取ろうとして猫背になります。猫背になると、肩甲骨が開き、肩甲骨周りの筋肉が緊張して血流が悪くなり、肩こりにつながります。

腸律では、反り腰の原因は、**落下腸による腸の重さで筋肉が引っ張られている**からだと考えます。

アゲアゲ腸律の施術で、長年苦しんでいた肩こりから解放される方が多くいます。

例えば、肩こりに対して生理食塩水を注射する筋膜リリース注射をしていた方が、アゲアゲ腸律が終わった後に、肩と首の付け根を触ると「ここにあった『ポコッ』としたものがなくなってる！」と感動されていました。

これは、アゲアゲ腸律によって腸の位置が上がり、反り腰が改善されたことで猫背や巻き肩が改善されて、肩甲骨が中心に戻り、肩甲骨周りの筋肉の緊張が取れて血流が良くなったからです。

ただし、肩こりの原因は、落下腸だけではなく、日常生活や仕事での体の使い方、冷えや食生活なども大きく影響しています。そのため、肩こりは肩だけにアプローチするよりも、セルフ腸律で**腸を緩めて、腸の位置を上げることで、早く楽になる**ことがあります。

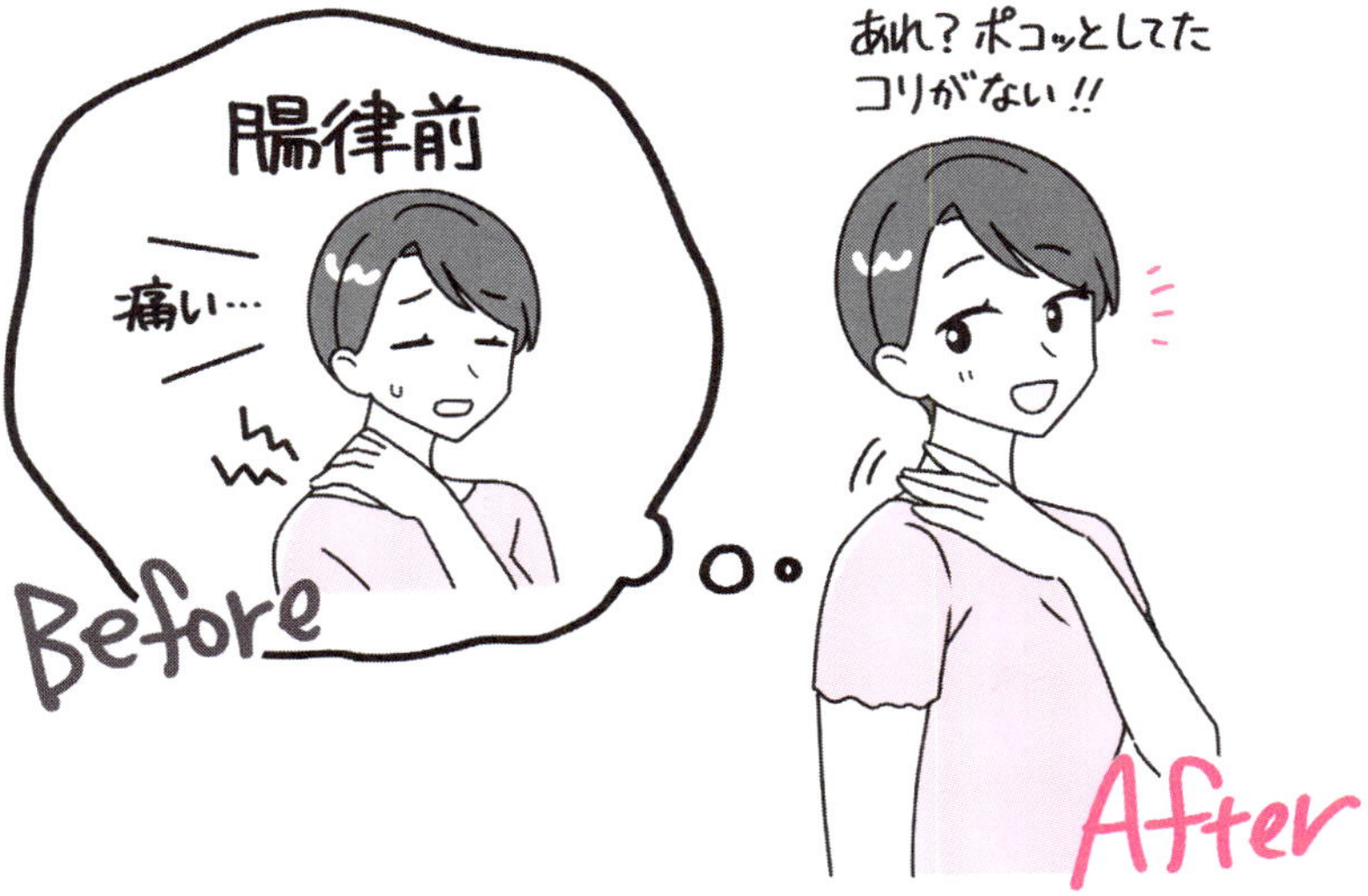
腸律前
痛い…
Before
あれ？ポコッとしてたコリがない!!
After

肩こりや腰痛に腸が関係していることはあまり知られていません。
腸律で改善させましょう。

Q6 ちょっとした運動ですぐ息切れしてしまいます。腸律でなんとかなりますか？

A 息切れの原因は「腸の冷え」が横隔膜の動きを妨げるからです。ユルユル腸律で改善しましょう。

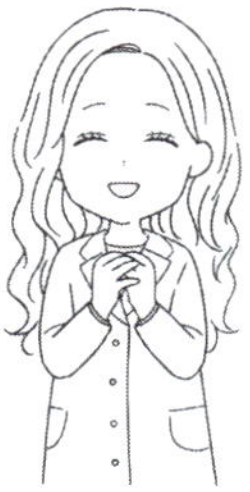

階段の昇り降りなど、ちょっとした運動で「ゼーゼー、ハーハー」と息切れしてしまう方は、左右の肋骨の下あたりを触ってみてください。冷たくなっていませんか？次に、人差し指の内側を肋骨の下に入れてみてください。ここが硬くなっている場合は、横隔膜《おうかくまく》が冷えて硬くなっているかもしれません。

横隔膜が冷えて硬くなると、**肋骨の収縮が悪くなり、呼吸も浅くなり、肺に負荷がかかるため息切れしやすくなる**のです。

腸の内容物に、熱はありません。腸の中に内容物が停滞するとその部分が冷え、**腸や周辺の臓器の熱を奪ってしまいます**。特に、横行結腸に内容物が停滞すると、結果として、横隔膜が冷えて硬くなるのです。**腸は、平滑筋という筋肉でできているので、腸が動かないと熱の生産が弱くなります**。さらに、冷たいものや甘いもの（糖質）の過剰摂取も腸を冷やす原因となります。

ユルユル腸律をしっかりと行うことで、腸の蠕動運動が円滑になり、内容物も流れ、血流もよくなって横隔膜の冷えも改善されます。これにより、呼吸の際に肺への負荷が軽減され、息切れしにくくなるのです。

横隔膜がしっかりと広がることにより、**肺だけではなく心臓の負荷も取れ、血液がしっかりと全身へ送られます**ので、疲れも取れやすくなっていきます！

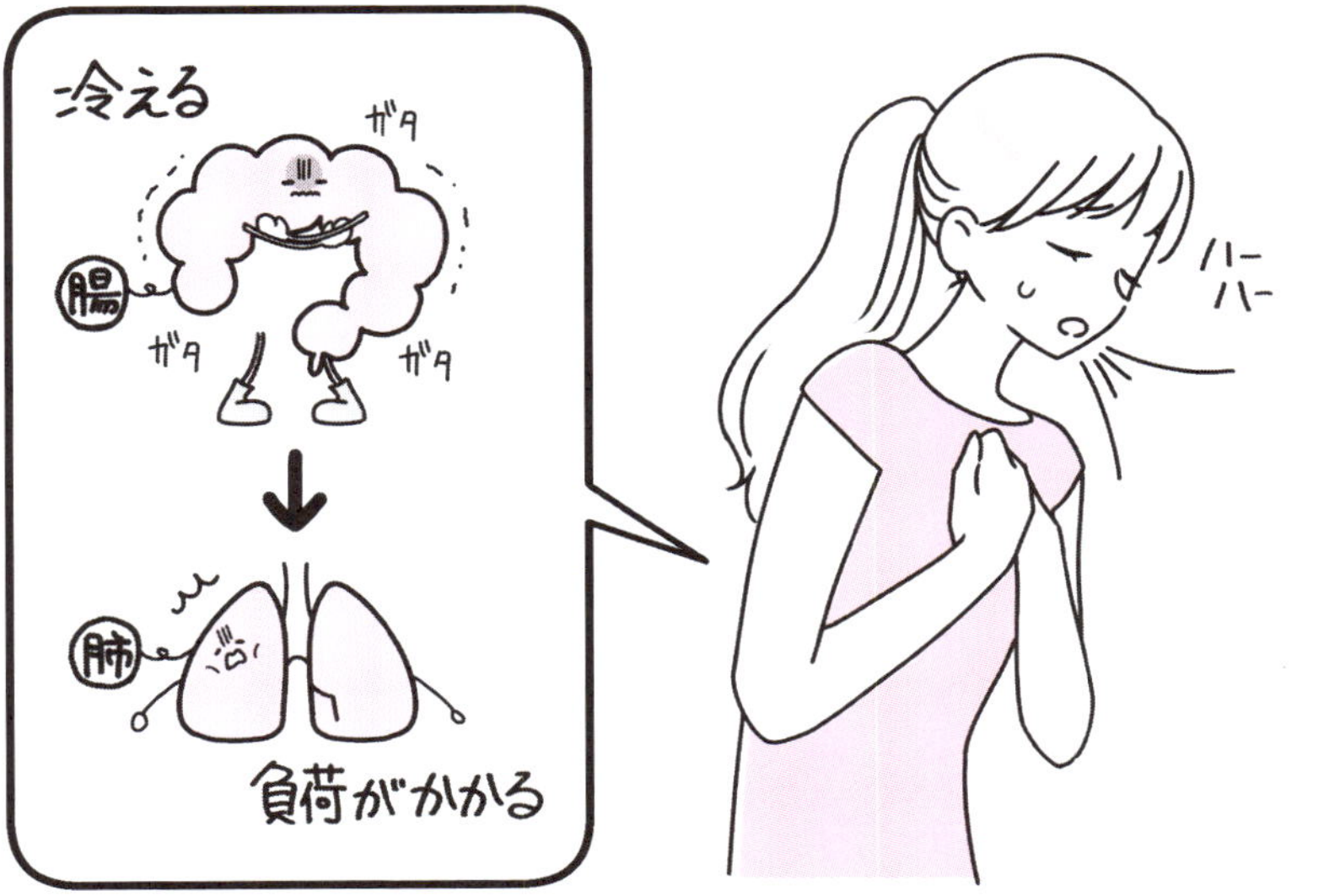

内容物が停滞すると、腸が冷えて、横隔膜も冷やしてしまい、肺に負荷がかかります。

医学的にも裏付けられてきたセルフ腸律の必要性

この本を手に取り、最後まで読んでくださった皆さま、本当にありがとうございます。

私が、腸律師としての道を歩み始めたのは、介護の現場での経験からでした。排便トラブルで摘便《てきべん》を余儀なくされ、その結果、尊厳まで傷ついていき、生きる力さえなくなっていくお年寄りを見たのがきっかけでした。私は、この経験を経て、「腸律」という方法を考案し、多くの方々に伝えたいと思いました。

イギリスの医学誌『ブリティッシュ・メディカル・ジャーナル（BMJ）』に掲載された論文（2023年）で、「機能性胃腸障害」という病気の名前が「腸脳相互作用障害」として新たに認識されるようになってきました。10年前から私が腸律でお伝えしている「腸と脳の感じていることが違うと不腸を招く」という考え方が、医学的にも裏付けられるようになったのです。だからこそ、腸から心と体を整える「セルフ腸律」を日常に取り入れる重要性があると強く思います。

本書でお伝えしてきた「セルフ腸律」は、誰でも、簡単に実践できる内容です。このやり方を学び、自分自身のお腹のケアだけでなく、大切な人や家族にもしてあげられるだけで、あなたが一家に一人の腸律師になることができます。

腸律は、単なる健康法ではありません。心と体、食生活、生活習慣、そして精神的な疲れを腸から整えて、腸の負担になっている原因を考えて外していくアプローチです。その時間が実は本当に尊く、自己成長へとつながっていくと私は信じています。

最後に、本書を出版するにあたり大変お世話になった株式会社Gakkenの編集長谷口陽一さん、編集のご協力をいただきました西沢泰生さん、かわいいイラストを描いてくださったROROICHIさん、腸律プロデュースをしてくださっているマダム晴美さん、また、腸律を受けてくださったお客様、腸律を学んでくださった生徒の皆さまにも深く感謝申し上げます。

皆さまがセルフ腸律によって、心身ともに健やかで、より充実した人生を歩めることを心から願っています。

2024年11月

腸律サロンセラピーエ代表・腸律師　小澤かおり

✲推薦のことば✲

以前、小澤さんの腸律を受けた後に、お腹が軽くなり、体の筋肉がほぐれ、姿勢もよくなり、睡眠の質が向上しました。落下腸であった自分の腸が元の位置に戻る過程で、筋、筋膜、骨格、神経のバランスがお互いに連動して整ったのだろうと、本書を読んで理解しました。筋骨格系や神経機能が改善するレベルでの「腸活」を自分で行うのは至難の業ですが、いわゆる「腸活」の視点にはない、「腸律」を専門とする腸律師が持つ視点を合わせ持つことで、本書を手にした方の「全身のセルフケアの質」は大幅に向上すると感じています。

腸活がうまくいっている人も、いない人も、これから考えている人にも、素晴らしくわかりやすい内容となっています。

笠木伸平（笠木ウェルネスクリニック　院長）

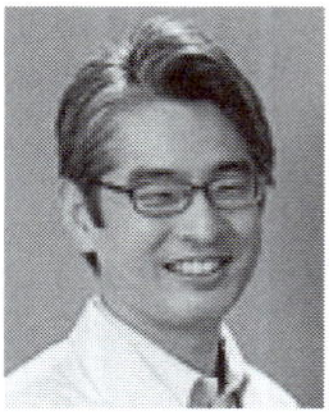

便秘や腹部膨満感、腹痛などの症状があり、病院を受診して血液検査や画像検査、内視鏡検査まで受けたが、はっきりとした異常は見つからなかった、といった経験をされた方は少なくないと思います。これらの症状は、消化管の機能的な異常が原因であることが多く、何度となく繰り返したり、長期慢

性的に持続したりする場合は、日々の生活への大きな支障になることもあります。
著者の小澤かおり氏の推奨する「腸律」は、腸（消化管）の機能異常をゆるやかに、優しく是正する新しいアプローチです。お腹の症状に悩んでいる方はぜひご一読をお勧めします。

徳光誠司（綱島会厚生病院　副院長）

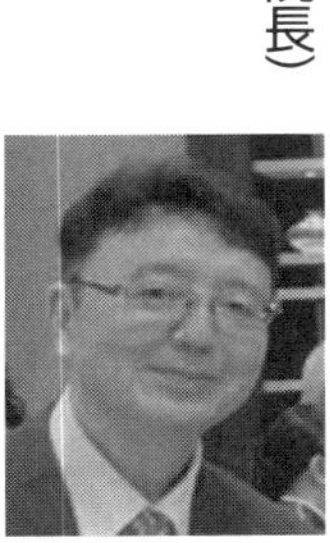

「1億総病人」と言われる昨今、不調の根幹を腸として、そのリズムを「腸律」し整える。生命の始まりは「源脳」である腸であり、生命のすべては腸より創造されると言われる中、腸を整えるという彼女の操法は、健康力の底上げにかなりの効果があると容易に想像できる。
古式殺法「訃幻流」を活法として私が編纂した「螺旋零志氣龍正法」を、彼女が腸律のさらなるスキルアップを目指して選択した。腸の裏面の深部に血流を徹す、私の操法の効果はすでに30万人以上で実証済みである。私の操法を取り入れた彼女の腸律は、現代の社会において高い効果が期待できる操法として、ここに推挙させていただきます。

米澤　浩（螺旋零志氣龍正法創家　らせん零正体法導士）

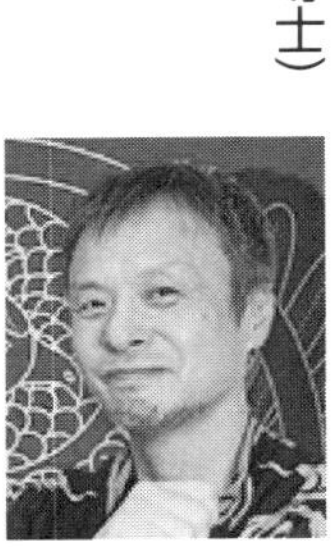

参考文献

【p27】
- De Troyer A, et al. Mechanics of the respiratory muscles. Compr Physiol 2011; 1: 1273-300.

【p32】
- Diet and Dementia: Study Uncovers Gut-Brain Link to Alzheimer's. Neuroscience News. com. 2023-3-12.
https://neurosciencenews.com/alzheimers-microbiome-diet-23227/.
（参照：2024-11-25）

【p40】
- 藤田紘一郎．腸内革命：腸は、第二の脳である．東京：海竜社；2011.
- Stanley SM, et al. Earth System History Fourth Edition. New York: W.H. Freeman; 2014.
- Lazcano A, et al. The origin and early evolution of life: prebiotic chemistry, the pre-RNA world, and time. Cell 1996; 85: 793-8.
- Erwin D, et al. The Cambrian Explosion: The Reconstruction of Animal Biodiversity. Greenwood Village, CO: Roberts & Co.; 2013.
- Gershon M. The Second Brain: A Groundbreaking New Understanding Of Nervous Disorders Of The Stomach And Intestine. New York: Quill; 1999.

【p42】
- 松岡由希子．「血球は腸でも生成される」ことがわかった─腸移植の耐性を高める可能性．Newsweek 2018.
https://www.newsweekjapan.jp/stories/world/2018/12/post-11376.php.（参照：2024-11-25）

【p44】
- Gershon M. The Second Brain: The Scientific Basis of Gut Feelings and Wisdom. HarperCollins; 1999.

【p60】
- Stadlbauer V, et al. Dysbiosis, gut barrier dysfunction and inflammation in dementia: a pilot study. BMC Geriatr 2020; 20: 248.
- Sochocka M, et al. The Gut Microbiome Alterations and Inflammation-Driven Pathogenesis of Alzheimer's Disease-a Critical Review. Mol Neurobiol 2019; 56: 1841-51.
- Dong Ji, et al. Gut microbiota, circulating cytokines and dementia: a Mendelian randomization study. J Neuroinflammation 2024; 21: 2.

【p124】
- The Science of Hydration. 2021.
https://www.physiology.org/publications/news/the-physiologist-magazine/2021/july/the-science-of-hydration?SSO=Y.（参照：2024-11-25）

【p125】
- Heston MB, et al. Gut inflammation associated with age and Alzheimer's disease pathology: a human cohort study. Sci Rep 2023; 13: 18924.
- 歩行は、なぜ認知症予防につながるのか？ 東京都健康長寿医療センター研究所．
https://www.tmghig.jp/research/topics/201412/.（参照：2024-11-25）

【p152】
- Vanuytsel T, et al. Understanding neuroimmune interactions in disorders of gut-brain interaction: from functional to immune-mediated disorders. Gut 2023; 72: 787-98.

腸律ヒアリングシート

Hearing Sheet

お名前＿＿＿＿＿＿＿＿　年齢＿＿＿＿　性別＿＿＿＿　　年　　月　　日

気になる状態	体調	・便秘・下痢・お腹の張り・肥満・疲れ・だるさ・イライラ・ストレス・過食 ・拒食・胸焼け・吐き気・ゲップ ・冷え（手・足・腹・全身）・浮腫（顔・手・足・全身）・凝り（首・肩・腰・足） ・吹き出物（顔 口 胸 背 中 手 足）　・肌荒れ ・アトピー ・妊娠（あり・なし）　・生理（順調・不順）
	お薬サプリ	・便秘薬・下痢止め・整腸剤・睡眠導入剤・精神安定剤・ビタミン剤・鉄・亜鉛 ・その他（　　　　　　　　　　）

食事 前日分または本日分	食欲（有・無）	朝食	昼食	夕食	間食
	水分	・水　　杯　・コーヒー　　杯　・お茶　　杯　・ジュース　　杯 ・アルコール・その他（　　　　　　）			
睡眠	熟睡感（有・無）	布団に入った時間 ：	すぐに眠れたか（はい・いいえ） ：	目が覚めた時間 ：	すぐに起きられたか（はい・いいえ） ：
お通じ	・昨日　回　・今日　回　・1週間の排便回数　回　・最近の便の硬さ（硬・普・柔） ・最近の便の量（多・普・少）・スッキリ感（有・無）・その他（　　　　　）				

BEFORE	AFTER
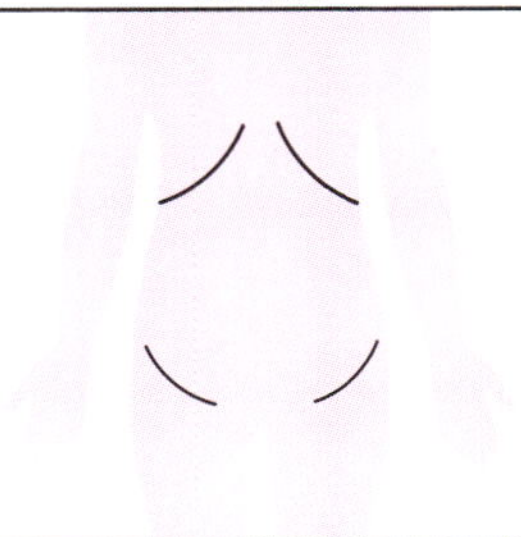	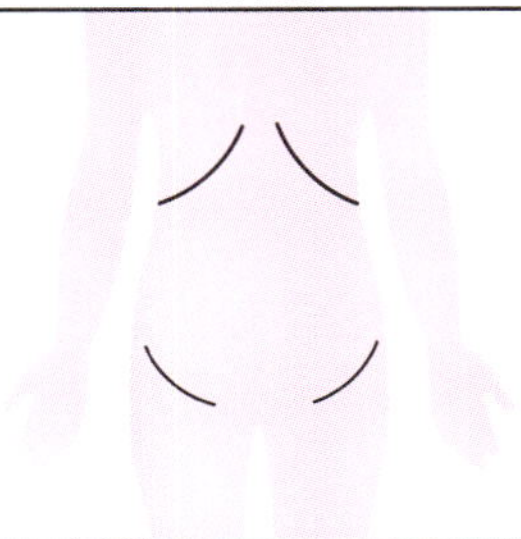

張り：

硬さ：

緊張：

溜まり：

自律神経：

その他・備考：

腸律サロンセラピーエの紹介

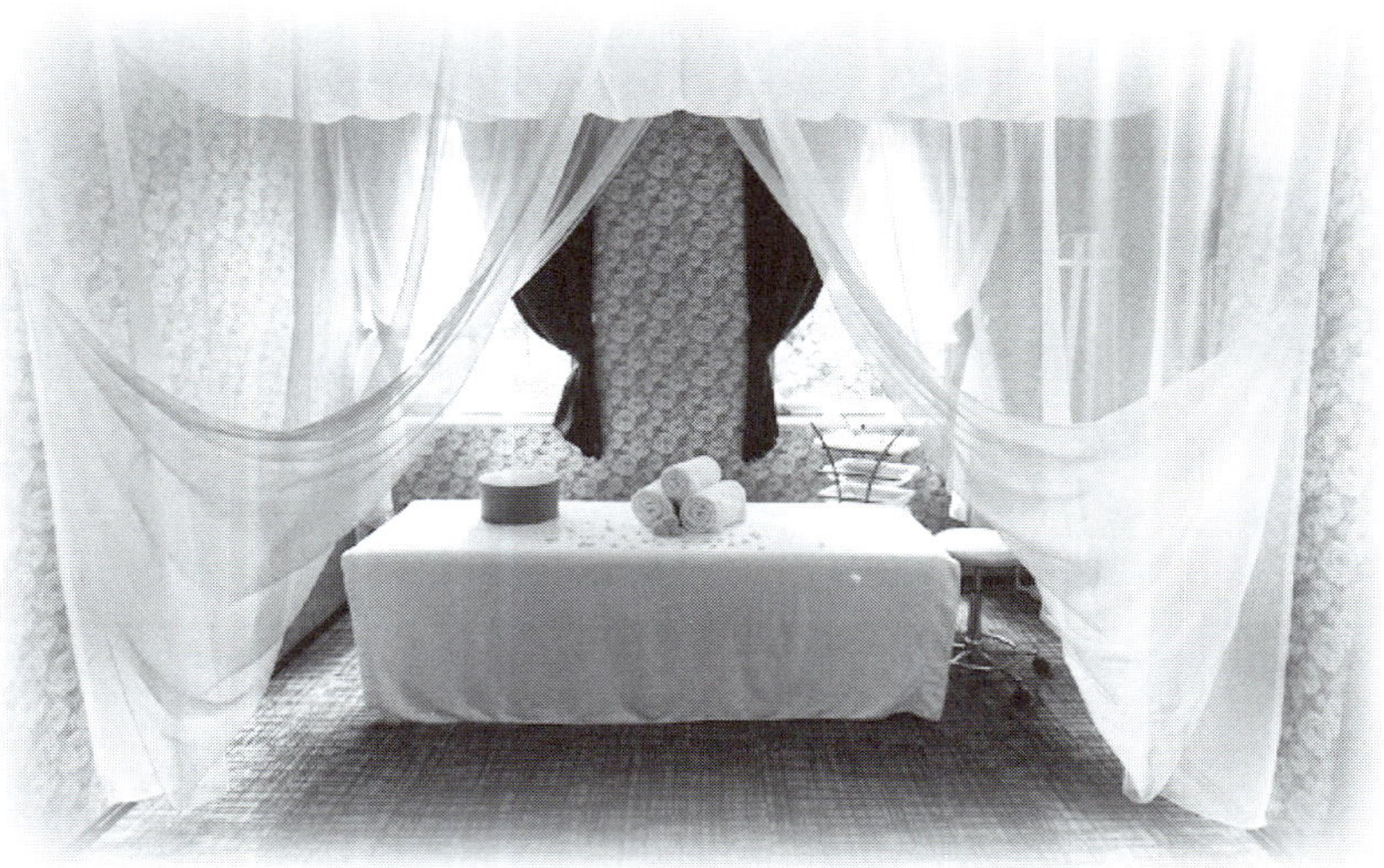

腸律サロンセラピーエ

◆〒106-0047
東京都港区南麻布 4-5-48
フォーサイト南麻布４F
◆TEL 050-6865-5963
◆URL https://therapyie.com/

◆腸律オンライン

◆セルフ腸律講座

◆腸律セラピーLINE公式

※本書の情報は、2024年11月時点のものです。

著者プロフィール

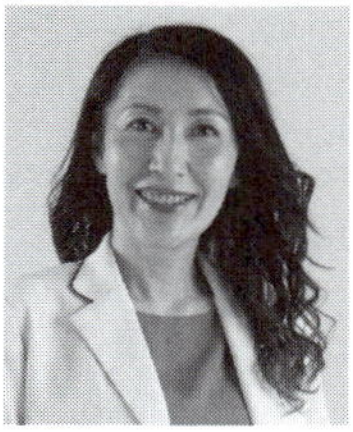

小澤かおり
腸律サロンセラピーエ代表・腸律師®

- 介護福祉士。介護の現場で、薬の副作用による排便トラブルが原因で認知症が進行する利用者を目の当たりにし、「病気」「薬」「腸」の密接な関係に強い興味を持つようになる。
- 独学と専門家からの学びを吸収し、腸に特化したケアを提供するため「腸律師®」として活動を開始。
- 「セルフ腸律」によって、誰もが腸から心身を整えることができるようになることを広め、最終的には介護の必要がない社会の実現をビジョンに掲げている。
- 「腸律講座」も開催し、日本全国に腸律師の輪を広げる活動も展開中。活動はメディアでも注目を集め、有名雑誌やWebニュースをはじめ、多数掲載されている。
- 「腸律サロンセラピーエ」には、オリンピック選手やバレエダンサー、モデル、俳優など、トップパフォーマンスを求めるプロフェッショナルも多く通っている。

※腸律、腸律師、腸律セラピーは、著者 小澤かおりの登録商標です。
（登録6629311、6629312、6629313）

装幀デザイン：宮崎萌美
イラスト：ROROICHI
カメラマン：荻原司朗、宇田川和彦
モデル：澤出由香莉
フィジカル監修：山崎貴博
編集協力：西沢泰生
校正：脇本直美
DTP：株式会社センターメディア
撮影協力：グラマラスＨ麻布広尾
Special thanks：笠木伸平、徳光誠司、米澤　浩、林　咲希、マダム晴美

腸の不調やぽっこりお腹がみるみる改善
セルフ腸律のススメ

2024年12月31日　初版第1刷発行

著　者　小澤《おざわ》　かおり
発行人　川畑　勝
編集人　滝口　勝弘
企画編集　谷口　陽一
発行所　株式会社Gakken
〒141-8416 東京都品川区西五反田2-11-8
印刷所　TOPPAN株式会社

●この本に関する各種お問い合わせ先
本の内容については、下記サイトのお問い合わせフォームよりお願いします。
https://www.corp-gakken.co.jp/contact/
在庫については　Tel 03-6431-1250（販売部）
不良品（落丁、乱丁）については　Tel 0570-000577
学研業務センター　〒354-0045 埼玉県入間郡三芳町上富279-1
上記以外のお問い合わせは　Tel 0570-056-710（学研グループ総合案内）

学研グループの書籍・雑誌についての新刊情報・詳細情報は、下記をご覧ください。
学研出版サイト　https://hon.gakken.jp/